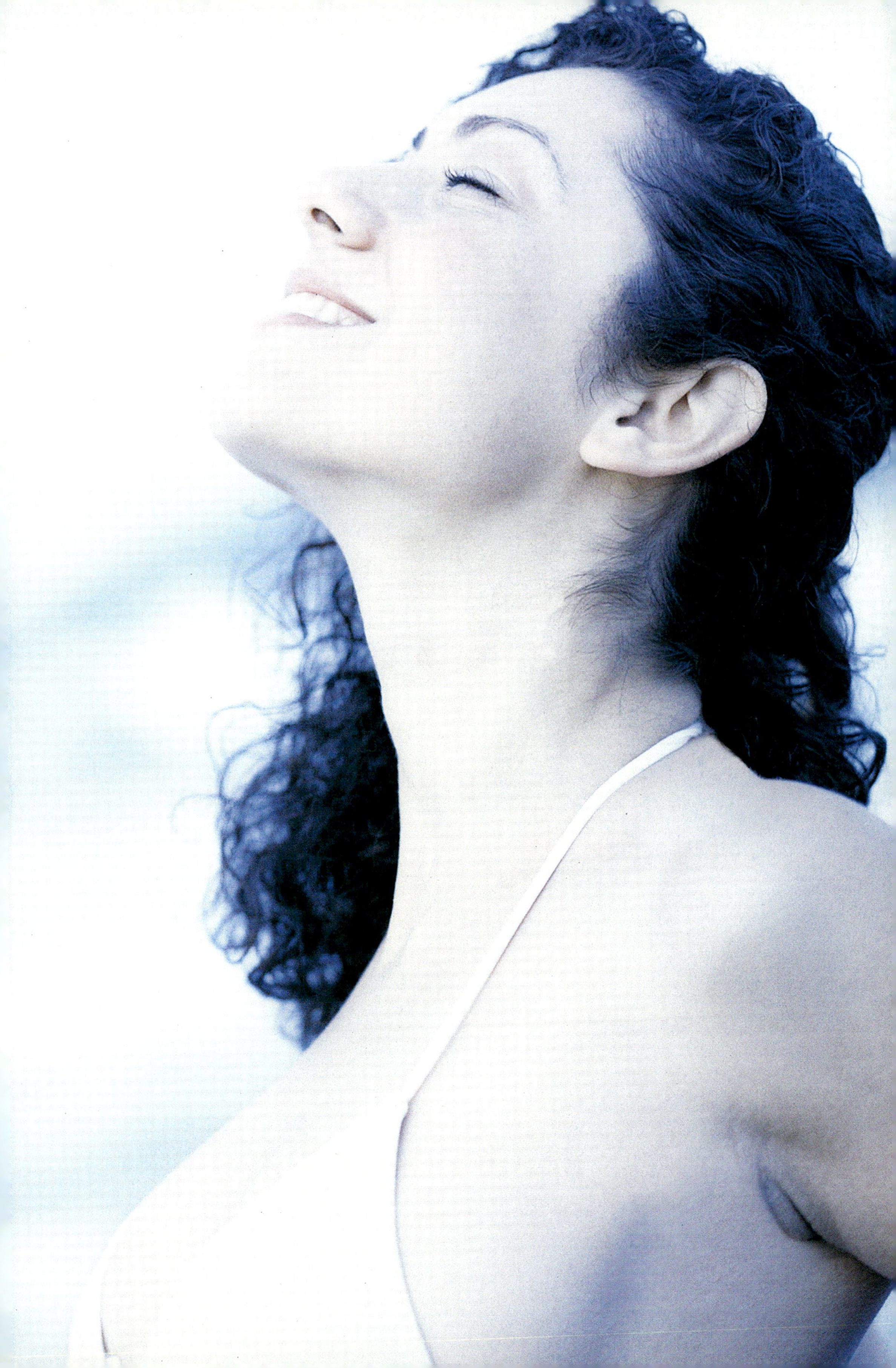

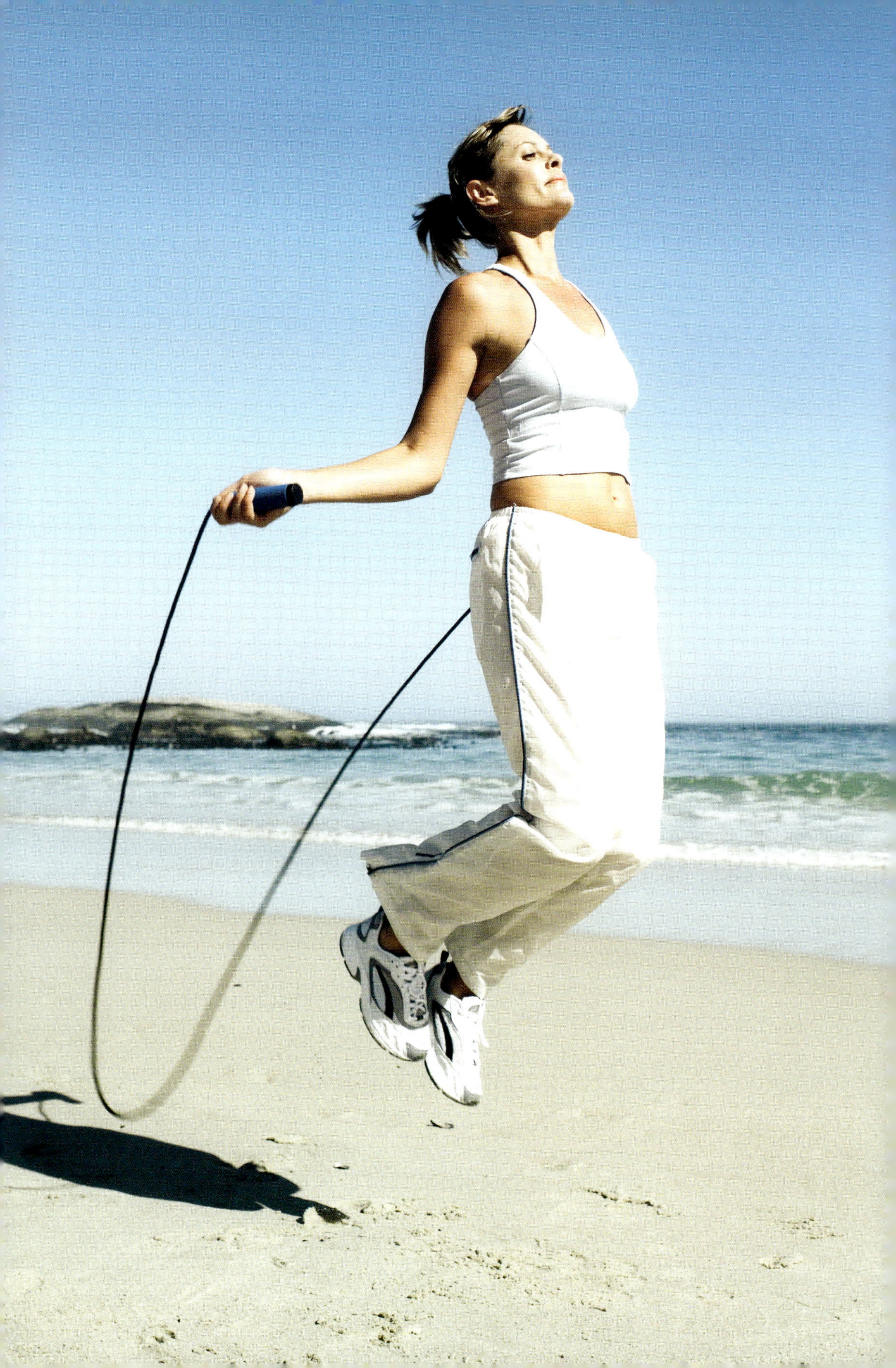

FÜR IMMER SCHLANK!

Die große woman Diät

UEBERREUTER

ISBN 3-8000-7182-7

Redaktion: Uschi Fellner und Barbara Poche

Gestaltung: verlagsbüro wien I Kurt Hamtil
Coverfoto: J. Gertz/zefa/Corbis

Druck: Druckerei Theiss GmbH, A-9431 St. Stefan
7 6 5 4 3 2 1

Ueberreuter im Internet: www.ueberreuter.at

INHALT

9 Zur Traumfigur mit der WOMAN-Diät

16 Diättage 1–10

26 Ziel Traumfigur: der optimale Start

28 Diättage 11–20

38 Laufen Sie dem Fett davon!

42 Diättage 21–30

52 Formen Sie Ihren Body!

56 Diättage 31–40

66 Essen, das schlank macht

68 Diättage 41–50

79 Psycho- & andere Tricks

82 Diättage 51–60

92 Das Wellness-Weekend

96 Diättage 61–70

106 Weekend-Diäten

110 Diättage 71–80

120 Die magische Kohlsupppe

122 Diättage 81–90

132 Ein-Tages-Diäten

134 Diättage 91–100

146 Kalorientabelle

158 Bildnachweis

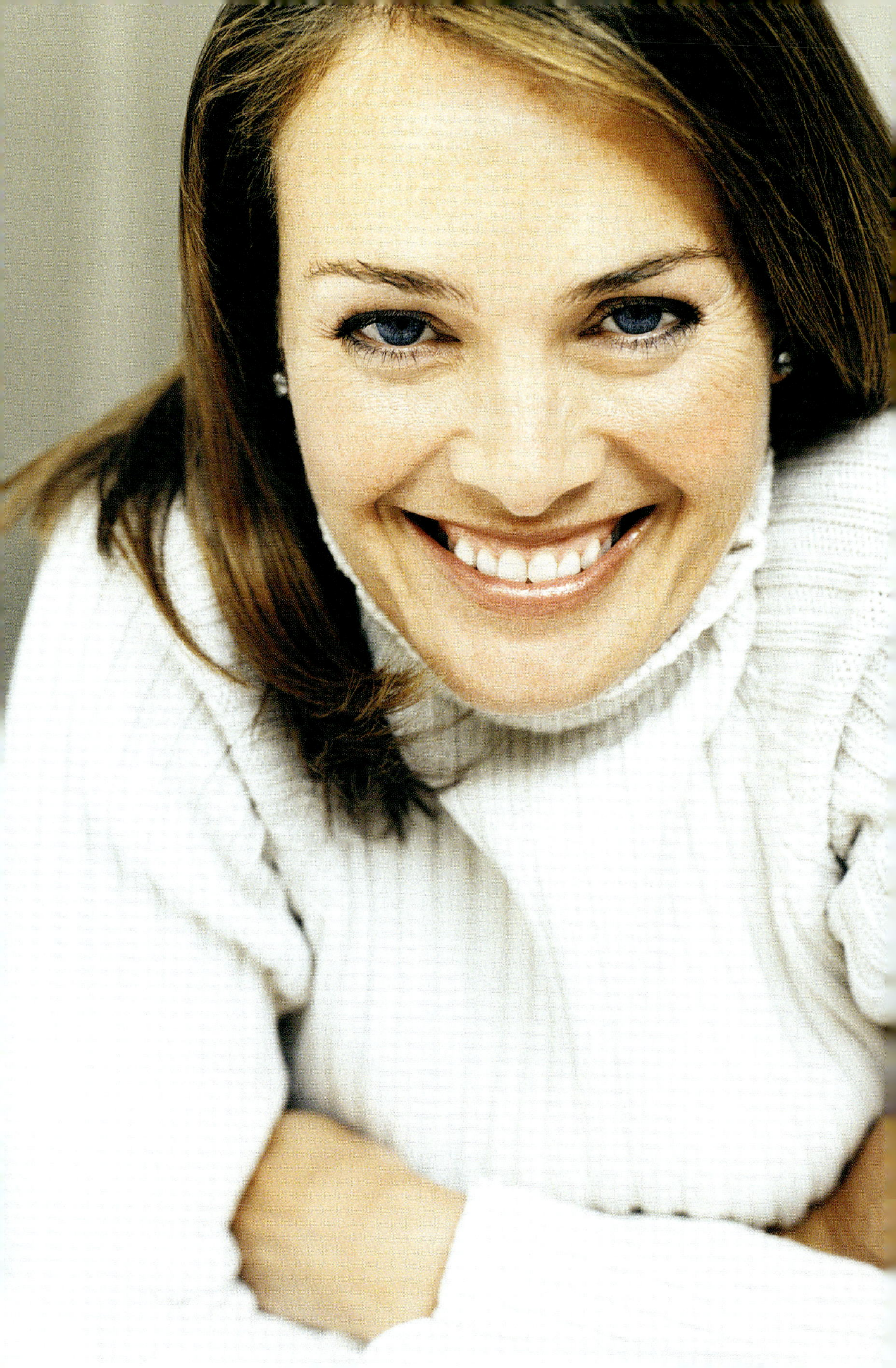

ZUR TRAUMFIGUR MIT DER WOMAN-DIÄT

Sie wollen abnehmen. Vielleicht drei, vielleicht fünf Kilo, vielleicht auch noch viel mehr. Sie haben bereits diese oder jene Diät ausprobiert, manche durchgehalten, vieles wieder abgebrochen. Und Sie kennen den Frust nur zu gut, der eintritt, wenn man Kilogramm für Kilogramm wieder zunimmt und sich dem ungeliebten Ausgangsgewicht bedrohlich nähert.
Und jetzt? Jetzt ist es endlich an der Zeit, nicht nur abzunehmen, sondern auch dauerhaft das Wunschgewicht zu halten. Dauerhaft schlank zu bleiben, ohne sich zu kasteien. Und ohne auf Genuss und damit einhergehende Lebensqualität verzichten zu müssen. Wie Sie das spielend samt Ihrer Lieblingsspeisen schaffen, erklärt Ihnen dieses Buch. Die WOMAN-Diät wirkt tatsächlich Wunder, auch wenn sie keine Wunder verspricht – aber dafür garantierten Abnehm-Erfolg und eine dauerhaft schlanke Figur. Sie greift auf die effektivsten Regeln jahrzehntelanger Diät-Erfahrung zurück und stellt auf dieser Basis die drei Säulen zum garantierten Abnehm-Erfolg zusammen: Wichtig ist, was man isst, wie viel man isst und wie man seine Nahrungsmittel richtig kombiniert. Auf diesen Erfolgsformeln baut sich die WOMAN-Diät auf, die ohne Hungergefühle die Kilos zum Schmelzen bringt, topfit macht und als Zusatzbonus die Haut verjüngt. Das Beste daran: Die WOMAN-Diät ist kein Kurzzeit-Radikalprogramm, bei dem die Kilos nach Diät-Ende sofort wieder ansetzen. Die WOMAN-Diät ist statt dessen ein dauerhaftes Ernährungsprogramm, das beliebig lange – auch immer – fortgesetzt werden kann. Ihr Körper und Ihre Gesundheit werden es Ihnen danken.
Was die WOMAN-Diät von herkömmlichen Programmen unterscheidet, ist aber auch die hohe Erfolgsquote: Wann immer Auszüge der WOMAN-Diät im Magazin WOMAN erschienen sind, sprachen die Reaktionen der Leserinnen für sich: Tausende Briefe und Mails bestätigten den Erfolg dieses Abnehm-Programms – und bestärkten die WOMAN-Redaktion, das Diät-Programm gemeinsam mit den besten Ernährungs- und Gesundheitsfachleuten des Landes noch weiter auszubauen und für die Leserinnen zu verfeinern. Das vorliegende Buch kann für Sie nun der Start in ein neues, figurbewusstes Leben sein – und der Beginn einer insgesamt „leichteren" Zukunft: Damit Sie nicht selbst Kalorien zählen oder auf die richtigen „Schlankmacher" achten müssen, stellte WOMAN für Sie in diesem Buch 100 Diät-Tage zusammen – zehn Perioden von zehn Tagen, in denen Sie bis zu drei Kilo abspecken können. Zusätzlich gibt es Figur- und Fitness-Tricks, die wirklich nützen. Und natürlich eine große Kalorien-Tabelle am Schluss.

Wir wünschen Ihnen viel Spaß beim Start in Ihr neues, leichteres Leben!

DIE DREI ERFOLGSFORMELN DER WOMAN-DIÄT

Erfolgsformel Nummer 1: Essen Sie das Richtige

Egal, ob nun gerade die Kartoffel als Schlankmacher gehypt, Öl als Fettverbrenner entdeckt oder auf brotlose Eiweißkuren als Wundermittel gesetzt wird – gesunde, vollwertige Ernährung, da sind sich die Experten abseits aller Diät-Trends einig, ist der beste Garant für einen dauerhaft schlanken Körper. Weißer Zucker, Weißmehl, raffinierte Lebensmittel und zu viel tierisches Fett schlagen sich auf Bauch, Po und Schenkel nieder. Vollkornprodukte, Obst und Gemüse dagegen entschlacken und straffen das Gewebe.

Denn: Vitamine und bioaktive Pflanzenstoffe in Obst und Gemüse aktivieren die Fettverbrennung, stärken die Immunkräfte, schützen empfindliche Hautzellen vor gefährlichen freien Radikalen und verzögern so den Alterungsprozess der Haut. Reis und Kartoffel schwemmen Schlacken aus, Äpfel und Karotten senken den Cholesterinspiegel und entgiften, Ananas sorgen für gute Eiweißverwertung und Fettabbau, Blattsalate verbessern das Hautbild.

Bei der WOMAN-Diät müssen Sie auch keine Heißhungerattacken fürchten: Die „komplexen Kohlehydrate" aus der pflanzlichen Nahrung und aus Vollkornprodukten werden langsam verdaut und verhindern dadurch starke Schwankungen des Blutzuckerspiegels. So ist ein gleichbleibend hoher Energiepegel von Körper und Geist garantiert – unangenehmer Heißhunger auf Schokolade oder nächtliche Überfälle auf den Kühlschrank bleiben auf diese Weise aus.

Vegetarische Lebensmittel enthalten durch ihre Pflanzenfasern auch reichlich Ballaststoffe, die im Magen stark aufquellen, ein angenehmes Sättigungsgefühl hervorrufen und sanft die Verdauung fördern. Zusatzplus der unverdaulichen Faserstoffe: Sie wirken entgiftend, weil sie Schadstoffe binden und so die Abfallprodukte entsorgen, die beim Abnehmen verstärkt anfallen.

Ernährungsspezialisten raten weiters zu vielen Fischgerichten – sie enthalten den Mineralstoff Jod, der zur Bildung des fettabbauenden Schilddrüsenhormons unbedingt erforderlich ist. Auch Meeresfrüchte helfen beim Abnehmen: Garnelen und Co. haben einen großen Anteil an der Aminosäure Taurin, mit der der Körper Gallensäure zur Fettverbrennung herstellt.

Erfolgsformel Nummer 2: Essen Sie die richtige Menge

Eine weitere Erkenntnis, an der einfach nicht zu rütteln ist: Man nimmt nur dann ab, wenn man weniger Kalorien zu sich nimmt, als man verbraucht – egal, was verschiedene Wunderdiäten anderes weismachen wollen. Bei der WOMAN-Diät nehmen Sie pro Tag ca. 1000 Kalorien zu sich, die auf Frühstück, Mittagessen, Abendessen und zwei kleine Snacks aufgeteilt werden – echtes Hungergefühl kommt also gar nicht erst auf.
Ein Zuviel an Kalorien wird eingespart, indem bei den Rezepten auf den Dickmacher Fett weitgehend verzichtet wird. Der Körper braucht zwar Fett – auch zum Abnehmen, denn nur so können Vitamine und Mineralstoffe optimal verwertet werden. Doch weil dieser (geringe) Bedarf durch die versteckten Fette in der täglichen Nahrung größtenteils abgedeckt wird, kommen bei der WOMAN-Diät sichtbare Dickmacher wie Öl oder Butter nur in minimalen Mengen vor. Saftig und aromatisch werden die Gerichte stattdessen auf köstlichste Weise durch Joghurt, Topfen, Sauerrahm, Suppen und Obst.

Erfolgsformel Nummer 3: Kombinieren Sie Ihre Nahrungsmittel richtig

Bei der WOMAN-Diät essen Sie bei den meisten Mahlzeiten eine gemäßigte Trennkost. Denn auch wenn die Theorie der Trennkost immer wieder angezweifelt wird, so zeigte die praktische Erfahrung, dass die Figur profitiert, wenn man Eiweiß und Kohlehydrate getrennt zu sich nimmt.

Zum Start in den Tag wird beim Frühstück zwar noch nach Herzenslust kombiniert, da die meisten Menschen auf ihr Käsebrot, die Schinkensemmel oder ein herzhaftes Müsli mit Milchprodukten nicht verzichten wollen. Für Mittag- und Abendessen und die Zwischenmahlzeiten jedoch werden Kohlehydrate und Eiweiß getrennt und mit „neutralen" Lebensmitteln wie Salat oder Gemüse kombiniert. Die Grundregel: Fleisch, Fisch und Milchprodukte werden nicht gemeinsam mit Nudeln, Reis, Kartoffeln, Brot usw. eingenommen. Ausnahme: Rohes Fleisch wie Rohschinken und roher Fisch wie etwa Räucherlachs werden zu den neutralen Lebensmitteln gezählt und dürfen mit Kohlehydraten kombiniert werden. Zwischen einer eiweißreichen und einer kohlehydratreichen Nahrung sollten in etwa drei Stunden Pause liegen.

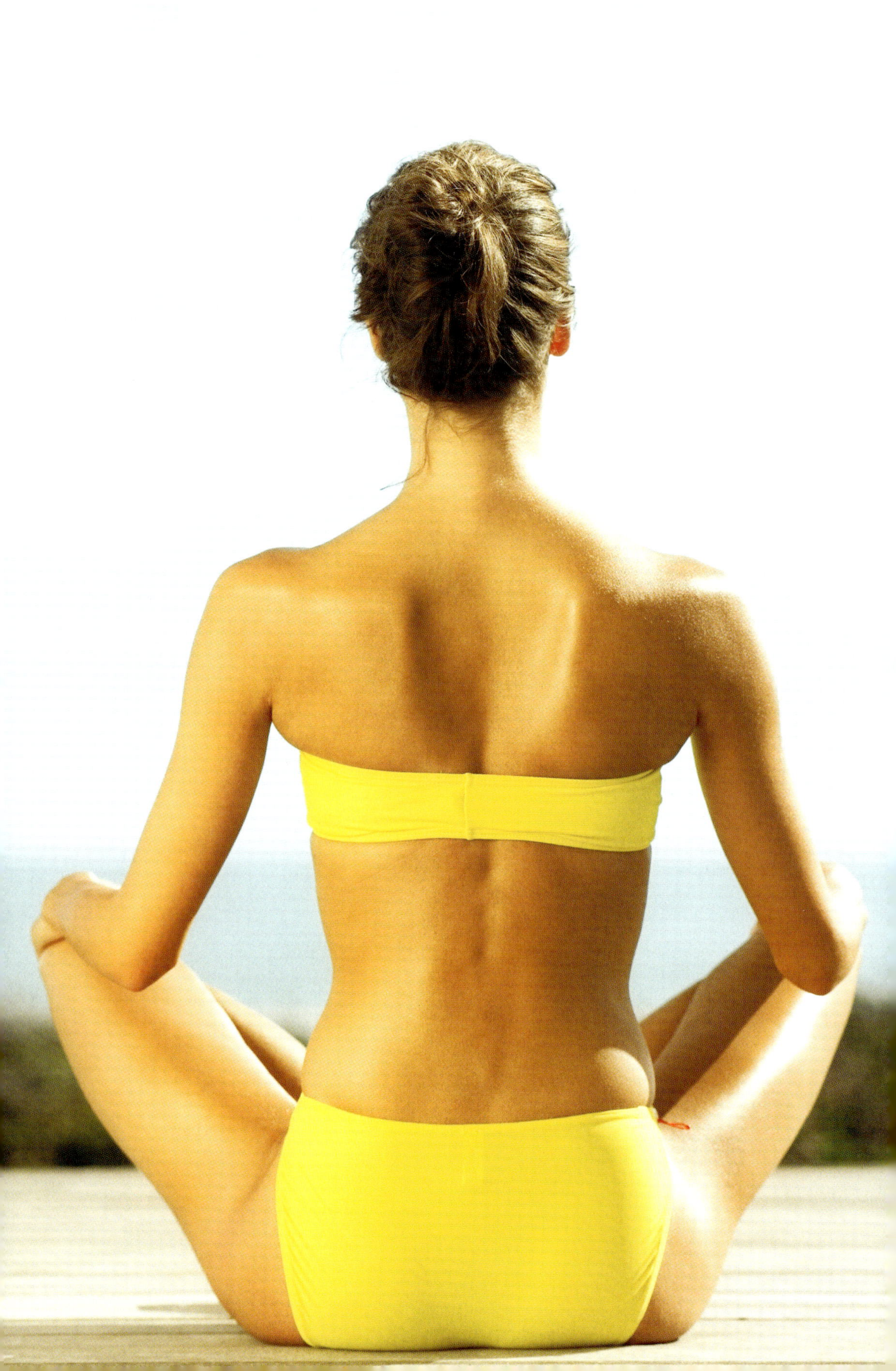

Der Hintergrund des Trennkostprinzips: Kohlehydratreiche Kost wie Brot braucht zur Aufspaltung im Magen ein basisches Milieu, eiweißreiche Kost wie Fleisch braucht ein sehr saures. Isst man Basenbilder und Säurebilder gemeinsam, so wird die Verdauung massiv beeinträchtigt. Die Folge: Völlegefühl, Konzentrationsstörungen, Haut- und Haarprobleme, Müdigkeit, Verspannungen.

Stellt man auf Trennkost um, so verschwinden diese Symptome von selbst. Das Abnehmen selbst ist eigentlich nur ein angenehmer Nebeneffekt: Weil man als Beilage mehr Gemüse isst als früher, oft einen Salat als Hauptspeise serviert und zwischendurch Obst snackt, erfolgt eine automatische Ernährungsumstellung mit weniger Fleisch und Fett.

Bonus: Die Trennkost ist im Alltag viel leichter anzuwenden, als viele denken – auch wenn man ins Restaurant essen geht. Und ein grüner Salat zum Grillhenderl, Spaghetti Pomodoro beim Italiener, ein Lachssandwich sind alles Dinge, die wir ohnehin gern essen!

Natürlich gibt es auch penible Trennkostpraktikanten, die jedes Nahrungsmittel strikt in seine Bestandteile zerlegen. Doch für Ihre Figur und Ihr Wohlbefinden reicht es bereits, wenn die Grundnahrungsmittel getrennt werden.

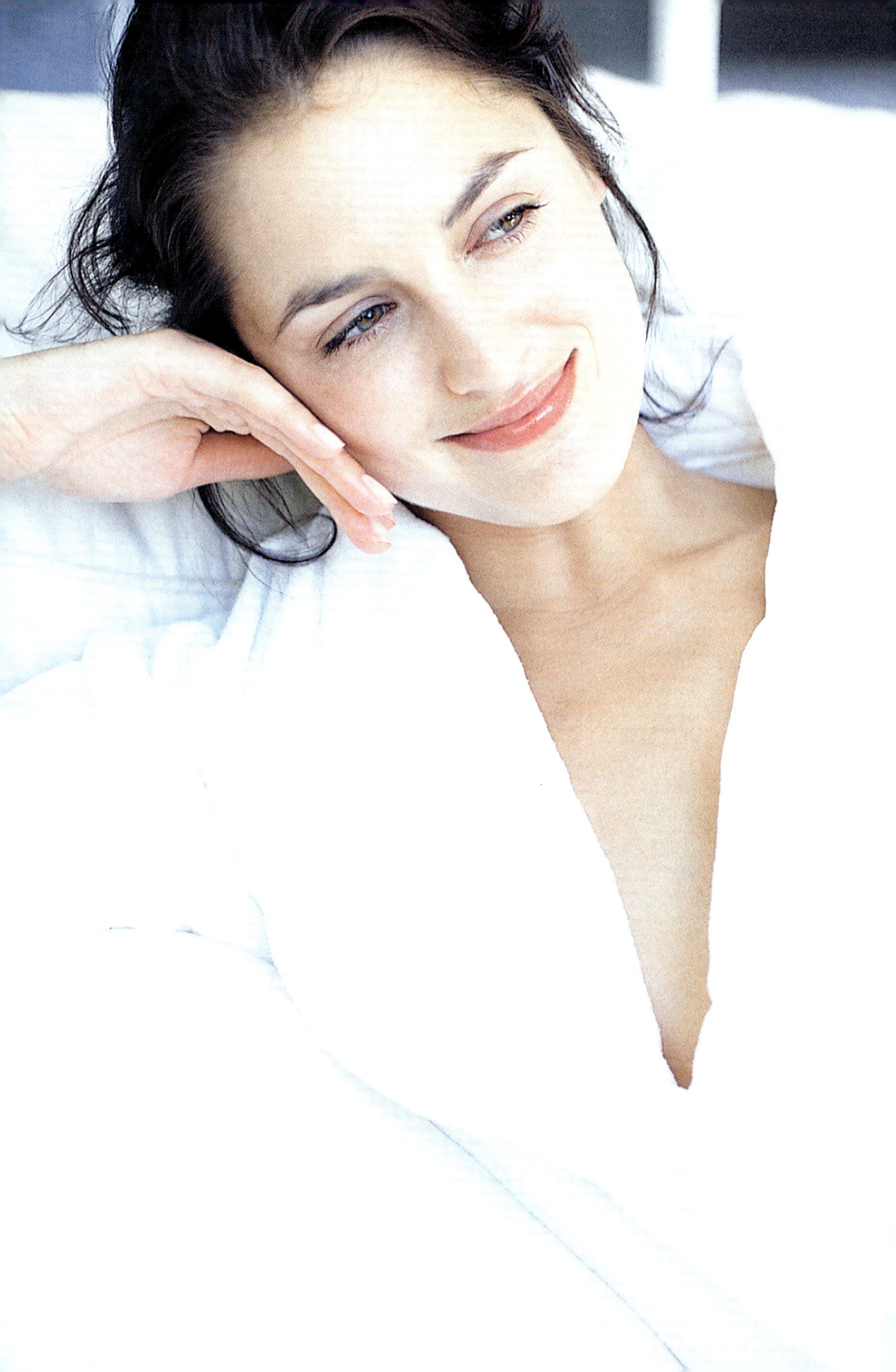

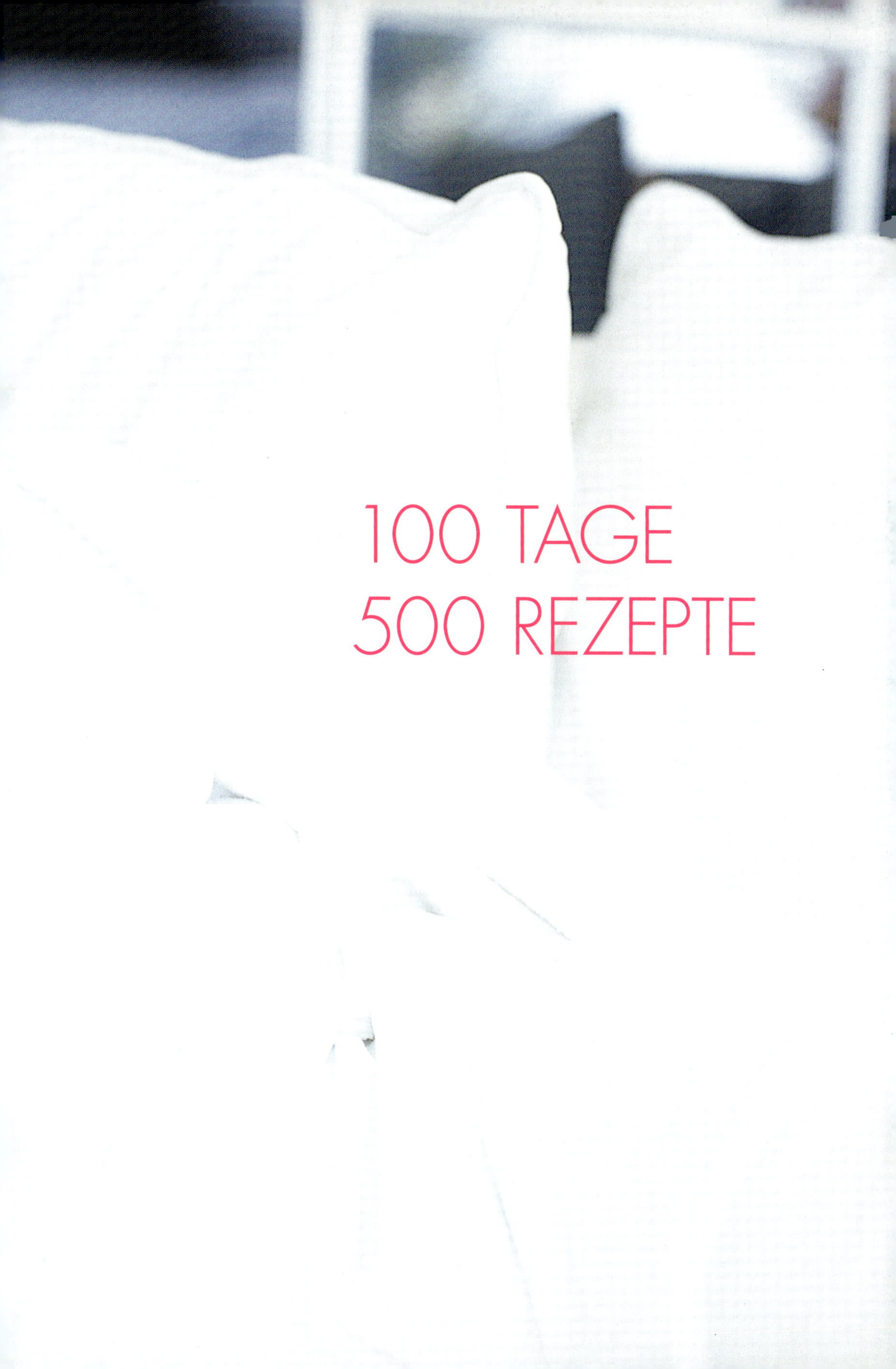

100 TAGE
500 REZEPTE

BALSAMICO-HUHN

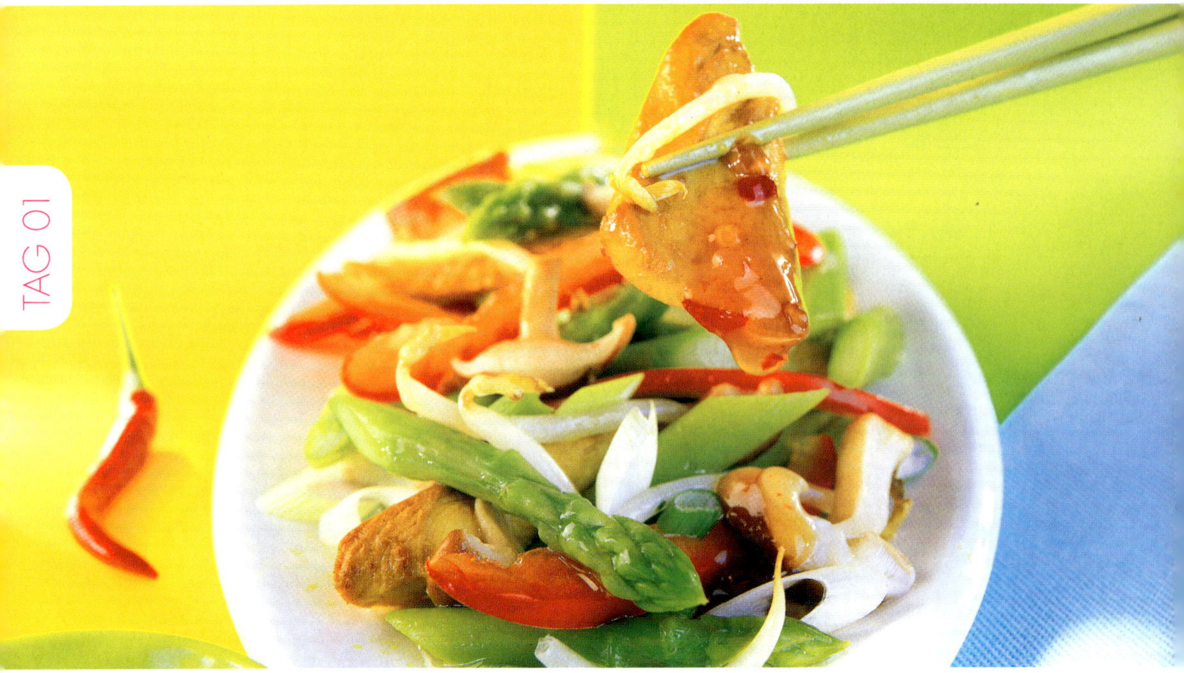

FRÜHSTÜCK AVOCADO-TOAST 216 kcal

Zutaten: 1/2 Avocado, 1 TL Zitronensaft, Salz, Pfeffer, 2 Scheiben Vollkorntoast, 2 EL Kresse.

Zubereitung: Avocado mit Gabel zerdrücken, mit Zitronensaft und Gewürzen mischen. Toast bestreichen, mit Kresse bestreuen.

MITTAG CHEF-SALAT 334 kcal

Zutaten: 70 g Putenschinken, 50 g Edamer (30 % F. i. T.), 100 g gemischte Blattsalate, 2 TL kaltgepresstes Olivenöl, 2 EL Essig, Salz, Pfeffer, 2 EL Kresse.

Zubereitung: Schinken und Käse würfeln, mit Salat mischen, mit Marinade aus Öl, Essig, Salz und Pfeffer beträufeln. Mit Kresse garnieren.

ABEND BALSAMICO-HUHN 303 kcal

Zutaten: 200 g Hühnerbrust, 1 TL Rosmarin, 1 Knoblauchzehe, Pfeffer, Salz, 1 TL Olivenöl, 1 Tomate, 1/4 Zwiebel, je 50 g gekochter Spargel, Champignons und Sojasprossen, 1 EL Weißwein, 4 EL Balsamicoessig.

Zubereitung: Huhn mit Rosmarin, zerdrücktem Knoblauch, Pfeffer, Salz und Öl einreiben, mindestens 1 Stunde marinieren. In Pfanne 10 Min. braten, klein geschnittenes Gemüse 5 Min. mitbraten. Wein einrühren, bis sich der Bratensatz löst. Huhn mit Essig beträufeln, herausnehmen, Fond verrühren, darübergießen.

2 X SNACKS

- 1/2 Gurke in Scheiben schneiden, dazu 4 EL Hüttenkäse. 114 kcal
- 100 g Weintrauben. 74 kcal

THUNFISCHSTEAK

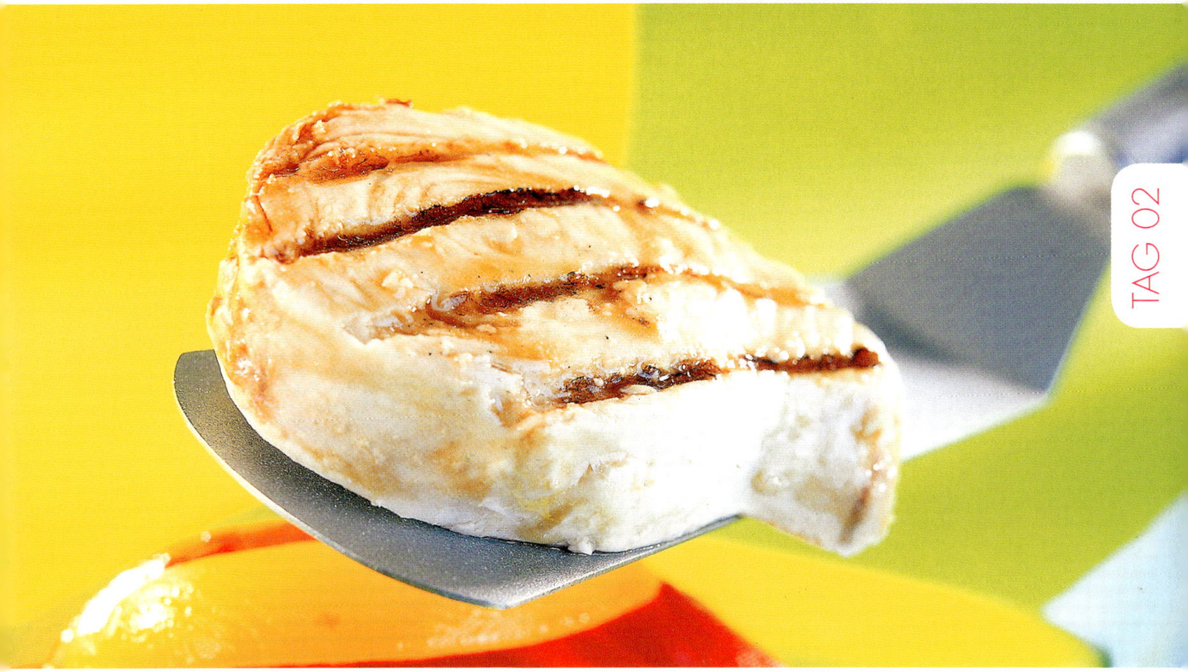

FRÜHSTÜCK ERDBEERMÜSLI 266 kcal

Zutaten: 110 g Erdbeeren, 50 g Haferflocken, 150 ml Buttermilch.

Zubereitung: Erdbeeren würfeln und mit Haferflocken und Buttermilch vermischen.

MITTAG GRIECHISCHER SALAT 324 kcal

Zutaten: 8 Salatblätter, 1 Gurke, 2 Tomaten, 50 g rote Zwiebeln, 50 g Schafkäse, 2 TL Olivenöl, 2 EL Zitronensaft, 1 TL Oregano, Salz.

Zubereitung: Salat zerzupfen, Gurke, Tomate, Zwiebel und Käse klein schneiden. Öl, Zitronensaft, Oregano und Salz verrühren, unter Salat mischen.

ABEND THUNFISCHSTEAK 386 kcal

Zutaten: 120 g Thunfischsteak, 2 TL Olivenöl, 1 TL Zitronensaft, Salz, Pfeffer, 1 Knoblauchzehe, 200 g Kürbis (frisch oder eingelegt), 1/2 gelber Paprika, 1/2 Zwiebel, 1 Fleischtomate, 4 große Kapern.

Zubereitung: Fisch auf beiden Seiten mit 1 TL Öl und Zitronensaft bestreichen, mit Salz und Pfeffer bestreuen, mit zerdrücktem Knoblauch einreiben. 6 Minuten grillen. Kürbis, Paprika und Zwiebel in Streifen schneiden, in 1 TL Öl 5 Min. braten. Abgezogene Tomate in Streifen schneiden, kurz mitbraten, würzen. Fisch mit Gemüse und Kapern garnieren.

2 X SNACKS

- 1/2 Paprika und 30 g Edamer würfeln, mit 2 EL Magerjoghurt mischen, pfeffern. 122 kcal
- 1 Apfel. 72 kcal

ROASTBEEF-SALAT

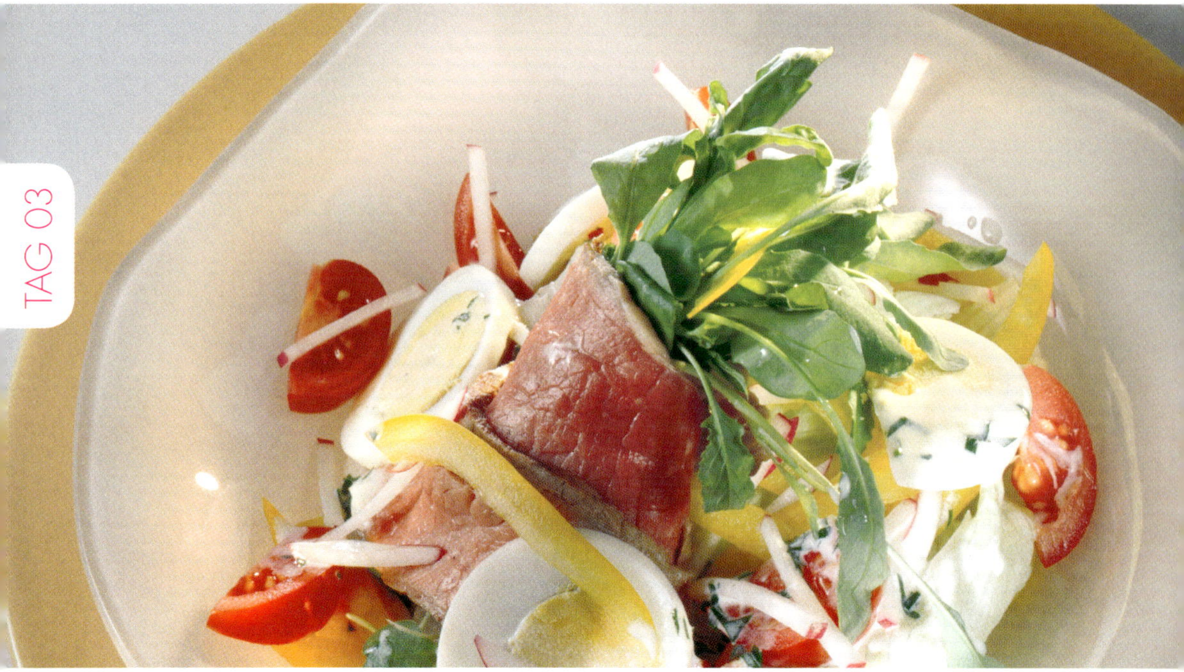

FRÜHSTÜCK SCHINKENBROT 201 kcal

Zutaten: 1 Scheibe Vollkornbrot, 1 EL Topfen, 2 EL Kresse, 50 g Lachsschinken, 1/2 Paprikaschote, Salz, Pfeffer.

Zubereitung: Brot mit Topfen bestreichen, mit Kresse bestreuen, mit Schinken und Paprika belegen, würzen.

MITTAG ROASTBEEF-SALAT 312 kcal

Zutaten: 1 gelbe Paprikaschote, 3 Radieschen, 3 Cocktailtomaten, 1 hart gekochtes Ei, 50 g Roastbeef, 1/4 Kopfsalat, je 1 Hand voll Rucola & Eichblattsalat. Dressing: 1 EL Essig, 1 TL Senf, 3 Tropfen Tabasco, 1 TL Thymian, 1 EL geh. Petersilie, Pfeffer, Salz, 1 TL Öl, 1 EL Joghurt.

Zubereitung: Paprika und Radieschen in dünne Stifte, Tomaten und Ei in Achteln schneiden. Mit in Streifen geschnittenem Roastbeef auf gemischtem Salat anrichten, mit Dressing übergießen.

ABEND FOLIEN-SCHAFKÄSE 322 kcal

Zutaten: 80 g Schafkäse, 3 Frühlingszwiebeln, 1 Knoblauchzehe, 3 entkernte schwarze Oliven, 6 Blätter Salbei, 1 Tomate, Majoran, Thymian, Salz, Pfeffer, 1 EL Sonnenblumenkerne.

Zubereitung: Käse auf ein Stück Alufolie legen, gehackte Zwiebeln, zerdrückten Knoblauch, Oliven, zerzupften Salbei und in Scheiben geschnittene Tomaten darauf schichten, mit Salz, Pfeffer, Majoran und Thymian würzen. Folie über Käse klappen, gut einschlagen, bei 200 °C 15 Min. backen. Sonnenblumenkerne trocken rösten, über Käse streuen.

2 X SNACKS

- 200 g Erdberen. 84 kcal
- 1 Knäckebrot mit 2 EL Hüttenkäse und 1 EL Schnittlauchröllchen anrichten. 90 kcal

EIERSPEISE MIT BOHNEN

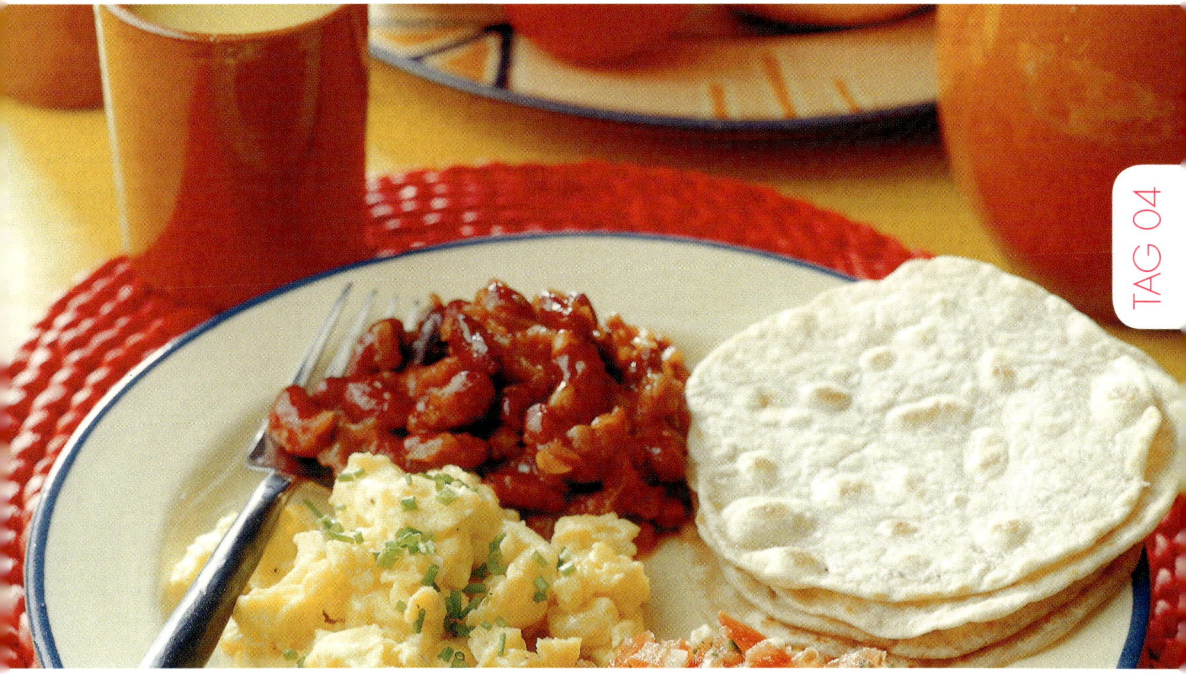

TAG 04

FRÜHSTÜCK EIERSPEISE MIT BOHNEN 230 kcal

Zutaten: 1 Ei, 1 EL Schnittlauchröllchen, Salz, 1 TL Butter, 50 g Chilibohnen, 1 Stück Fladenbrot.

Zubereitung: Ei mit Schnittlauch und Salz verquirlen, in Butter anbraten und stocken lassen. Dazu Bohnen und Fladenbrot essen.

MITTAG SPARGEL-EI-SALAT 264 kcal

Zutaten: 200 g Spargel, Salz, 1 EL Zitronensaft, 1 hart gekochtes Ei, 1 Paprikaschote, 1 Tomate, 1/4 Kopfsalat, 2 EL Schnittlauchröllchen. Dressing: 1 TL Senf, 3 EL Sauerrahm, 1 EL Zitronensaft, Salz, Cayennepfeffer.

Zubereitung: Spargel in Stücke schneiden, mit 1/4 l Wasser, Salz und Zitronensaft 12 Min. köcheln, abgießen. Ei, Paprika und Tomate würfeln, mit Spargel auf zerzupftem Salat anrichten. Zutaten für Dressing verrühren, über Salat gießen, mit Schnittlauch bestreuen.

ABEND SALTIMBOCCA ALLA ROMANA 292 kcal

Zutaten: 100 g Zuckerschoten, Salz, 120 g Kalbsschnitzel, Pfeffer, 30 g Parmaschinken, 3 Salbeiblätter, 2 TL Öl, 2 EL Suppe, 1 EL Sojasauce.

Zubereitung: Zuckerschoten in Salzwasser garen. Schnitzel dünn ausklopfen, salzen, pfeffern, mit Schinken und gehackten Salbeiblättern belegen, zusammenrollen und feststecken, in Öl von jeder Seite 5 Min. braten. Bratfond mit Suppe und Sojasauce lösen.

2 X SNACKS

- 125 g Erdbeeren mit 200 ml Buttermilch mixen. 110 kcal
- 1/2 Paprika mit 2 TL Hüttenkäse füllen. 93 kcal

SPARGEL MIT ORANGENCREME

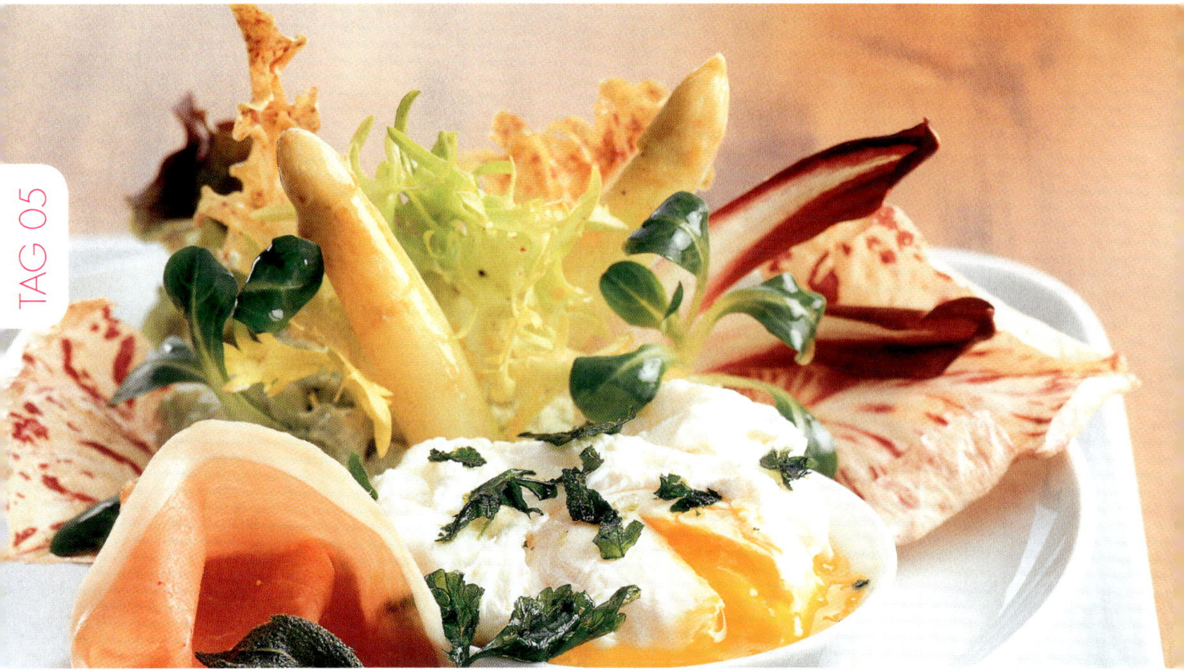

TAG 05

FRÜHSTÜCK	TRAUBEN-MÜSLI	211 kcal

Zutaten: 2 EL ungezuckerter Müsli-Mix, 100 g Magerjoghurt, 100 g Weintrauben, 1/2 geraspelter Apfel, 1 TL gehackte Walnüsse.

Zubereitung: Zutaten miteinander mischen.

MITTAG	SPARGEL MIT ORANGENCREME	308 kcal

Zutaten: 100 g Spargel, 50 g Rohschinken, 50 g Salat-Mix, 100 g Topfen, 2 EL Sauerrahm, Salz, Saft von 1/2 Orange.

Zubereitung: Spargel kochen, mit Schinken auf Salat anrichten. Topfen mit Rahm, Salz und Orangensaft verrühren, über Spargel ziehen.

ABEND	RUCOLA-SPAGHETTI	305 kcal

Zutaten: 50 g Spaghetti, 2 EL geh. Petersilblätter, 20 g fein geschnittener Rucola, 4 EL Suppe, 1 TL Zitronensaft, 1 EL Olivenöl, 20 g Parmesan (frisch gerieben), Salz, Pfeffer.

Zubereitung: Spaghetti in Salzwasser kochen. Restliche Zutaten mit Stabmixer zu einer feinen Sauce pürieren. Spaghetti abgießen und auf vorgewärmte Teller geben, Sauce sofort über heiße Nudeln gießen.

2 X SNACKS

- 1/2 Apfel mit 50 g Magerjoghurt, 1 EL Magertopfen, Zimt & je 1 TL Rosinen mischen. 104 kcal
- 1 hart gekochtes Ei. 82 kcal

PUTE MIT PILZEN

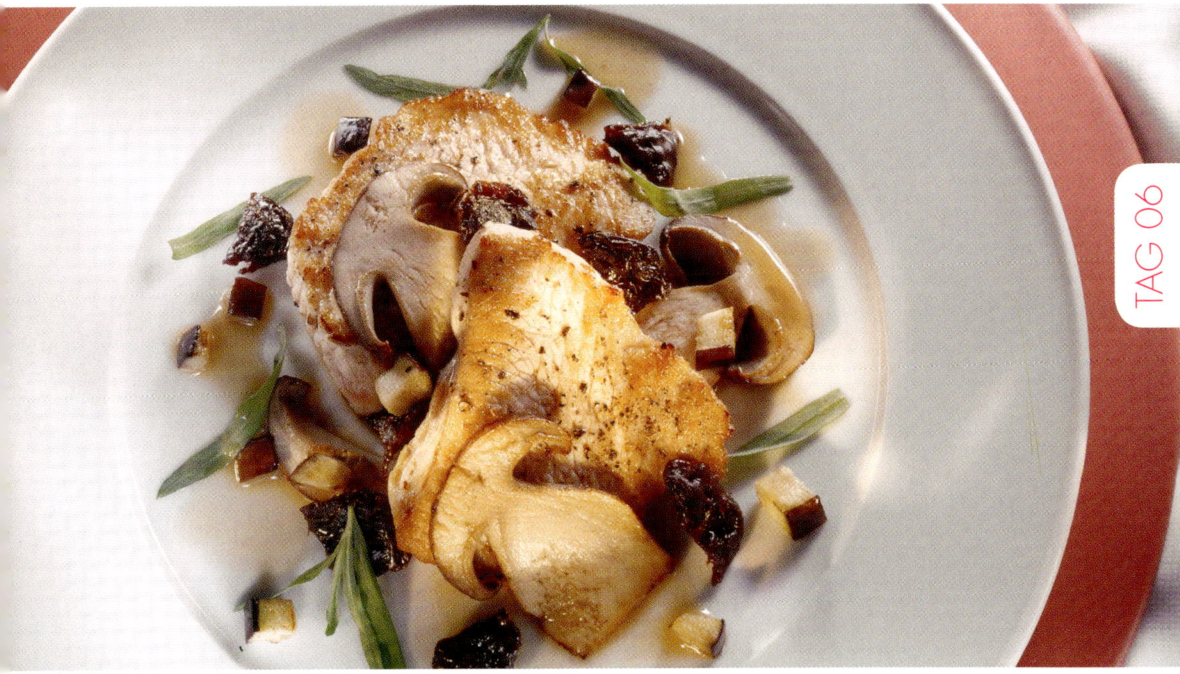

FRÜHSTÜCK TOMATENTOAST 209 kcal

Zutaten: 2 Scheiben Vollkorntoast, 2 EL Hüttenkäse, 1 Tomate, Salz, 2 EL Kresse.

Zubereitung: Brot toasten, mit Hüttenkäse bestreichen, mit Tomatenscheiben belegen, salzen, mit Kresse bestreuen.

MITTAG SALAT SÜSS-SAUER 329 kcal

Zutaten: 80 g Putenbrustaufschnitt, 1/2 Mango, 1 Apfel, 100 g Frisée-Salat, 1 EL Sonnenblumenkerne. Dressing: 1 TL Honig, 1 TL Senf, 1 geh. Knoblauchzehe, 1 EL Zitronensaft, Salz, Pfeffer.

Zubereitung: Putenbrustaufschnitt in Streifen schneiden, Mango und Apfel würfeln, auf zerzupftem Salat anrichten. Zutaten für Dressing verrühren, mit Salat vermischen. Sonnenblumenkerne trocken rösten, darüber streuen.

ABEND PUTE MIT PILZEN 317 kcal

Zutaten: 150 g Putenschnitzel, 2 TL Öl, 150 g Pilze, 100 g Melanzani, Salz, Pfeffer, 1 EL Zitronensaft, 1 EL Rosmarin.

Zubereitung: Schnitzel in Öl 8 Min. braten. Pilze in Scheiben schneiden, mit gewürfelten Melanzani dazugeben, 5 Min. mitbraten, alles mit Salz, Pfeffer u. Zitronensaft würzen. Mit gehacktem Rosmarin bestreuen.

2 X SNACKS

- 2 Kiwis. 70 kcal
- 200 g Salatgurke in Scheiben, darauf 30 g Schafkäse. 120 kcal

ZANDER À L'ORANGE

TAG 07

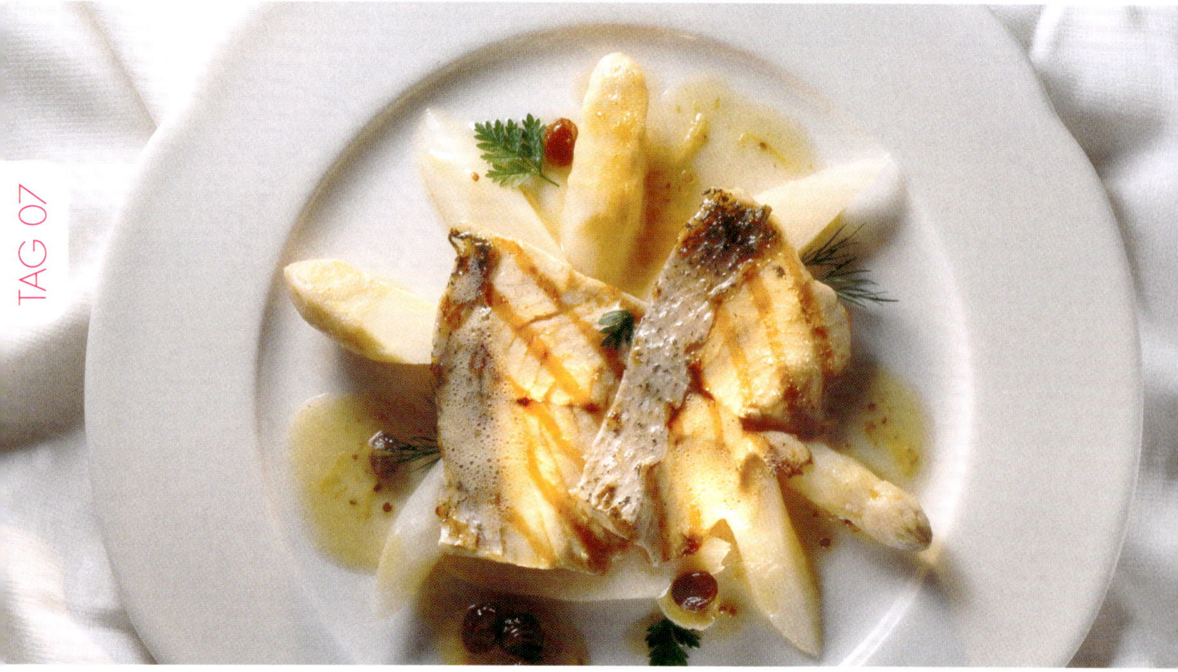

FRÜHSTÜCK AVOCADOCREME-TOAST 216 kcal

Zutaten: 1/2 Avocado, Salz, Pfeffer, Curry, 1 TL Zitronensaft, 2 Vollkorntoasts, 2 EL Kresse.

Zubereitung: Avocado mit Gabel zerdrücken, mit Salz, Pfeffer, Curry und Zitrone würzen, Brot toasten, bestreichen.

MITTAG PIKANTE LEBER 325 kcal

Zutaten: 50 g getrocknete Steinpilze, 100 g Zuckerschoten, 2 Artischockenböden, 1/4 Kopfsalat, 100 g Hühnerleber, 1 TL Butter, 5 Blätter Salbei, Salz, Pfeffer. Dressing: 2 TL Öl, 1 EL Zitronensaft, Salz, Pfeffer.

Zubereitung: Steinpilze einweichen. Zuckerschoten 5 Min. kochen, mit Artischocken auf zerzupftem Salat anrichten. Zutaten für Dressing verrühren, darüberziehen. Leber in Butter 2 Min. unter Rühren braten, ausgedrückte Pilze und Salbei weitere 2 Min. mitbraten, salzen, pfeffern. Auf Salat servieren.

ABEND ZANDER À L'ORANGE 268 kcal

Zutaten: 120 g Zanderfilet, Salz, Pfeffer, 2 EL Zitronensaft, 1 EL Rosinen, 2 EL Orangensaft, 100 g Spargel, 1 TL Öl, 1 EL Schlagobers, je 1 TL gehackte Dille und Petersilie.

Zubereitung: Fisch in Salz, Pfeffer, 1 EL Zitronensaft, Rosinen und Orangensaft marinieren. Spargel in Salzwasser mit 1 EL Zitronensaft 15 Min. kochen. Fisch in 1 TL Öl 8 Min. beidseitig braten, herausnehmen. Bratsud mit Fischmarinade lösen, Obers unterrühren. Fisch auf Spargel anrichten, mit Bratsauce überziehen, Dille und Petersilie darüber streuen.

2 X SNACKS

- 100 g Erdbeeren und 1 Orange klein schneiden, Saft auffangen, mit 1 TL Honig mischen. 145 kcal
- 1/2 Avocado mit Zitronensaft und Salz würzen. 64 kcal

CURRY-PUTE

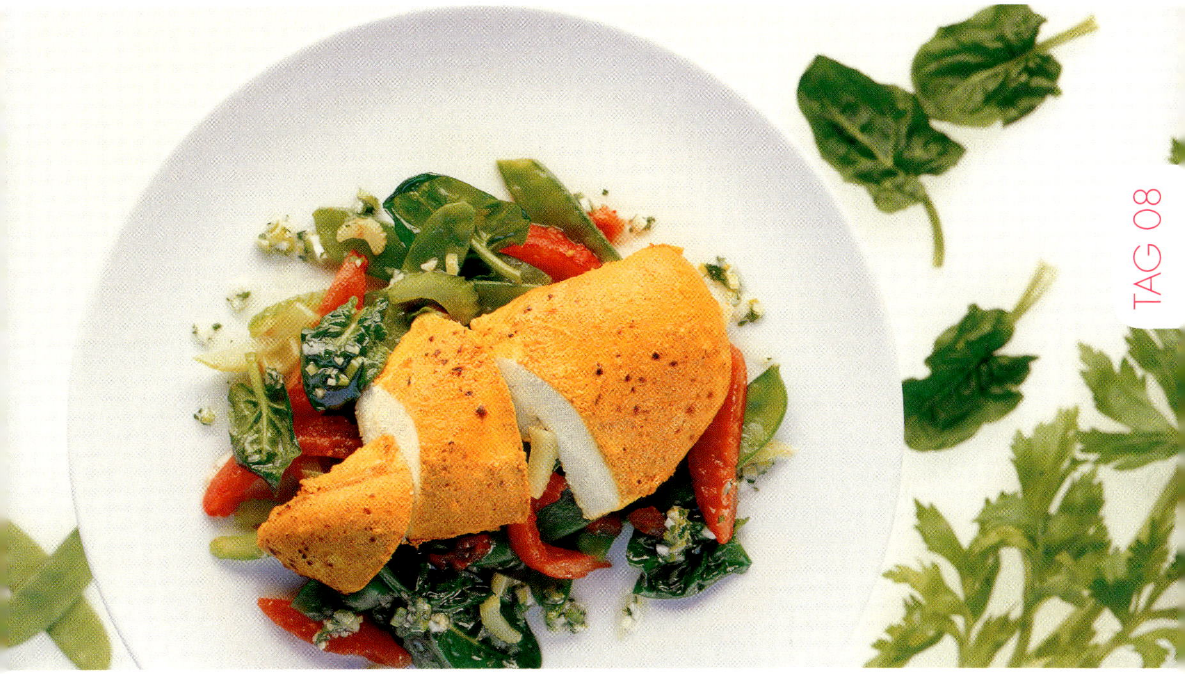

FRÜHSTÜCK ERDBEER-SHAKE 221 kcal

Zutaten: 250 g Magerjoghurt, 250 g Erdbeeren, 1 EL Kleie, 1 TL Honig.

Zubereitung: Joghurt und Beeren mixen, Kleie und Honig unterrühren.

MITTAG SCHINKENBROT 280 kcal

Zutaten: 1 Scheibe Vollkornbrot, 1 TL Senf, 50 g magerer Rohschinken, 2 Salatblätter, 1 Tomate, 1 EL Zwiebelringe, 1 Gurkerl.

Zubereitung: Brot mit Senf bestreichen, mit Schinken, Salat, in Scheiben geschnittener Tomate, Zwiebeln und Gurkerl belegen.

ABEND CURRY-PUTE 355 kcal

Zutaten: 1 TL Curry, 1 Messerspitze Chilipulver, 1/2 TL Kreuzkümmel, Salz, 250 g Putenbrust, 1 Eiklar, 3 TL Öl, 50 g Zuckerschoten, 50 g junger Blattspinat, 1 abgezogene Tomate, 1 Stange Sellerie, 1 EL Zitronensaft, 1 TL Sesam.

Zubereitung: Gewürze vermischen, Fleisch darin wälzen, in Eiklar tauchen und noch mal wälzen. In 2 TL Öl 7 Min. braten, warm stellen. Zuckerschoten blanchieren, mit Spinat, klein geschnittenen Tomaten und Sellerie mischen. Mit 1 TL Öl, Zitronensaft und Salz marinieren, mit Sesam bestreuen. Pute darauf anrichten.

2 X SNACKS

- 100 g Hüttenkäse mit 1 EL Schnittlauchröllchen. 104 kcal
- 1 Kiwi würfeln, mit 100 g Joghurt verrühren. 73 kcal

SCHWAMMERL-TAGLIATELLE

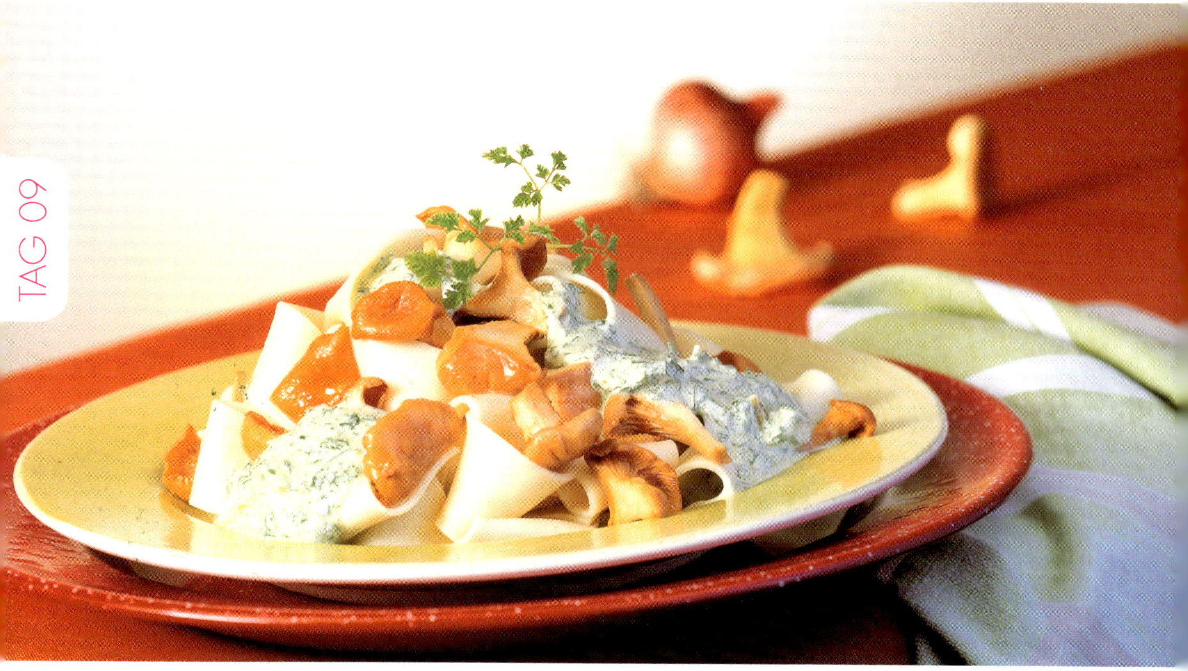

FRÜHSTÜCK TOPFEN-HONIG-TOAST 183 kcal

Zutaten: 2 Scheiben Vollkorntoast, 2 EL Magertopfen, 1 TL Honig, 1 TL gerösteter Sesam.

Zubereitung: Brot toasten, mit Topfen und Honig bestreichen, mit Sesam bestreuen.

MITTAG LACHS MIT SPINAT 340 kcal

Zutaten: 125 g Lachsfilet, 1 EL Zitronensaft, Salz, Pfeffer, 2 EL Suppe, 1 Zwiebel, 1 Knoblauchzehe, 150 g Blattspinat, 1 TL Butter, Muskat.

Zubereitung: Lachs mit Zitronensaft, Salz und Pfeffer einreiben. In Suppe zugedeckt 10 Min. dünsten. Zwiebel und Knoblauch hacken, in Butter anschwitzen, Blattspinat zugeben, 3 Min. dünsten. Mit Salz, Pfeffer und Muskat würzen, zu Lachs servieren.

ABEND SCHWAMMERL-TAGLIATELLE 307 kcal

Zutaten: 50 g Tagliatelle, Salz, 1/2 Zwiebel, 1 TL Öl, 250 g Eierschwammerln (oder andere Pilze), Pfeffer, 1 EL Sauerrahm, 1/2 TL Mehl, 1/2 Bund Petersilie, 1 EL Kerbel.

Zubereitung: Tagliatelle in Salzwasser kochen. Zwiebel fein schneiden, in Öl anbraten, Schwammerln zugeben, salzen, pfeffern, 5 Min. braten, in ein Sieb leeren, Saft auffangen. Sauerrahm mit Mehl, geh. Petersilie und Schwammerlsaft glatt rühren. Sauce unter Rühren zum Kochen bringen, 2 Minuten zugedeckt dünsten. Auf Nudeln verteilen, mit Kerbelblättern dekorieren.

2 X SNACKS

- 2 Karotten zu 50 g Hüttenkäse und 2 EL Kresse. 132 kcal
- 30 g Melonenstücke. 90 kcal

FISCH-SPIESSE

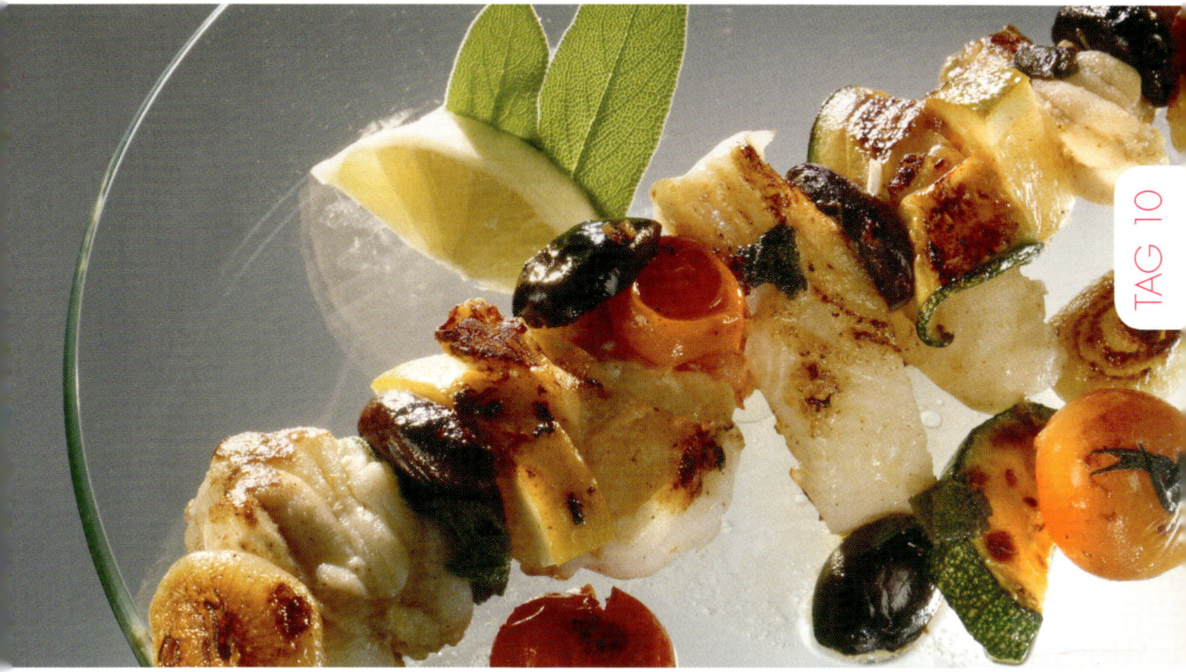

FRÜHSTÜCK ANANAS-MÜSLI 225 kcal

Zutaten: 2 dünne Scheiben Ananas, 2 EL Haferflocken, 1 EL Kokosflocken, 100 g Kefir.
Zubereitung: Ananas in Stücke schneiden, mit übrigen Zutaten vermischen.

MITTAG PIKANTER FLEISCHSALAT 295 kcal

Zutaten: 1 EL Zitronensaft, 1 TL geh. Thymian, Pfeffer, 2 TL Öl, 100 g Schweinslungenbraten, 2 Tomaten, 1/2 Zwiebel, 1 Gurkerl, 100 g Rucola, Salz, 2 EL Suppe, 1 EL Essig.
Zubereitung: Zitronensaft, Thymian, Pfeffer und 1 TL Öl verrühren, Fleisch darin 30 Min. marinieren. Tomaten, Zwiebel und Gurkerl klein würfeln, auf Rucola anrichten. Fleisch mit Marinade in beschichteter Pfanne von jeder Seite 3 Min. braten, salzen, in Scheiben schneiden, auf Salat geben. Bratrest mit Suppe aufgießen, mit Essig, Salz und 1 TL Öl mischen, über Salat träufeln.

ABEND FISCH-SPIESSE 263 kcal

Zutaten: 200 g Fischfilet (feste Sorte wie Angler oder Hoki), 1 Scheibe von 1 unbehandelten Zitrone, 100 g Zucchini, 2 Frühlingszwiebeln, 4 Shiitake-Pilze, 3 Cocktailtomaten, 5 Blätter Salbei, Salz, Pfeffer, 2 TL Öl.
Zubereitung: Fischfilet salzen und pfeffern, in nicht zu kleine Würfel schneiden, Zitronenscheibe vierteln, Zucchini in hauchdünne Streifen schneiden, alles mit Zwiebeln, Pilzen und Tomaten im Ganzen sowie Salbei abwechselnd auf Spieße stecken. Mit Salz und Pfeffer nachwürzen, in Öl beidseitig 5 Min. braten.

2 X SNACKS

- 1/2 Paprika in Streifen mit 30 g Edamer in Würfeln. 135 kcal
- 2 Kiwis. 70 kcal

ZIEL TRAUMFIGUR: DER OPTIMALE START

An sich ist der optimale Zeitpunkt für den Start Ihrer Diät schon klar: nämlich jetzt – sonst hätten Sie sich nicht dieses Buch gekauft. Oder es wieder einmal zur Hand genommen.
Sie stehen also bereits in den Startlöchern – damit der gute Vorsatz aber nicht gleich wieder ins Wanken kommt, gibt es hier noch ein paar gute Tipps, wie es Ihnen leichter fällt, die Diät-Tage durchzuhalten ...

1.
Beginnen Sie die Diät zu einem **günstigen Zeitpunkt**, also z. B. nicht kurz vor besonderen Anlässen, bei denen es ganz sicher Torten, kaltes Buffet usw. gibt. Wozu sich der Versuchung aussetzen? Wenn Sie einen Tag durchgehalten haben und gleich am nächsten schwach werden, ist die Gefahr groß, dass Sie das Handtuch werfen. Passiert Ihnen ein „Ausrutscher" erst nach einer Woche, so ist die Wahrscheinlichkeit größer, dass Sie sich vergeben und am nächsten Tag wieder brav weitermachen.

2.
Beginnen Sie die Diät an einem Tag, an dem Sie wirklich **Zeit für sich** haben. Falls Ihre familiäre Situation es zulässt, ist das Wochenende gar nicht schlecht. Es macht Spaß, sich die Gerichte liebevoll vorzubereiten und in aller Ruhe zu genießen. Außerdem kann man in Muße durch die einzelnen Rezepte schmökern und schon ein wenig den Einkauf für die nächste Woche vorbereiten.

3.
Auch der **Mondzyklus** kann eine Abnehmhilfe sein. Nach Mondwissen ist es optimal, die Diät bei abnehmendem Mond, direkt nach dem Vollmond zu beginnen. Der Körper entschlackt und entwässert in dieser Zeit am besten, was sich auf der Waage auswirkt und Sie psychisch motiviert. Bei zunehmendem Mond purzeln die Kilos zwar weniger schnell, dafür hält man das, was man abgenommen hat, gut. Weil aber auch andererseits das, was man zunimmt, länger auf den Hüften bleibt, sollte man bei zunehmendem Mond auf jeden Fall nicht zu viel Fettes essen.

4.
Setzen Sie sich **realistische Ziele**. Nehmen Sie sich lieber ein halbes Kilo in der Woche vor und freuen Sie sich über ein ganzes, wenn's so ist. Wenn Sie zu viel auf einmal wollen und Ihre Ziele nicht erreichen, ernten Sie nur unnötigen Frust.

5.
Sie sollten zusätzlich zu Ihrer Diät **Sport** betreiben – aber Sie dürfen sich dabei nicht gleich überfordern. Haben Sie bisher nur wenig Bewegung gemacht, so genügt anfangs ein flotter Spaziergang, der später mit kleinen Laufphasen abgewechselt wird. Gewöhnen Sie Ihren Körper an die ungewohnte Belastung, sonst nimmt Ihnen der Muskelkater vielleicht die Lust an der Bewegung.

6.
Versuchen Sie, zusätzlich **Bewegung** in Ihren Alltag einzubauen, etwa viel zu Fuß Gehen und Treppen Steigen. Und überwinden Sie Ihren inneren Schweinehund, indem Sie die Sportsachen fürs Fitnessstudio oder das Joggen immer im Auto dabei haben. Denn sind Sie nach der Arbeit erst zu Hause, dann überwinden Sie sich noch viel schwerer dazu!

7.
Integrieren Sie Ihre Familie! Die Rezepte der WOMAN-Diät sind so lecker, dass Sie nur die Menge der Zutaten erhöhen müssen, um begeisterte Mitesser zu finden!

MOZZARELLA MIT TOMATEN

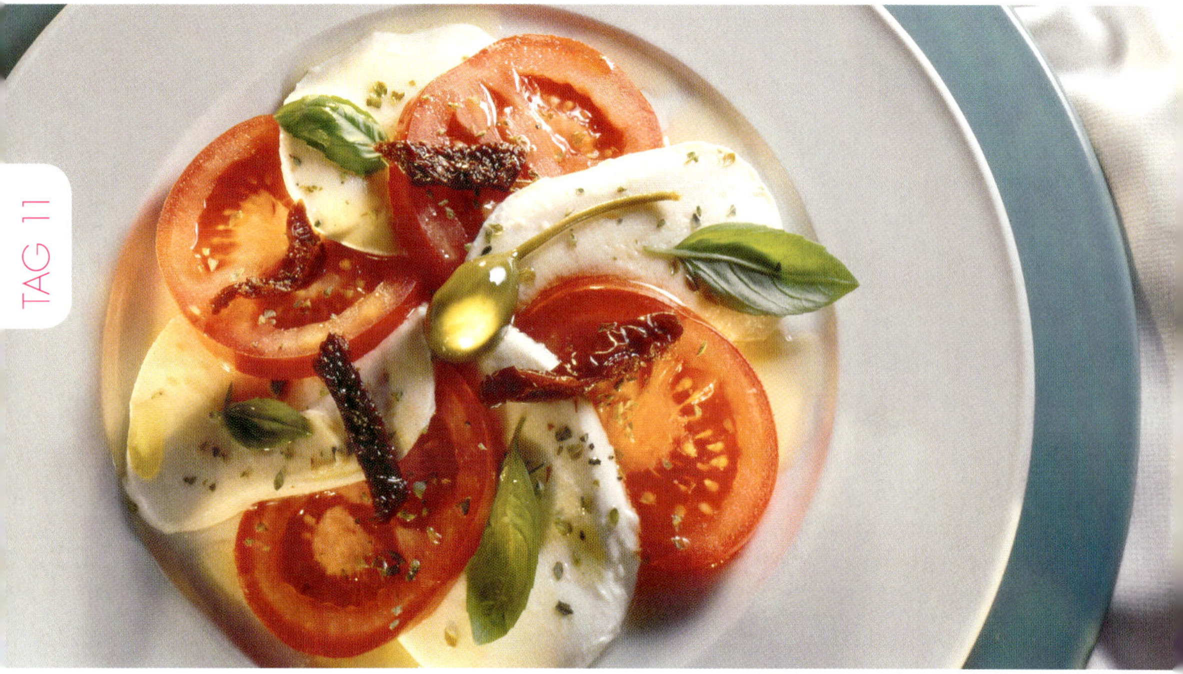

FRÜHSTÜCK MOZZARELLA MIT TOMATEN 182 kcal

Zutaten: 40 g Mozzarella, 2 Tomaten, 1 getrocknete Tomate (Antipasti), 1 TL Kapern, 1 TL Öl, Salz, Pfeffer, 5 Blätter Basilikum, 1 Scheibe Knäckebrot.

Zubereitung: Mozzarella und Tomaten in Scheiben schneiden, getrocknete Tomate würfeln, mit Kapern, Öl, Salz und Pfeffer marinieren, darüber Basilikum streuen. Knäckebrot dazu essen.

MITTAG SALADE NIÇOISE 347 kcal

Zutaten: 1/2 rote Paprikaschote, 1 Frühlingszwiebel, 1 Tomate, 100 g Thunfisch naturell, 1 hart gekochtes Ei, 3 grüne Oliven, 2 Hand voll Salatmix. Dressing: 1 EL Zitronensaft, 1 TL Ketchup, 1 TL Senf, 2 EL Sauerrahm, Salz, Pfeffer, 2 EL gehacktes Basilikum.

Zubereitung: Paprika, Zwiebel und Tomate würfeln, mit Thunfisch, Eivierteln und Oliven auf Salat anrichten, Dressing verrühren, darüber träufeln.

ABEND EXOTISCHES LAMM 322 kcal

Zutaten: 1 EL Rosinen, Saft von 1 Orange, 1 cm Ingwer, 2 Frühlingszwiebeln, 1 Karotte, 120 g Lammfilet, 1 TL Öl, Salz, Pfeffer, 1 TL Kreuzkümmel, 100 g Zuckerschoten, 2 EL geh. Petersilie.

Zubereitung: Rosinen in Orangensaft einweichen, Ingwer und Zwiebeln hacken, Karotten in feine Stifte schneiden. Lamm in Öl von jeder Seite 2 Min. braten, würzen. Gemüse zugeben, weitere zwei Min. mitbraten, mit Orangensaft u. Rosinen ablöschen, 5 Min. fertig schmoren. Mit Petersilie bestreuen.

2 X SNACKS

- 200 g Erdbeeren klein schneiden, mit 100 g Magerjoghurt mischen. 106 kcal
- 1 Glas Gemüsesaft mit 1 Scheibe Knäckebrot. 98 kcal

GEMÜSE-PASTA

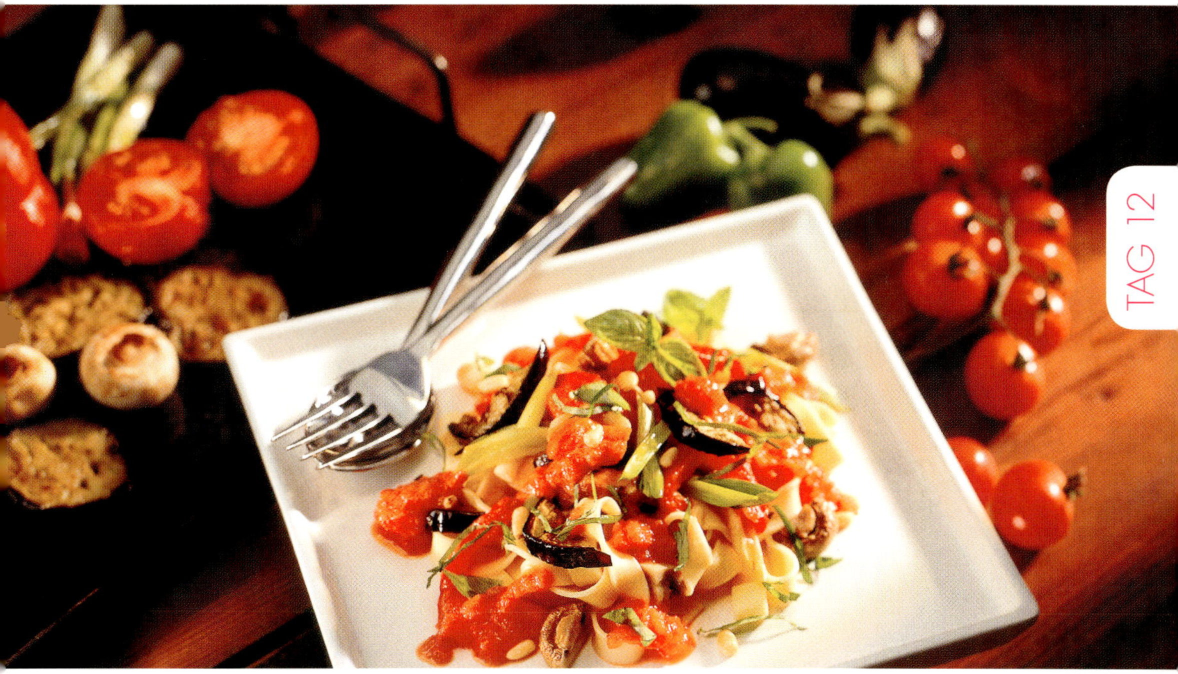

TAG 12

FRÜHSTÜCK	PUTEN-TOAST	212 kcal

Zutaten: 1 Scheibe Vollkorntoast, 1 TL Butter, 1 Salatblatt, 50 g Putenschinken, 1 Scheibe Ananas.

Zubereitung: Toast mit Butter bestreichen, darauf Salat, Schinken und Ananas anrichten.

MITTAG	SCAMPI-SALAT	321 kcal

Zutaten: 150 g Scampi ohne Schale, Salz, Pfeffer, 2 TL Öl, 2 Knoblauchzehen, 10 Blätter Basilikum, 1/2 Kopfsalat, 1 Scheibe Ananas, 1 Stange Sellerie. Dressing: 1 EL Orangensaft, 1 EL Magerjoghurt, 1 TL Öl, je 1 EL geh. Petersilie und Schnittlauchröllchen.

Zubereitung: Scampi salzen, pfeffern, in Öl unter Wenden 3 Min. braten. Knoblauch klein schneiden, mit Basilikum weitere 2 Min. mitbraten. Ananas und Sellerie klein würfeln, mit Scampi auf zerzupftem Salatkopf verteilen, mit Dressing überziehen.

ABEND	GEMÜSE-PASTA	329 kcal

Zutaten: 50 g Tagliatelle, Salz, 100 g Melanzani, 1 Zwiebel, 2 Tomaten, 50 g Champignons, 1 TL Öl, 1 Knoblauchzehe, 1 EL Basilikum, Pfeffer, Majoran.

Zubereitung: Tagliatelle in Salzwasser kochen. Melanzani und Zwiebel in Streifen schneiden, Tomaten halbieren, Pilze putzen. Gemüse auf Backblech legen, salzen, mit Öl beträufeln. Im Rohr bei 200 °C 20 Minuten backen. Tomaten abziehen. Gemüse klein schneiden, mit Nudeln, Basilikum und geh. Knoblauch mischen, mit Salz, Pfeffer und Majoran würzen.

2 X SNACKS

- 50 g Trauben, 50 g Ananaswürfel mit 2 EL Sauerrahm mischen. 130 kcal
- 1/2 Avocado mit 1 TL Zitronensaft und Salz würzen. 128 kcal

GEGRILLTER LACHS

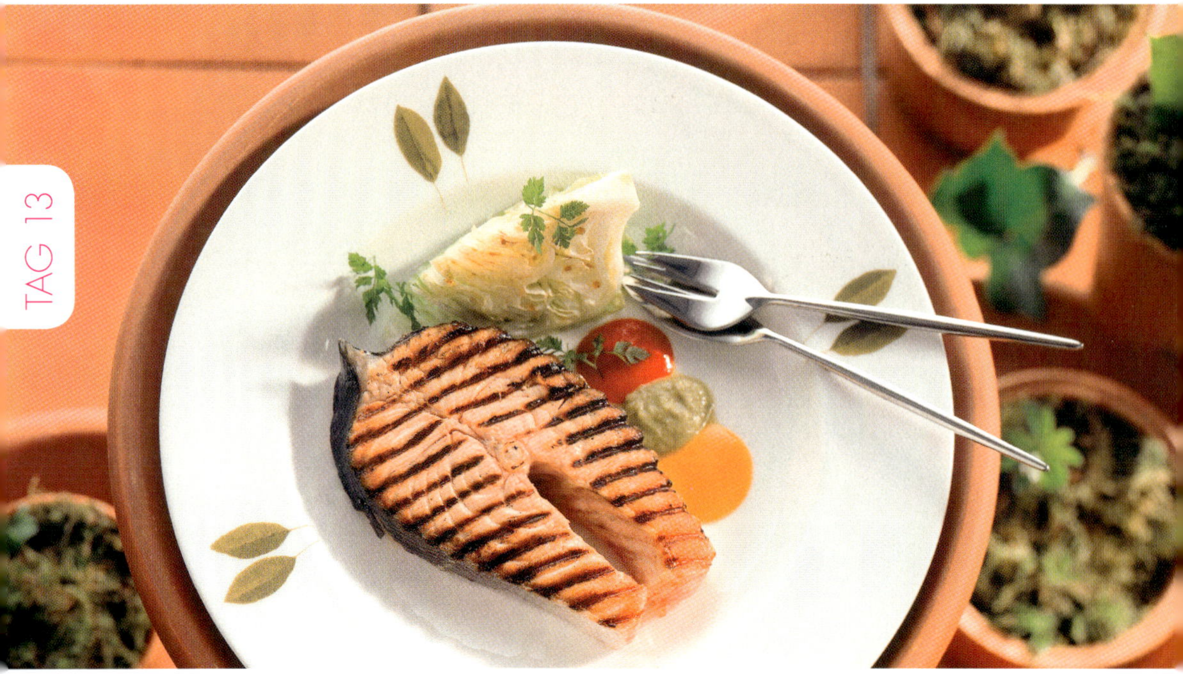

FRÜHSTÜCK	MANDARINEN-CORNFLAKES	205 kcal

Zutaten: 2 Mandarinen, 150 g Magerjoghurt, 20 g Cornflakes.

Zubereitung: Mandarinen klein schneiden, Saft auffangen, mit Joghurt mischen, mit Flakes bestreuen.

MITTAG	PIKANTE REISNUDELN	331 kcal

Zutaten: 50 g Reisnudeln, Salz, 1/2 Chilischote, 1 Knoblauchzehe, 1 cm Ingwer, 1 TL Öl, 50 ml Kokosmilch, 1 Karotte, 2 Frühlingszwiebeln, 1/2 Salatgurke, 2 EL Zitronensaft, 1 EL Sojasauce.

Zubereitung: Nudeln in Salzwasser 4 Min. garen. Chili, Knoblauch und Ingwer hacken, in Öl anbraten, mit Kokosmilch löschen. Nudeln zugeben. Klein geschnittenes Gemüse, Zitronensaft und Sojasauce einrühren, 10 Min. ziehen lassen.

ABEND	GEGRILLTER LACHS	365 kcal

Zutaten: 3 TL Öl, 1/4 Zitrone, Salz, Pfeffer, 1 Knoblauchzehe, 1 TL frischer Rosmarin, 120 g Lachs, 2 Salatherzen, 1 EL Essig.

Zubereitung: 1 TL Öl, Zitronensaft, Salz, Pfeffer, Knoblauch, Rosmarin mischen, auf Fisch verteilen, 10 Min. ziehen lassen. 5 Min. grillen. Salatherzen teilen, mit Salz, Essig und 2 TL Öl marinieren, zu Fisch geben.

2 X SNACKS

- 1 Apfel und 1 Karotte fein reiben, mischen. 115 kcal
- 1 Knäckebrot mit 2 EL Hüttenkäse und 1 EL Kresse. 90 kcal

HUHN MIT ASIA-GEMÜSE

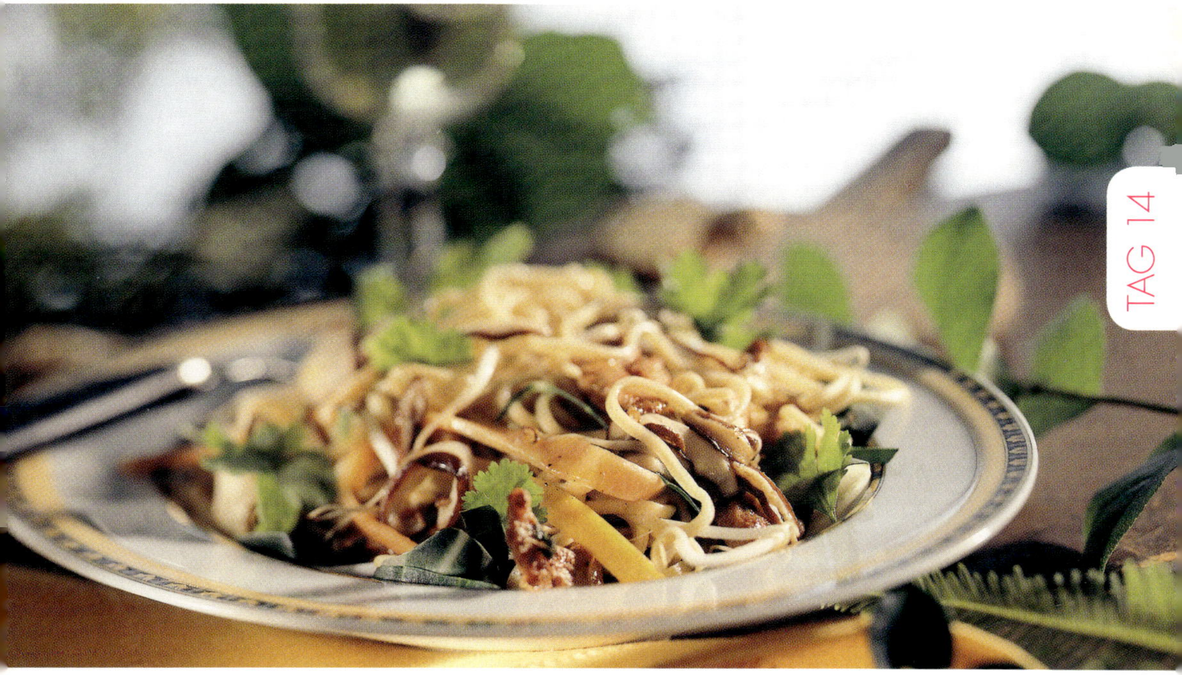

FRÜHSTÜCK FORELLE AN TOAST 232 kcal

Zutaten: 1 EL Sauerrahm, Salz, Pfeffer, 1 TL Zitronensaft, 1 EL gehackte Dille, 80 g Forellenfilet, 1 Scheibe Vollkorntoast.

Zubereitung: Rahm, Salz, Pfeffer, Zitronensaft und Dille verrühren, über Fisch ziehen, mit getoastetem Brot essen.

MITTAG MELANZANI-CARPACCIO 286 kcal

Zutaten: 1 Melanzani, 1 Stange Sellerie, 2 Tomaten, 3 Frühlingszwiebeln, 1 Knoblauchzehe, 2 TL Öl, Salz, Pfeffer, 1 EL Essig, 5 grüne Oliven, 1/2 Bund Basilikum, 100 g Magerjoghurt.

Zubereitung: Melanzani in Scheiben, Sellerie und Tomaten in kleine Stücke schneiden. Zwiebeln und Knoblauch hacken, in heißem Öl anbraten, Melanzani zugeben, von beiden Seiten anbraten, herausnehmen, salzen, pfeffern. Sellerie u. Tomaten in Bratfett 5 Min. dünsten, mit Essig ablöschen, salzen, pfeffern. Oliven hacken, mit Gemüse auf Melanzani verteilen, Basilikum hacken, mit Joghurt mixen, über Gemüse gießen.

ABEND HUHN MIT ASIA-GEMÜSE 349 kcal

Zutaten: 1 EL Öl, 150 g Hühnerbrust, 1 Frühlingszwiebel, 1 Stange Sellerie, je 100 g Pilze, Bambus- und Sojasprossen, 1 EL Sojasauce, Salz.

Zubereitung: Huhn in Öl anbraten, herausnehmen. Klein geschnittenes Gemüse in Bradfond anbraten, Fleisch und Sojasauce zugeben, 5 Min. garen, salzen.

2 X SNACKS

- 50 g Humus mit 1 in Stifte geschnittenen Karotte anrichten. 120 kcal
- 1 Grapefruit mit 1 TL Honig. 86 kcal

GERÄUCHERTE FORELLE

TAG 15

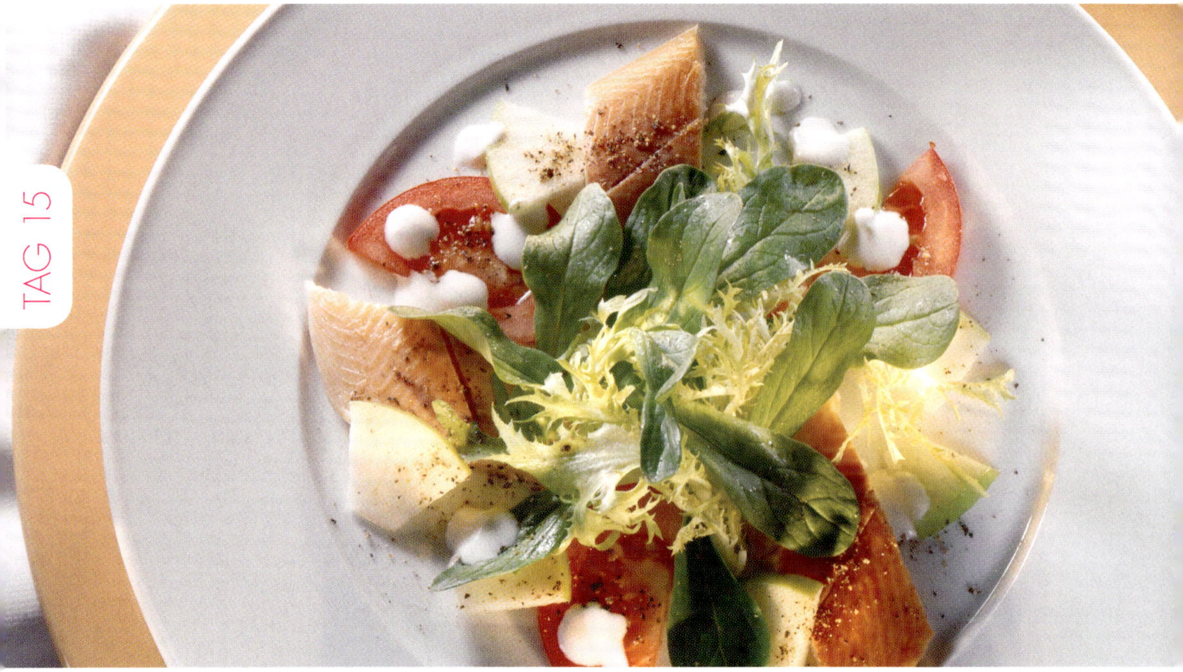

FRÜHSTÜCK APFEL-MÜSLI 231 kcal

Zutaten: 1/2 Apfel, 2 EL Müsli-Mix, 50 g Buttermilch, 1 TL Honig.

Zubereitung: Apfel raspeln, mit Müsli-Mix, Buttermilch und Honig mischen.

MITTAG GERÄUCHERTE FORELLE 280 kcal

Zutaten: 1 Tomate, 1/2 Apfel, 2 Hand voll Salatmix, 2 TL Essig, 1 TL Öl, Salz, Pfeffer, 120 g geräucherte Forelle, 1 EL Sauerrahm, 1 TL Apfelkren, 1 Knäckebrot.

Zubereitung: Tomate und Apfel in Scheiben schneiden, mit Salat mischen. Marinade aus Essig, Öl, Salz und Pfeffer darüber träufeln. Forelle darauf legen, mit Mix aus Sauerrahm und Apfelkren garnieren. Dazu Knäcke essen.

ABEND CRÊPE MIT BLATTSPINAT 326 kcal

Zutaten: 1 Ei, 5 EL Milch, 3 EL Mineralwasser, 1 EL Vollkornmehl, 1 kleine Zwiebel, 3 EL Suppe, 150 g Blattspinat oder 100 g TK-Blattspinat, Muskat, Salz, Pfeffer, 1 EL Sauerrahm, 1 TL Öl, 1 TL Sesam.

Zubereitung: Ei, Milch, Mineralwasser und Mehl versprudeln. Gewürfelte Zwiebel in Suppe kurz dünsten, Spinat zufügen, zusammenfallen lassen, abtropfen lassen, würzen. Rahm unterrühren. Teig in Öl zu dünner Crêpe backen, mit Spinat füllen. Mit trocken geröstetem Sesam bestreuen.

2 X SNACKS

- 1 Knäckebrot mit 2 EL Magertopfen bestreichen, mit 2 Radieschen dekorieren. 90 kcal
- 1 Papaya, 1 Kiwi, 150 ml Mineralwasser und 2 EL Sojajoghurt mixen. 124 kcal

SHRIMPS MIT GEMÜSE

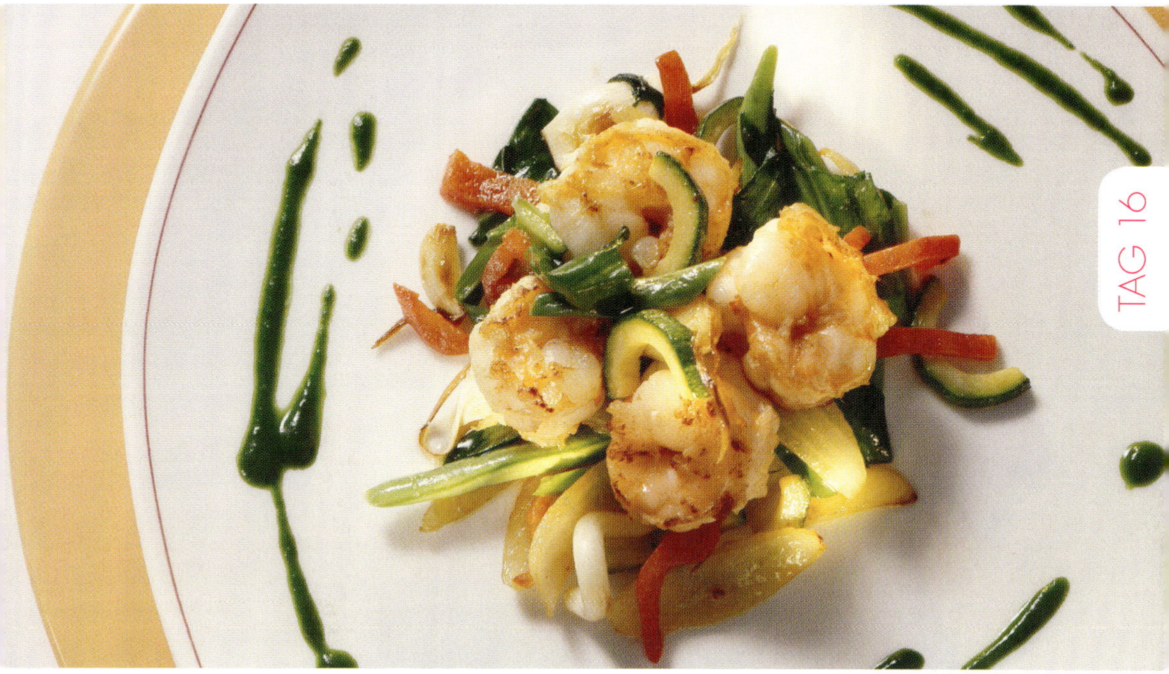

FRÜHSTÜCK EI-TOAST 195 kcal

Zutaten: 1 Vollkorntoast, 1 EL Magertopfen, 4 EL Kresse, 1 Ei, 5 Radieschen, Salz, Pfeffer.

Zubereitung: Brot toasten, mit Topfen bestreichen, mit Kresse bestreuen, Ei 3 Min. weich kochen, Radieschen halbieren, würzen, dazu essen.

MITTAG GEFLÜGELSALAT 398 kcal

Zutaten: 75 g Hühnerbrust, 1/4 Sellerie, 1/2 Apfel, 2 geh. Walnusskerne, 1 TL Rosinen, 2 EL Sauerrahm, 1 TL Öl, 1 EL Zitronensaft, Salz, Pfeffer, 4 Salatblätter.

Zubereitung: Huhn in Salzwasser 15 Min. kochen, auskühlen lassen, in Streifen schneiden. Sellerie und Apfel würfeln, mit Nüssen und Rosinen untermischen. Mit Dressing aus Rahm, Öl, Zitronensaft, Salz und Pfeffer überziehen, auf Salatblättern anrichten.

ABEND SHRIMPS MIT GEMÜSE 330 kcal

Zutaten: 150 g Shrimps, 1 TL Mehl, 2 TL Öl, 1/2 Stange Lauch, 1/2 Fenchelknolle, 100 ml Suppe, 1/2 Zucchini, 1 Tomate, 1 EL Basilikum, 1 Hand voll Sojasprossen, Pfeffer, Chili.

Zubereitung: Shrimps salzen, in 1 TL Mehl wälzen, in 1 TL Öl 5 Min. braten, herausnehmen. Lauch und Fenchel in Streifen schneiden, in Bratenfond und 1 TL Öl 3 Min. unter Rühren rösten, mit Suppe aufgießen, 10 Min. dünsten. Zucchini, Tomate und Basilikum klein schneiden, mit Sprossen zugeben, 3 Min. einkochen. Mit Shrimps mischen, mit Salz, Pfeffer und Chili abschmecken.

2 X SNACKS

- 1/2 Apfel und 1/2 Banane in dünnen Spalten anrichten, mit Zimt bestreuen. 122 kcal
- 1/2 Avocado mit 200 ml Tomatensaft mixen, mit Pfeffer und Zitronensaft würzen. 94 kcal

PIKANTER AVOCADO-SALAT

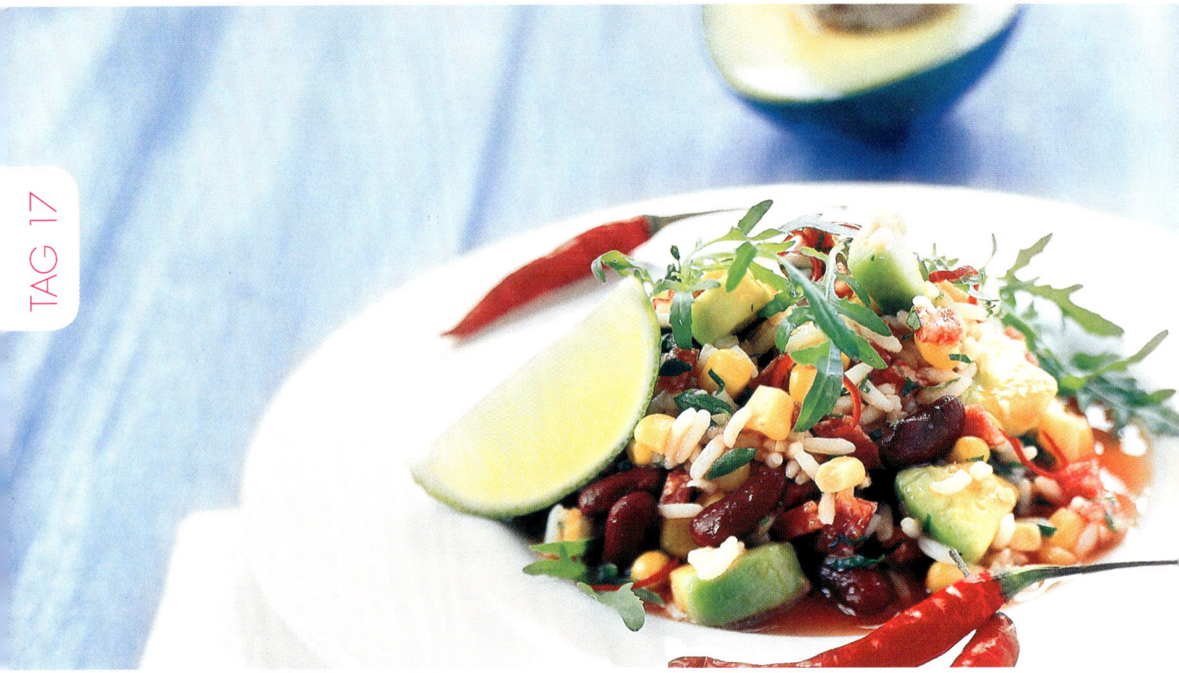

FRÜHSTÜCK HONIGWECKERL 230 kcal

Zutaten: 1 Vollkornweckerl, 2 EL Magertopfen, 2 TL Honig, 1 TL Sesam.

Zubereitung: Weckerl halbieren, mit Topfen und Honig bestreichen. Sesam trocken rösten, darüber streuen.

MITTAG PIKANTER AVOCADO-SALAT 346 kcal

Zutaten: 30 g Reis, 1/2 Avocado, 1/2 Gurke, 1 Paprika, 50 g Mais, 50 g Bohnen, 1 Handvoll Rucola, 1 TL Öl, 2 EL Essig, 1 Chili-Schote, Salz, Pfeffer.

Zubereitung: Reis kochen, auskühlen lassen. Avocado- und Gurkenhälfte sowie Paprika in Würfel schneiden, mit Mais, Bohnen, Rucola und dem erkalteten Reis vermischen. Mit einer Mischung aus Öl, Essig, der klein gehackten Chili-Schote und den Gewürzen marinieren.

ABEND STEAK MIT ZWIEBELN 364 kcal

Zutaten: Je 1 TL Olivenöl, Balsamicoessig, Worcestersauce und Senf, 1/2 Knoblauchzehe, 200 g Filetsteak, Pfeffer, Salz, 1/2 Zwiebel, 1 Stange Lauch, 1/2 roter Paprika, 1 Karotte, 50 g Sellerie, 1 Tomate, 4 EL Hühnersuppe.

Zubereitung: Steak in Mix aus Öl, Essig, Worcestersauce, Senf und Knoblauch einlegen, salzen, pfeffern. 4 Minuten anbraten. Gemüse nudelig schneiden, kurz mitrösten, Suppe zugießen, 5 Min. fertig garen.

2 X SNACKS

- 1 Tomate aushöhlen, Fruchtfleisch mit 2 EL Hüttenkäse und 1 EL Schnittlauch mixen, salzen, pfeffern, in Tomate einfüllen. 76 kcal
- 200 ml Orangensaft. 96 kcal

PAPRIKA-RÖLLCHEN

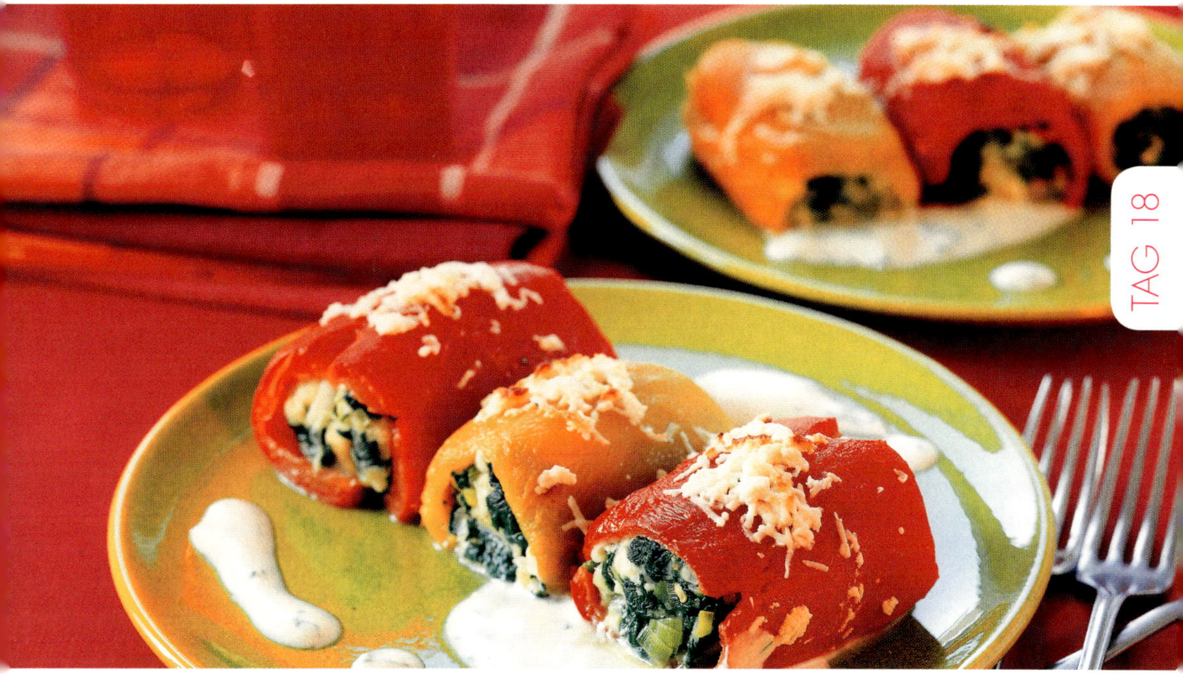

FRÜHSTÜCK VANILLE-BEEREN-MÜSLI 190 kcal

Zutaten: 75 g Erdbeeren, 120 g Magerjoghurt mit Vanillegeschmack, 1 EL Kleieflocken.

Zubereitung: Erdbeeren klein schneiden, mit Joghurt und Kleieflocken verrühren.

MITTAG WURSTSALAT 324 kcal

Zutaten: 100 g Puten-Krakauer, 30 g Edamer, 1 Zwiebel, 1 Essiggurkerl, 1/2 Apfel, 50 g Mais, 1 EL Essig, 1 TL Öl, Salz.

Zubereitung: Wurst, Käse, Zwiebel, Gurkerl und Apfel klein schneiden, mit Mais, Essig, Öl und Salz mischen.

ABEND PAPRIKA-RÖLLCHEN 339 kcal

Zutaten: 50 g Blattspinat, 1/2 geh. Zwiebel, 1 Knoblauchzehe, 2 TL Öl, 20 g Schafkäse, 1 Ei, Thymian, Salz, Pfeffer, Muskat, 200 g abgezogene Paprika (Glas), 1 TL Öl, 2 EL Sherry, 2 EL Sauerrahm.

Zubereitung: Spinat bei kleiner Hitze zusammenfallen lassen, ausdrücken, hacken. Zwiebel und Knoblauch klein schneiden, in Öl kurz braten. Mit Käse, Spinat, Ei, Thymian, Salz, Pfeffer und Muskat vermischen. Paprika mit Fülle belegen, mit Zahnstochern verschließen, in mit 1 TL Öl ausgestrichene Form legen, im Rohr 15 Min. backen. Bratfond mit Sherry lösen, Rahm dazurühren, Sauce zu Paprika geben.

2 X SNACKS

- 1 Apfel reiben, mit 50 g Magertopfen und 1 TL Zitronensaft verrühren. 100 kcal
- 1/2 Paprikaschote mit 2 EL Hüttenkäse. 67 kcal

ÜBERBACKENE PILZE

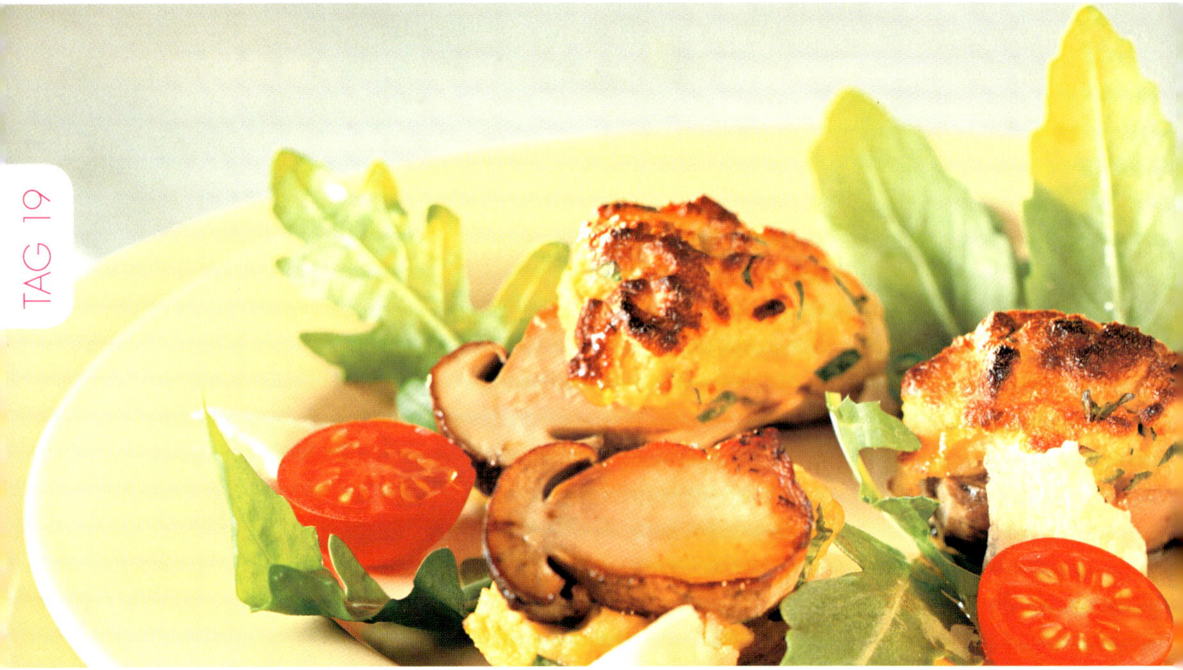

TAG 19

FRÜHSTÜCK	SPIEGELEIER	224 kcal

Zutaten: 20 g magerer Schinken, 1 TL Butter, 2 Eier.

Zubereitung: Schinkenstreifen in Butter knusprig braten, in Bratfett Spiegeleier zubereiten.

MITTAG	ÜBERBACKENE PILZE	304 kcal

Zutaten: 1/2 TL Öl, 1/2 geh. Knoblauchzehe, 100 g Champignons, 1 TL Butter, Salz, Pfeffer, 60 g Parmesan, 1 Hand voll Rucola, 4 Kirschtomaten.

Zubereitung: Champignons halbieren, mit Öl und Knoblauch einreiben, auf gefettetes Backblech legen, salzen, pfeffern. Parmesan darüber streuen, im vorgeheizten Rohr 5 Min. bei 230 Grad backen. Mit Rucola und Tomaten garnieren.

ABEND	HÜHNERSPIESSE	281 kcal

Zutaten: 3 TL Öl, 1 TL Zitronensaft, 1 TL Oregano, Salz, Pfeffer, 120 g Hühnerbrust, 20 g Gurke, 1/2 Knoblauchzehe, 1 TL geh. Dille, 100 g Joghurt.

Zubereitung: 1 TL Öl, Zitronensaft, Oregano, Salz und Pfeffer mixen, Huhn darin 1 Stunde marinieren. In Streifen schneiden, auf Spieße stecken, 10 Min. in 2 TL Öl braten. Geraspelte Gurke, zerdrückten Knoblauch, Dille und Joghurt zu Tsatsiki verrühren.

2 X SNACKS

- 100 ml Buttermilch mit 1 gewürfelten Kiwi verrühren. 70 kcal
- 1 Ecke Schmelzkäse (30 % F. i. T.) auf 2 Stangen Sellerie verstreichen, pfeffern. 145 kcal

GEBRATENER GEMÜSE-TOFU

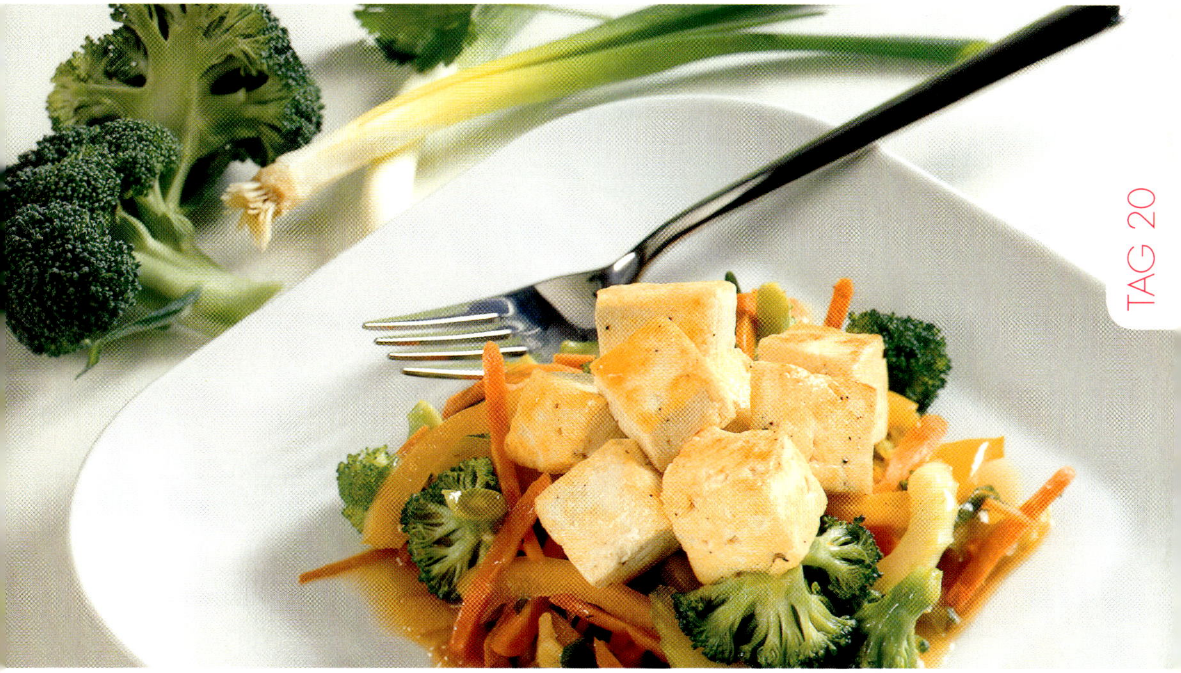

FRÜHSTÜCK PUTEN-WECKERL 203 kcal

Zutaten: 1 Vollkornweckerl, 2 EL Hüttenkäse, 30 g Putenkrakauer, 1/2 Paprika.

Zubereitung: Weckerl mit Käse bestreichen, Wurst und Paprika darauf legen.

MITTAG FRUCHTIGER KÄSE 333 kcal

Zutaten: 2 Scheiben Ananas, 1 Kiwi, 1 Banane, 50 g Edamer-Käse, 1 EL Kresse, 75 g Magermilchjoghurt, 1 EL Zitronensaft, 1 EL Bio-Zitronenschale, 1 TL Honig, Salz, Pfeffer.

Zubereitung: Ananas würfeln, Kiwi und Banane in Scheiben, Käse in Stifte schneiden. Mit Kresse bestreuen. Joghurt, Zitronensaft und -schale, Honig, Salz und Pfeffer zu Marinade verrühren, über den Salat gießen.

ABEND GEBRATENER GEMÜSE-TOFU 295 kcal

Zutaten: 30 g Brokkoli, 1/2 gelber Paprika, 1 Jungzwiebel, 1 Karotte, 50 g Stangensellerie, 1 Knoblauchzehe, 1 cm Ingwer, 100 g Tofu, Salz, Pfeffer, 2 TL Öl, 1 EL Sojasauce, 2 EL Suppe, 1 TL Speisestärke.

Zubereitung: Brokkoli in Röschen teilen, restliches Gemüse in Streifen schneiden. Knoblauch und Ingwer hacken. Tofu würfeln, salzen, pfeffern, in Öl gut anbraten, aus der Pfanne nehmen. Im Bratfond Ingwer, Knoblauch und Gemüse 2 Min. braten, mit Sojasoße und Suppe aufgießen, zugedeckt 2 Min. dünsten. Stärke mit wenig Wasser verquirlen, einrühren. Gemüse mit Tofu anrichten.

2 X SNACKS

- 150 g Erdbeeren mit 150 g Kefir mixen. 104 kcal
- 1/2 Avocado in Scheiben schneiden, 1 Knäckebrot damit belegen, salzen. 102 kcal

LAUFEN SIE DEM FETT DAVON!

Unumgänglich für die Reduktion überflüssiger Fettdepots an Hüften, Bauch und Schenkeln ist **sanftes Konditionstraining**: Drei- bis viermal pro Woche mindestens 30 Minuten laufen, Rad fahren, schwimmen oder walken. Training auf nüchternen Magen (morgens!) verstärkt den Fettverbrennungseffekt.

Wir empfehlen zum Einsteigen Joggen, da man nichts dazu braucht als seine zwei Beine. Zugegeben: Aller Anfang ist schwer. Doch wer die Einstiegsphase beim Laufen überwindet, wird richtig süchtig danach und bleibt schlank, gesund und geistig fit.

Wichtig für alle, die Fett verbrennen wollen: **Weniger Tempo ist mehr!** Einsteiger laufen meist zu schnell, doch wer außer Atem kommt, hat zu wenig Sauerstoff im Blut, und der ist bei jeder Verbrennung nötig. Perfektionisten arbeiten mit einem Pulsmesser und rechnen sich ihre optimale Trainingsfrequenz aus, die sie dann während des Laufens permanent zu halten suchen.

Am meisten Fett wird bei einer Anstrengung verbrannt, die 70 Prozent der maximalen Herzfrequenz beträgt. Das errechnen Sie folgendermaßen: Ziehen Sie von der Zahl 220 Ihr Lebensalter ab und multiplizieren Sie das Ergebnis mit 0,7.
Beispiel: Susa ist 35. 220 – 35 = 185. 185 x 0,7 = 129,5. Ihre Pulsuhr sollte beim Laufen zur optimalen Fettverbrennung also immer in etwa 129 Pulsschläge pro Minute anzeigen.

Damit Laufen Spaß macht und effektiv ist, sollten Sie von Anfang an mit der richtigen Lauftechnik trainieren.

1.
Kopf hoch. Häufiger Einsteiger-Fehler: Den Kopf in den Nacken werfen. Stellen Sie sich beim Laufen vor, dass Ihr Kopf von einem unsichtbaren Faden nach oben gezogen wird.

2.
Nasenatmung. Atmen Sie durch die Nase ein und doppelt so lange wieder aus. Nasenatmung verhindert, dass kalte Luft in die Lunge kommt.

3.
Lockere Schultern. Schulterbereich immer locker lassen, denn hochgezogene Schultern führen zu schmerzhaften Nackenverspannungen.

4.
Korrekte Armhaltung. Die Ellenbogen sind rechtwinkelig gebeugt und die Hände leicht geöffnet. Keine Fäuste ballen!

5.
Aktives Becken. Um Wirbelsäule, Knie und Hüftgelenke zu entlasten, aktivieren Sie Ihre Beckenbodenmuskulatur: Das Becken aufrichten (nicht nach vorne oder hinten kippen lassen) und Pobacken anspannen.

6.
Knie schonen. Strecken Sie die Knie nie ganz durch und machen Sie kleine Schritte.

7.
Richtig auftreten. Nach neuesten Erkenntnissen werden Gelenke und Sehnen am wenigsten belastet, wenn Sie zuerst mit der Ferse sanft auftreten und dann über den ganzen Fuß abrollen.

8.
Trainieren Sie keinesfalls jeden Tag – Ihr Körper braucht Zeit zur **Regeneration.** Ideal sind drei Laufeinheiten pro Woche zu je 30 Minuten.

Und: Immer nach dem Laufen die Muskeln dehnen, solange sie noch warm sind. Das schützt vor Muskelkater, Verspannungen und Verkürzungen der Muskeln.

Die besten Dehnungsübungen

Waden: Schrittstellung, rechtes Bein beugen, linkes Bein möglichst weit nach hinten ausstellen. Jetzt Gewicht auf das vordere (rechte) Bein verlagern. Wichtig: Die linke Ferse bleibt am Boden. 15 Sekunden halten, Bein wechseln.

Rumpf: Mit gegrätschten Beinen hinstellen, Knie leicht beugen. Rechten Arm nach oben strecken, der linke liegt locker auf der Hüfte. Den Oberkörper langsam nach links beugen. 15 Sekunden halten, Seite wechseln.

Vordere Oberschenkel: Auf einem Bein stehend das andere an der Fessel fassen und die Ferse Richtung Po ziehen. Oberkörper ist aufrecht, Oberschenkel und Knie bleiben parallel. Je Seite 15 Sekunden halten.

Hintere Oberschenkel: Linkes Bein gestreckt auf der Ferse aufstellen. Fußspitze zum Körper ziehen. Den gestreckten Oberkörper nach vorne kippen. 15 Sekunden halten, Bein wechseln.

Innere Oberschenkel: Großer Ausfallschritt, rechtes Bein beugen und mit den Armen am Oberschenkel abstützen. Linkes Bein bleibt gestreckt. Blick nach vorne. Je Seite 15 Sekunden halten.

Schulter: Hüftbreit hinstellen. Knie beugen. Die Hände hinter dem Körper verschränken. Die gestreckten Arme so weit wie möglich nach hinten oben führen. Position 15 Sekunden lang halten.

Was verbraucht wie viel Kalorien?

So viele Kalorien verbraucht eine Frau mit 65 Kilo Körpergewicht bei folgenden Sportarten und Tätigkeiten innerhalb von 30 Minuten:

Aerobic	122
Beach-Volleyball	200
Badminton	210
Bergwandern mit Gepäck	210
Bergsteigen	254
Bügeln	70
Fitnesstraining	386
Gartenarbeit	176
Golf ohne Caddy	180
Gymnastik, leichte	106
Inline-Skating	252
Joggen	390
Kochen	80
Mountainbiking	302
Nordic Walking	278
Putzen	136
Radfahren	270
Reiten, Galopp	288
Rudern	320
Schwimmen	288
Sex (aktiv)	168
Skifahren	190
Skilanglauf	206
Snowboarding	286
Spazierengehen	126
Squash	424
Tanzen	142
Tanzen, klassisch	256
Tennis	232
Tischtennis	144
Treppensteigen	242
Walking	232
Windsurfen	180

INDISCHES HUHN MIT GEMÜSE

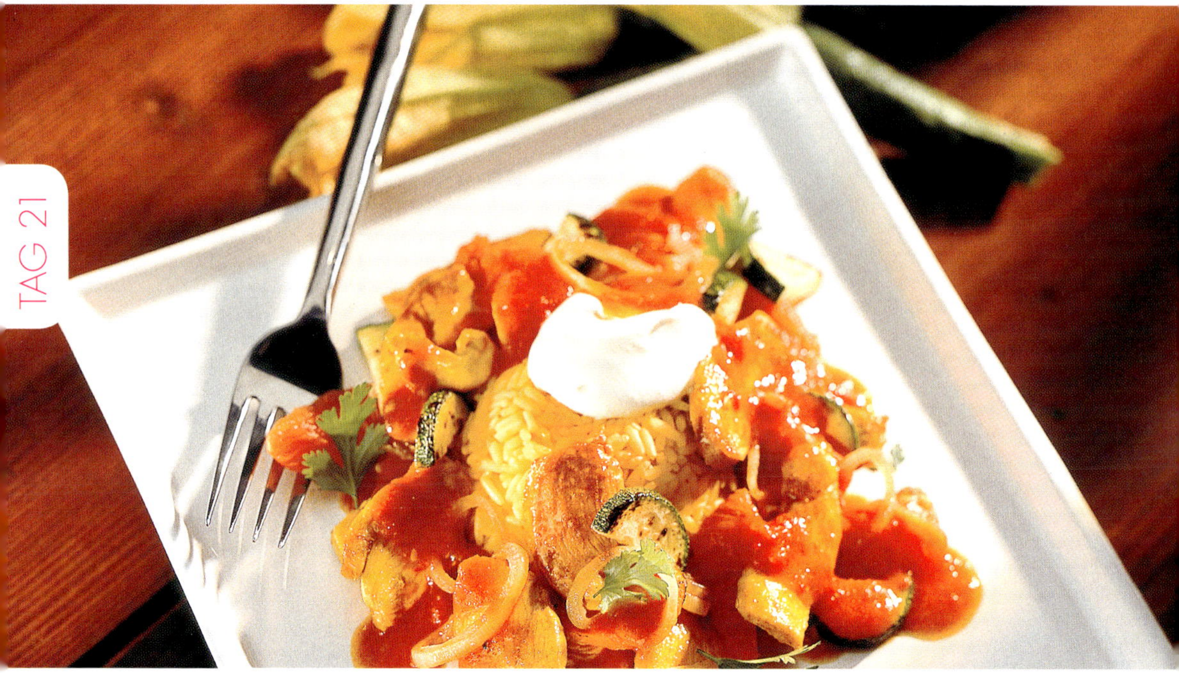

FRÜHSTÜCK MANGO-MÜSLI 208 kcal

Zutaten: 1/2 Mango, 3 EL Haferflocken, 150 g Kefir, 1 TL Honig, 5 Rosinen.

Zubereitung: Mango in Stücke schneiden, mit übrigen Zutaten vermischen.

MITTAG AVOCADO-DIP 324 kcal

Zutaten: 1/2 Avocado, 2 EL Magertopfen, 1 EL Zitronensaft, 1 TL Senf, Salz, Cayennepfeffer, 1 EL geh. Schnittlauch, 2 Karotten, 1 Paprika, 1/2 Gurke, 1 Vollkornweckerl.

Zubereitung: Avocado mit Topfen, Zitronensaft und Gewürzen zu Dip verrühren, mit Schnittlauch bestreuen. Karotten, Paprika und Gurke putzen und in Streifen schneiden, mit Weckerl zum Dip essen.

ABEND INDISCHES HUHN MIT GEMÜSE 266 kcal

Zutaten: 2 TL Öl, 1 Zwiebel, 1 Karotte, 1/2 Zucchini, 1 Tomate, 1 Knoblauchzehe, Salz, 120 g Hühnerbrust, Curry, 2 EL Sojasoße, Chili, 1 EL Koriander, 1 EL Sauerrahm.

Zubereitung: Backblech mit 1 TL Öl bestreichen. Zwiebel, Karotte und Zucchini in Scheiben, Tomate und ungeschälten Knoblauch darauf legen, salzen, bei 200 °C 20 Min. backen. Huhn würfeln, in 1 TL Öl 8 Min. braten. Curry und Sojasoße zugeben. Knoblauch aus Schale drücken, Tomaten abziehen, hacken. Mit restlichem Gemüse unters Huhn mischen, mit Salz, Chili & Koriander abschmecken und mit Sauerrahm garnieren.

2 X SNACKS

- 150 g Sauerkraut, 2 TL geh. Walnüsse, je 1 TL Zitronensaft und Rosinen mischen. 82 kcal
- 100 g Sojajoghurt mit 2 Scheiben Ananas mixen. 105 kcal

COUSCOUS-SALAT

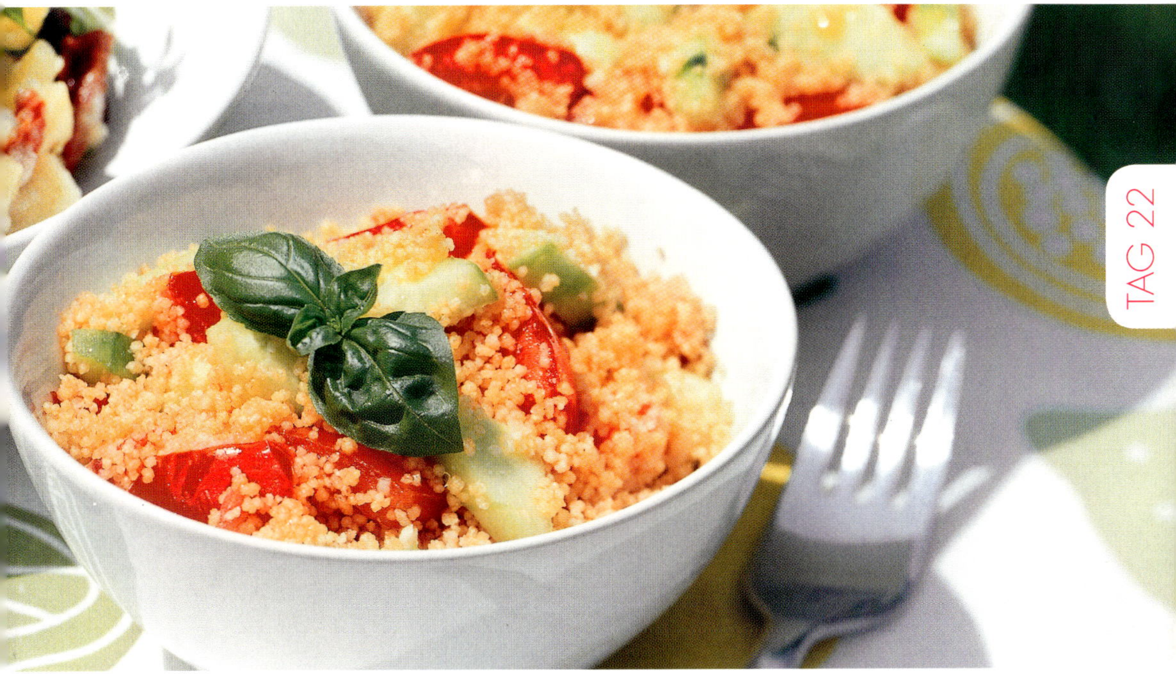

TAG 22

FRÜHSTÜCK WEICHES EI 179 kcal

Zutaten: 1 Ei, 1 Vollkornweckerl, 1 TL Butter.
Zubereitung: Ei 3 Min. weich kochen, Brot toasten, mit Butter bestreichen.

MITTAG COUSCOUS-SALAT 304 kcal

Zutaten: 1 Kartoffel, 50 g Couscous, Salz, 1 Tomate, 1/2 roter und 1/2 grüner Paprika, 2 geh. Frühlingszwiebeln, 2 TL Öl, 1 EL Zitronensaft, 1 EL Basilikum, 2 Hand voll Salatmix, 3 Kapernbeeren.
Zubereitung: Kartoffel kochen, schälen. Couscous in Salzwasser garen, mit Tomatenspalten, in Streifen geschnittenem Paprika, Frühlingszwiebeln, Olivenöl und Zitronensaft vermischen. Mit Basilikum, Salat, Kartoffelscheiben und Kapern anrichten.

ABEND GEGRILLTE SEEZUNGE 305 kcal

Zutaten: 1 EL Olivenöl, 1 EL Worcestersauce, 1 EL Schlagobers, 200 g Seezungenfilet, 2 Zitronenscheiben, 1 Tomate, Salz, Pfeffer.
Zubereitung: Olivenöl in Topf geben, Worcestersauce unterschlagen, zum Kochen bringen. Obers unterrühren, geschälte Zitronenscheiben einlegen, warm stellen. Fisch 5 Min. im vorgeheizten Rohr grillen, mit Sauce übergießen. Halbierte Tomate mit der Schnittfläche nach oben 10 Min. grillen, salzen, pfeffern.

2 X SNACKS

- 30 g Edamer (30 % F. i. T.) mit Pfeffer bestreuen. 102 kcal
- Grapefriut halbieren, mit 2 TL Honig beträufeln. 116 kcal

FRUCHTIGE PUTE

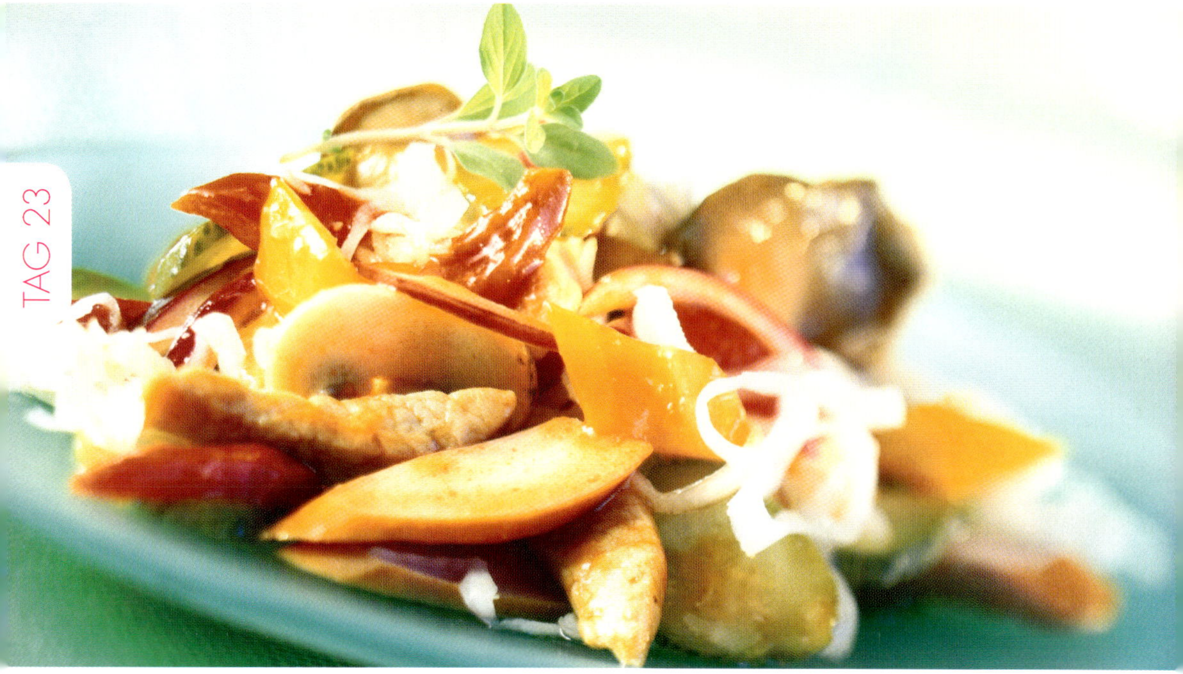

FRÜHSTÜCK SCHINKEN-KNÄCKE 207 kcal

Zutaten: 1 EL Magertopfen, 1 TL Senf, 2 Stück. Knäckebrot, 50 g geräucherte Putenbrust, 100 g Gurke in Scheiben, Saft von 1 Orange.

Zubereitung: Topfen und Senf auf Knäckebrot streichen, mit Pute und Gurke belegen. Dazu Saft trinken.

MITTAG EI-AVOCADO-SALAT 298 kcal

Zutaten: 1 Ei, 1/2 Avocado, 1 Paprika, 1 Tomate, 2 Hand voll Salatmix, 1 TL Senf, 3 EL Sauerrahm, 1 EL Zitronensaft, 1 EL geh. Schnittlauch, Salz, Cayennepfeffer.

Zubereitung: Ei hart kochen, in Spalten schneiden. Mit klein geschnittener Avocado, Paprika und Tomate auf Salat anrichten. Für Dressing Senf, Rahm, Zitronensaft, Schnittlauch und Gewürze verrühren, über Salat träufeln.

ABEND FRUCHTIGE PUTE 315 kcal

Zutaten: 100 g Putenbrust, 1 TL Öl, Pfeffer, Salz, 1 Frühlingszwiebel, 50 g Champignons, je 1/2 roter und gelber Paprika in Streifen, 50 g Sojasprossen, 1/2 Mango gewürfelt, 2 EL Sherry, 100 ml Suppe, 1 EL Sojasauce, 1 TL Honig, 1 EL Majoran.

Zubereitung: Pute in Öl 5 Min. braten, pfeffern, salzen, herausnehmen, in Streifen schneiden. In Bratfond klein geschnittene Zwiebel und Pilze 5 Min. braten. Paprika, Sprossen und Mango zugeben, mit Sherry und Suppe aufgießen, 3 Min. köcheln. Pute untermischen, mit Sojasauce, Honig und Majoran abschmecken.

2 X SNACKS

- 200 ml Sojamilch mit 1/2 Banane mixen. 106 kcal
- Je 100 g Ananaswürfel und Weintrauben mit 1 EL Magerjoghurt mischen. 112 kcal

MELANZANI-RÖLLCHEN

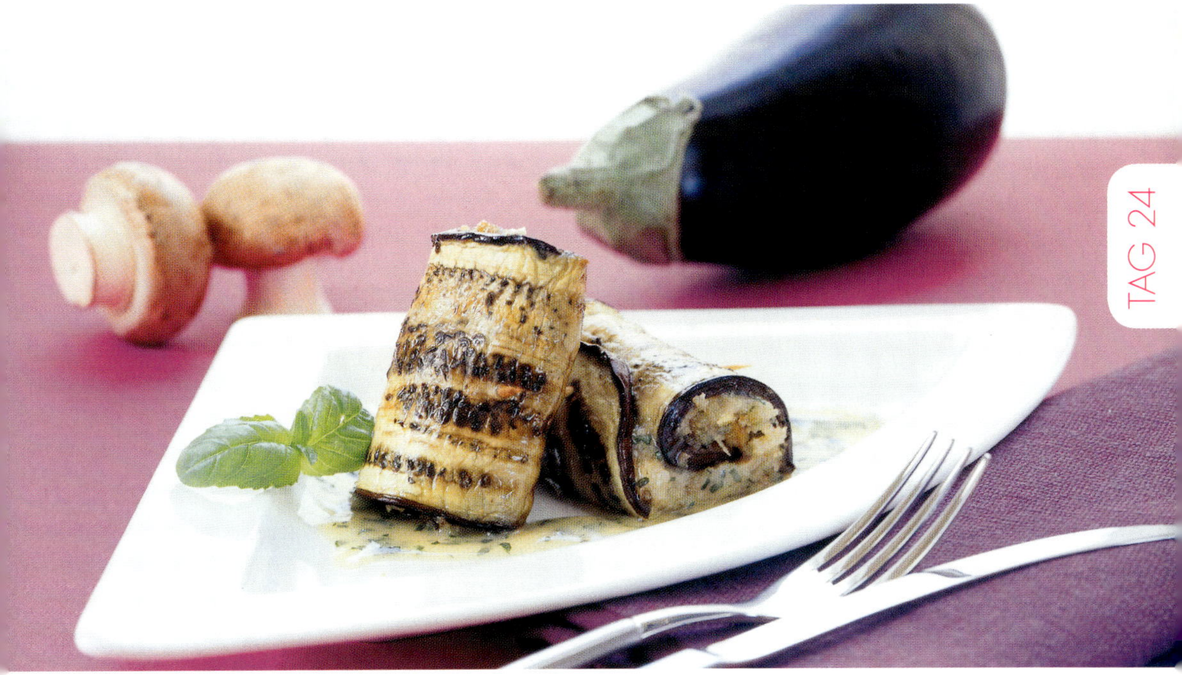

FRÜHSTÜCK FRÜCHTE-TRAUM 210 kcal

Zutaten: 50 g Weintrauben, 1 Orange, 2 Dörrzwetschken, 1 EL Weizenkleie, 100 g Magerjoghurt, 1 TL Honig.

Zubereitung: Obst klein schneiden, mit Kleie, Joghurt und Honig vermischen.

MITTAG HÜHNER-SALAT 363 kcal

Zutaten: 200 g Hühnerbrust, 1 Kopfsalat, 3 TL Öl, 2 EL Essig, Salz, Pfeffer, je 1 EL geh. Basilikum und Thymian.

Zubereitung: Huhn in Scheiben schneiden, in 1 TL Öl 5 Min. braten, auf Salat drapieren. Mit Marinade aus restlichem Öl, Essig, Salz, Pfeffer und Kräutern mischen.

ABEND MELANZANI-RÖLLCHEN 319 kcal

Zutaten: 1/2 Melanzani, Salz, 50 g Pilze, 1 TL Öl, 2 EL Parmesan, 1 EL Basilikum, Pfeffer, 1 Knoblauchzehe, 50 g Mozzarella.

Zubereitung: Melanzani in Streifen schneiden, salzen, auf Tuch 40 Min. ziehen lassen. Pilze würfeln, in Öl anrösten. Mit Parmesan, Basilikum, Salz, Pfeffer und geh. Knoblauch mischen. Melanzani mit Pilzmasse bestreichen, mit Mozzarellascheiben belegen, einrollen, mit Zahnstochern fixieren. In Folie 30 Min. bei 200 °C im Rohr backen.

2 X SNACKS

- 1/2 Paprika & 30 g Edamer würfeln, mit 2 EL Magerjoghurt mischen, pfeffern. 138 kcal
- 100 g Weintrauben. 74 kcal

JAPAN-NUDELN

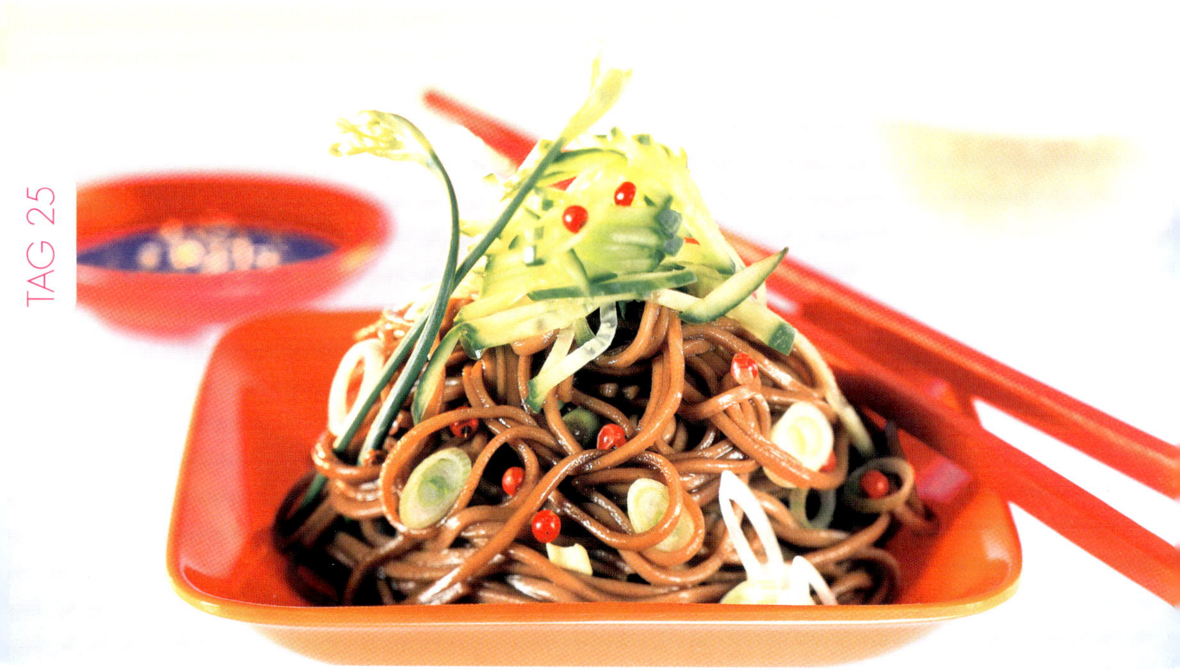

FRÜHSTÜCK LACHS-WECKERL 236 kcal

Zutaten: 1 Vollkornweckerl, 1 TL Butter, 30 g Räucherlachs, 1 Gurkerl, 2 EL Kresse.

Zubereitung: Weckerl mit Butter bestreichen, mit Lachs und in Scheiben geschnittenem Gurkerl belegen, mit Kresse bestreuen.

MITTAG JAPAN-NUDELN 332 kcal

Zutaten: 50 g Salatgurke, 2 Frühlingszwiebeln, 80 g Soba-Nudeln (japanische Buchweizennudeln), 1 TL Sesamöl. Dip: 3 EL Sojasauce, 3 EL Gemüsesuppe, 1 EL Essig, 1 Prise Zucker, 1 TL frischer Ingwer (fein gehackt), Salz, rote Pfefferbeeren.

Zubereitung: Gurke in dünne Streifen, Zwiebeln fein schneiden. Nudeln in Salzwasser bissfest kochen, unter fließendem kalten Wasser einige Minuten spülen. Mit Sesamöl, 2 EL Dip-Sauce, Gurken, Schnittlauch und Pfefferbeeren mischen. Restlichen Dip in einer Schale dazu servieren.

ABEND FILET-SPIESSCHEN 359 kcal

Zutaten: 1 Paprikaschote, 4 Champignons, 150 g Schweinslungenbraten, 2 Frühlingszwiebeln, 2 Knoblauchzehen, 4 Blättchen Salbei, Salz, Pfeffer, 2 TL Öl, 1/4 Zitrone.

Zubereitung: Paprika und Champignons in Streifen, Fleisch in mittlere Würfel schneiden, Zwiebeln und Knoblauch halbieren, mit Salbei umwickeln. Alles auf 2 Spießchen spießen, salzen, pfeffern, in Öl beidseitig 5 Min. braten, mit Zitrone beträufeln.

2 X SNACKS

- 100 g Buttermilch, 1 EL Weizenkleie u. 1 TL Honig mixen. 103 kcal
- 1 Banane. 90 kcal

SPARGEL-NUDEL-SALAT

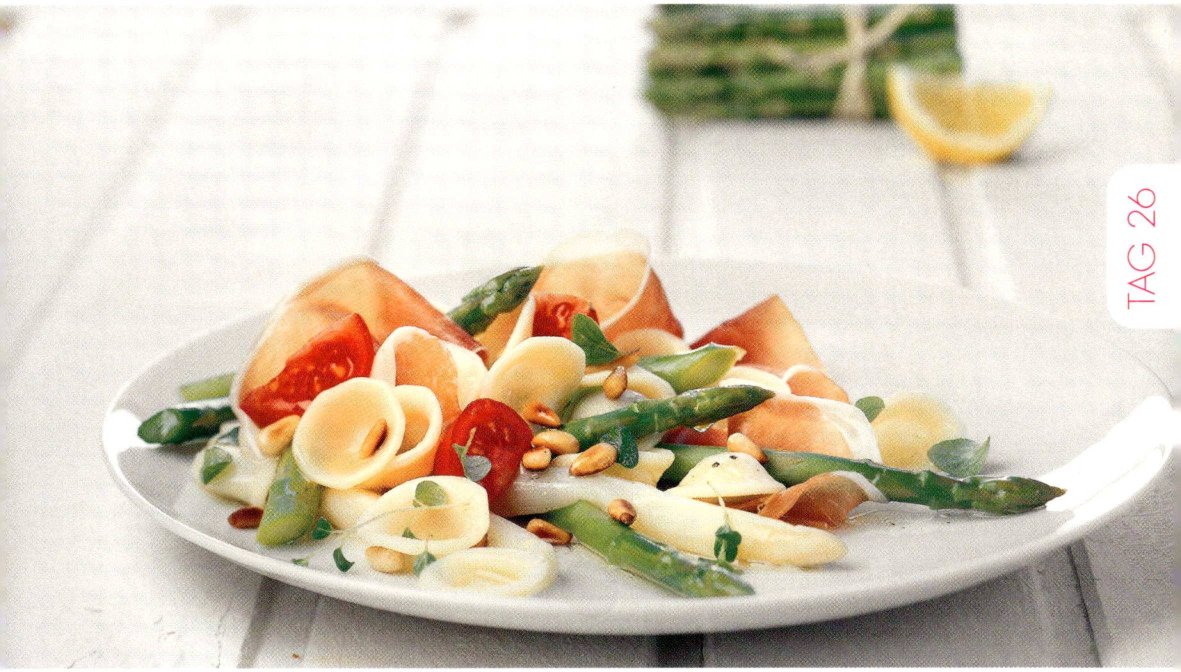

FRÜHSTÜCK AVOCADO-TOAST 254 kcal

Zutaten: 2 Scheiben Toast, 1 TL Tomatenmark, 1/2 Avocado, Salz, Pfeffer.

Zubereitung: Toasts mit Tomatenmark bestreichen, mit Avocadoscheiben belegen, würzen.

MITTAG SPARGEL-NUDEL-SALAT 288 kcal

Zutaten: 20 g Nudeln, Salz, 200 g Spargel, 100 g Rohschinken, 1 Frühlingszwiebel, 1 EL Zitronensaft, 1 TL Öl, Pfeffer, 1 TL Pinienkerne.

Zubereitung: Nudeln in Salzwasser kochen, Spargel garen. Beides mit Schinken anrichten, mit Marinade aus gehackter Zwiebel, Zitronensaft, Öl, Salz und Pfeffer beträufeln. Pinienkerne rösten, darüberstreuen.

ABEND TOFU-PÄCKCHEN 314 kcal

Zutaten: 1 TL Öl, 150 g Kartoffeln, 150 g Tofu, 1 Paprika, 1 Zwiebel, 100 g Brokkoli, Salz, 4 EL Magerjoghurt, 2 EL Petersilie.

Zubereitung: Alufolie mit Öl bestreichen, Kartoffeln, Tofu, Paprika und Zwiebel würfeln, mit Brokkoliröschen darauf legen, salzen. Folie schließen, im vorgeheizten Rohr bei 220 °C 20 Min. backen. Mit Soße aus Joghurt, gehackter Petersilie und Salz umgießen.

2 X SNACKS

- 100 g Himbeeren mit 200 ml Buttermilch und 1 TL Weizenkleie mixen. 92 kcal
- Vollkorncracker mit 30 g Hüttenkäse, 1/2 Paprika & 1 EL Kresse garnieren. 98 kcal

GEBRATENES LACHSSTEAK

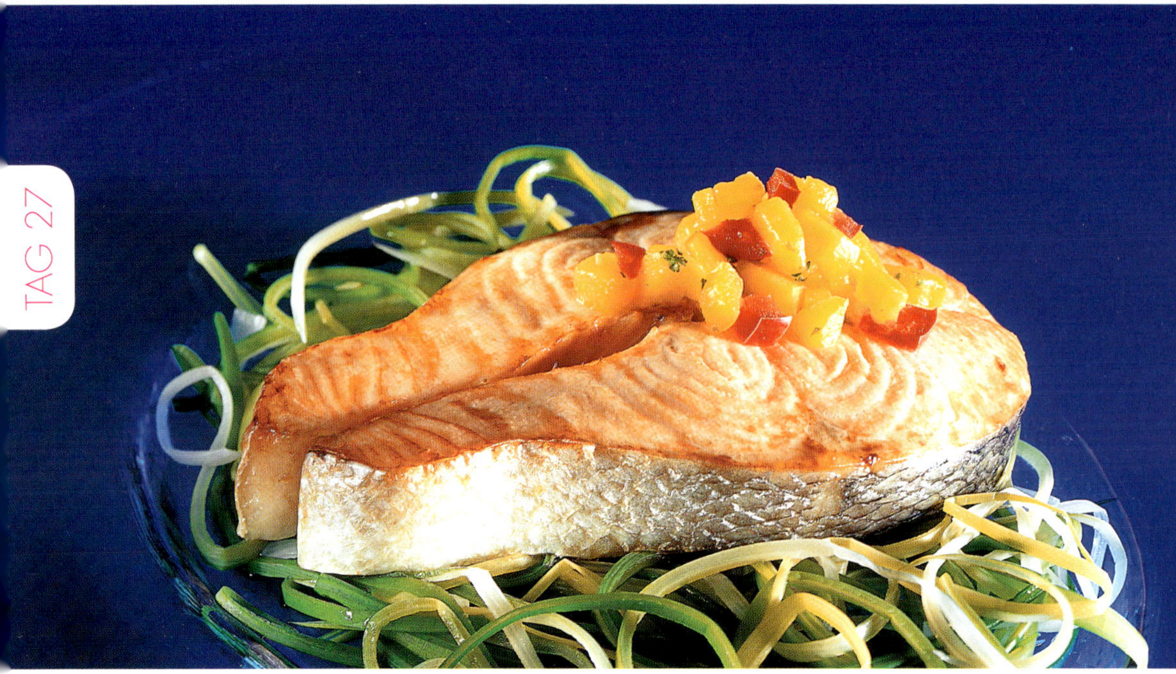

FRÜHSTÜCK APFEL-MÜSLI 217 kcal

Zutaten: 1 Apfel, 1 Walnusskern, 2 EL Müsli, 50 g Sojajoghurt, 1 TL Honig.

Zubereitung: Apfel und Nuss reiben, mit Müsli, Joghurt und Honig verrühren.

MITTAG GRIECHISCHER SALAT 310 kcal

Zutaten: 3 Tomaten, 1/2 Gurke, 1/2 Zwiebel, 2 EL Essig, 2 TL Öl, Salz, Pfeffer, Oregano, 3 Oliven, 30 g Schafkäse.

Zubereitung: Tomaten, Gurken und Zwiebel in Scheiben schneiden, mit Essig, Öl, Salz, Oregano und Pfeffer marinieren. Oliven und Käse darauf garnieren.

ABEND GEBRATENES LACHSSTEAK 351 kcal

Zutaten: 1 Knoblauchzehe, 4 EL Zitronensaft, 1 EL Essig, 1 EL Sojasauce, 1 TL Öl, 1 TL Ingwer, Chili, 200 g Lachssteak, 1/4 Mango, 1/2 Paprika, 1 Frühlingszwiebel, 1/2 Chilischote, 1 EL Koriander, 1/2 Stange Lauch, 1/2 TL Butter, Salz.

Zubereitung: Knoblauch hacken, mit 3 EL Zitronensaft, Essig, Sojasauce, Öl, Ingwer, Knoblauch und Chili verrühren. Lachs in Marinade 2 Stunden ziehen lassen. Mango, Paprika und Zwiebel fein würfeln, Chilischote und Koriander hacken, mit 1 EL Zitronensaft und Salz zu Salsa mischen. Lauch in feine Streifen schneiden. Lachs in gebutterter Pfanne auf jeder Seite 4 Min. braten lassen. Lauch 3 Min. in Salzwasser kochen. Lachs auf Lauchspaghetti anrichten. Dazu Mango-Salsa.

2 X SNACKS

- 1 Paprika mit 4 EL Kräutertopfen füllen. 130 kcal
- 75 g Ananas mit 50 g Buttermilch, 1 EL Kokosraspel und 1 EL Weizenkeime mixen. 90 kcal

GEMÜSE-CHILI

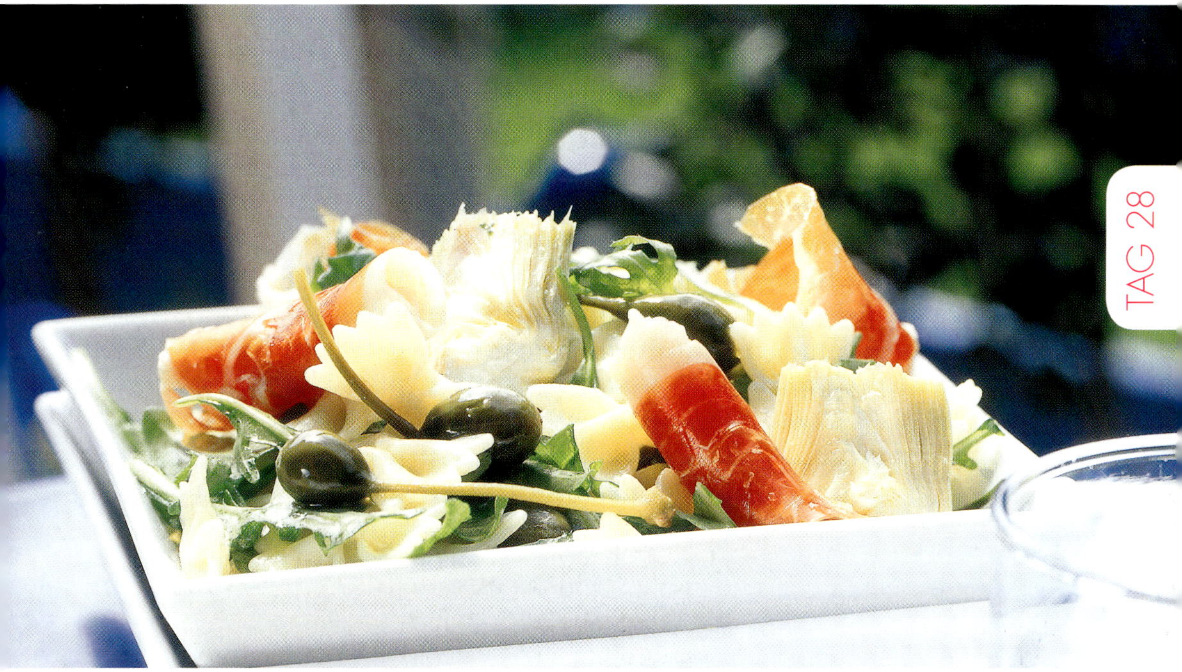

FRÜHSTÜCK SCHINKENWECKERL 224 kcal

Zutaten: 1 Vollkornweckerl, 2 Salatblätter, 20 g Rohschinken, 80 g Honigmelone.
Zubereitung: Weckerlhälften mit Salat, Schinken und Melonenscheiben belegen.

MITTAG ARTISCHOCKEN-FARFALLE 304 kcal

Zutaten: 40 g Farfalle, 30 g Rucola, 2 Artischockenherzen (Glas), 30 g Prosciutto, 2 EL Essig, 1 EL Öl, Salz, Pfeffer, 1 EL Kapern.
Zubereitung: Farfalle in Salzwasser kochen. Rucola putzen, Artischockenherzen vierteln. Prosciutto quer vierteln und einrollen. Essig mit Salz, Pfeffer und 2 EL Wasser vermischen, Öl unter kräftigem Rühren zugießen. Nudeln, Kapern, Artischocken und Rucola mit Marinade vermischen, mit Prosciutto-Röllchen garnieren.

ABEND GEMÜSE-CHILI 333 kcal

Zutaten: 1 Zwiebel, 1 Knoblauchzehe, 1/2 Chilischote, 1 TL Öl, 1 gelbe Paprikaschote, 2 Tomaten, 200 g Kidneybohnen, Salz, Pfeffer, 1 TL Paprikapulver, 1 Prise Kreuzkümmel, 1 TL Majoran, 100 ml Suppe.
Zubereitung: Zwiebel, Knoblauch und Chili hacken, in Öl 2 Min. anbraten. Paprika und Tomaten würfeln, mit Bohnen zugeben, weitere 3 Min. unter Rühren braten, salzen, pfeffern. Mit Suppe aufgießen, mit Paprika, zerstoßenem Kreuzkümmel und Majoran würzen, 10 Min. fertig kochen.

2 X SNACKS

- 1/2 Mango mit 100 ml Sojamilch und 1 TL Kokosraspel mixen. 128 kcal
- 1/4 Gurke mit 2 EL Hüttenkäse. 77 kcal

HUHN-PÄCKCHEN

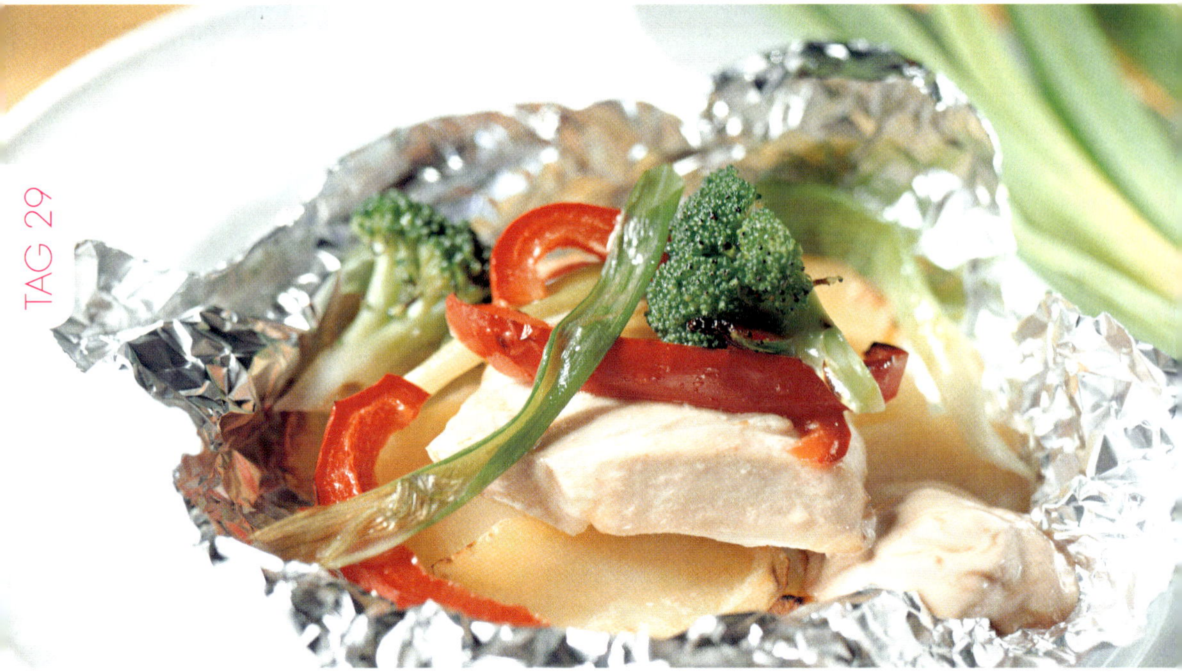

FRÜHSTÜCK LACHS-BRÖTCHEN 198 kcal

Zutaten: 50 g Räucherlachs, 1 Weizenbrötchen, 1 Frühlingszwiebel, 1 TL Kren.

Zubereitung: Brötchen mit Lachs belegen, darauf in Ringe geschnittenen Zwiebel und Kren verteilen.

MITTAG CHAMPIGNON-SALAT 212 kcal

Zutaten: 2 Tomaten, 1 EL Essig, Salz, Pfeffer, 1/2 TL Honig, 1 EL Schnittlauchröllchen, 100 g Sojasprossen, 100 g Champignons in Scheiben, 100 g Salatmix, 1 Scheibe Dinkelbrot.

Zubereitung: Tomaten fein würfeln, mit Essig, Salz, Pfeffer, Honig u. Schnittlauch mischen. Zu Sprossen und fein geschnittenen Champignons auf Salat geben, dazu Brot essen.

ABEND HUHN-PÄCKCHEN 289 kcal

Zutaten: 1 TL Öl, 200 g Spargel, 120 g Hühnerfilet, 100 g Brokkoli, 1/2 roter Paprika, 1 Jungzwiebel, Salz, Pfeffer, 4 EL Magerjoghurt, 2 EL gehackte Petersilie.

Zubereitung: Alufolie mit Öl bestreichen. In Stücke geschnittene Spargel, in Streifen geschnittenes Brokkoliröschen, Paprikastücke, Jungzwiebelringe darauf legen, salzen, pfeffern. Alufolie schließen, Päckchen im Ofen (220 °C) 20 Minuten backen. Joghurt, Petersilie, Salz und Pfeffer zu einer Soße verrühren.

2 X SNACKS

- 1 Kiwi mit 2 EL Nuss-Mix essen. 103 kcal
- 200 g Erdbeeren mit 1 TL Honig zerdrücken, dazu 2 Vollkornknäcke. 144 kcal

KARIBIK-SALAT

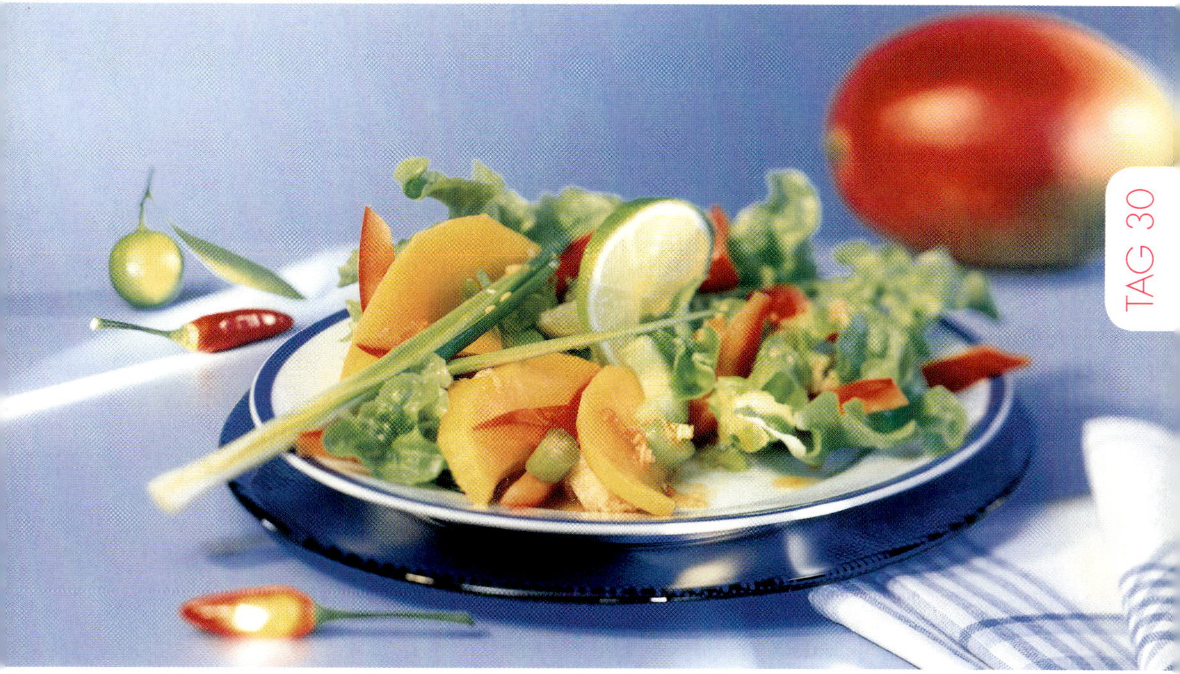

FRÜHSTÜCK ANANAS-MÜSLI 218 kcal

Zutaten: 2 Scheiben Ananas, 2 EL Hirseflocken, 100 g Magerjoghurt, 1 TL Zitronensaft, 1 TL Honig.

Zubereitung: Ananas würfeln, mit Flocken, Joghurt, Zitronensaft, Honig mischen.

MITTAG KARIBIK-SALAT 297 kcal

Zutaten: 1/2 Kopfsalat, 1 roter Paprika. 2 Stiele Stangensellerie, 1 Jungzwiebel, 1/2 Mango, 2 EL Limettensaft, 100 g Kefir, 1/2 TL geh. Ingwer, Chili, Salz, 1 Scheibe Vollkorntoast, 2 EL Magertopfen, 2 EL geh. Kräuter.

Zubereitung: Salat, klein geschnittener Paprika und Sellerie, Zwiebelringe und Mangostücke mit einer Soße aus den restlichen Zutaten vermischen.
Dazu Toast mit Kräutertopfen.

ABEND ROTBARSCH MIT TOMATEN 300 kcal

Zutaten: 100 g Rotbarsch Salz, Pfeffer, 1/2 Zitrone, 1 große Tomate, 1/4 Zwiebel, 50 g Pilze, 2 TL Öl, 5 EL Suppe.

Zubereitung: Fisch fein würfeln, mit Salz, Pfeffer und Zitronensaft würzen. In gehäutete, ausgehöhlte Tomate füllen, 6 Min. im vorgeheizten Rohr bei 200 °C garen. Klein geschnittene Zwiebeln und Pilze in Öl anbraten, mit Suppe aufgießen, etwas einkochen, salzen, zu Ofentomaten servieren.

2 X SNACKS

- 1/2 Avocado mit 1 EL Zitronensaft, Salz & Pfeffer vermengen, dazu 1 Kolben Chicorée. 84 kcal
- 100 g Erdbeeren, 100 g Magerjoghurt und 1 TL Honig mischen. 102 kcal

FORMEN SIE IHREN BODY!

Wenn die Kilos purzeln, müssen Sie durch gezieltes Training dafür sorgen, dass der Körper auch schön straff bleibt. Dieses Workout formt alle Partien für Ihre Traum-Bikinifigur. Täglich konsequent trainiert, zeigen sich erste Erfolge bereits nach zehn Tagen: Fettpolster verschwinden zugunsten von Muskelmasse. Tipp: Suchen Sie sich jeden Tag eine Übung für jede Körperzone aus.

Kräftigt die Brustmuskulatur

Übung 1
Aufrecht hinstellen, Beine leicht grätschen, Knie etwas beugen. Hände mit Handfläche nach innen in Brusthöhe in „Betstellung" aneinander legen, kräftig aneinander pressen, bis 30 zählen. 10 x.

Übung 2
Aufrecht hinstellen, Beine leicht grätschen, Knie etwas beugen. Unterarme aneinander legen, hoch- und niederziehen, bis 30 zählen. 15 x.

Übung 3
Knieliegestütz: Die Hände befinden sich auf Schulterhöhe. Daumen und Zeigefinger bilden ein Dreieck. Die Füße sind gekreuzt. Nun die Ellenbogen langsam beugen, bis diese fast rechtwinkelig sind. Der Rücken bleibt dabei immer gerade. 15 x.
Tipp: Halten Sie Ihren Oberkörper während der Übung permanent unter Spannung. Kein Hohlkreuz machen. Atmen Sie ruhig und gleichmäßig ein und aus!

Strafft den Po

Übung 1
Mit den Händen an der Rückenlehne eines Sessels abstützen, ein Bein nach hinten anwinkeln und aus der Hüfte heraus nach oben heben. Pro Bein 10 x.

Übung 2
Gehen Sie in die Bankstellung: Knie und Ellenbogen liegen am Boden, Unterarme und Unterbeine sind flach ausgestreckt. Rechtes Bein hochheben, bis das Knie in Beckenhöhe ist, Position 5 Sekunden halten, dann langsam wieder absenken. 20 x, Seite wechseln, wieder 20 x.

Übung 3
Hüftbreit hinstellen. Die Knie sind leicht gebeugt. Die Bauchmuskeln anspannen. Das Becken so weit nach vorn kippen, dass Po und Rücken eine gerade Linie bilden. Den Oberkörper leicht nach vorn beugen. Die Hände in die Taille stützen. Nun die Knie langsam beugen und die Pomuskeln anspannen. Wieder aufrichten. 25 x.

Formt die Hüften

Übung 1
Legen Sie sich auf den Rücken, winkeln Sie die Beine leicht an. Die Arme liegen seitlich neben dem Kopf angewinkelt am Boden. Spannen Sie nun die Po-Muskeln an und heben Sie das Becken so weit als möglich hoch, dabei Fersen anheben, bis Sie den Boden nur mehr mit den Zehenspitzen berühren. Knie zusammendrücken, Position 5 Sekunden halten, langsam wieder absenken. 20 x.

Übung 2
Stabile Seitenlage einnehmen. Mit dem Unterarm stützen und das Becken langsam heben und wieder senken. 10 x, dann Seite wechseln und wieder 10 x.

Übung 3
Mit breit gegrätschten Beinen hinstellen. Die Zehenspitzen und Knie zeigen nach außen. Die Bauchmuskulatur anspannen. Beide Arme waagrecht seitlich ausstrecken. Nun das Becken absenken, indem Sie die Knie nach außen bewegen. In der Endposition sollten die Oberschenkel fast waagrecht sein. Die Stellung zirka 10 bis 15 Sekunden lang halten. Wieder aufrichten. 15 x.

Macht schlanke Beine

Übung 1
Stabile Seitenlage einnehmen. Mit dem rechten Ellenbogen seitlich am Boden aufstützen, mit der linken Hand vor dem Körper am Boden abstützen. Linkes Bein ca. 40 cm hochheben und wieder senken. Wichtig: Die Zehen immer in Richtung Schienbein ziehen. 20 x, danach Seiten wechseln und wieder 20 x.

Übung 2
Legen Sie sich auf den Bauch und betten Sie den Kopf auf die verschränkten Arme. Rechtes Bein langsam maximal 10 cm vom Boden hochheben, Position 5 Sekunden lang halten, wieder absenken. Wichtig: Der Rücken bleibt gerade, Hohlkreuz vermeiden. 20 x.

Übung 3
Gerade hinstellen. Die Füße sind dicht nebeneinander. Die Arme seitlich ausstrecken. Nun das gestreckte linke Bein neben dem Körper Richtung linken Arm heben. 10 x, dann Bein wechseln.

Trainiert die Bauchmuskeln

Übung 1
Auf den Rücken legen, Beine angewinkelt in die Luft strecken, sodass die Unterschenkel parallel zum Boden sind. Hände über der Brust verschränken. Kopf und Schultern langsam Richtung Knie heben, Position kurz halten. 20 x.

Übung 2
Auf den Rücken legen, Beine anziehen. Linker Fuß steht am Boden, rechten Fuß auf das Knie des linken legen. Nun die Arme im Nacken verschränken und langsam den Oberkörper in Richtung linkes Knie heben. 15 x, dann das Bein wechseln, weitere 15 x.

Übung 3
Rückenlage. Die leicht gebeugten Beine im rechten Winkel nach oben strecken. Jetzt durch Anspannung der Bauchmuskeln die Hüfte vom Boden abheben. Unterstützen Sie, wenn nötig, das Anheben mit den Händen unter dem Gesäß. Die Position zwei Sekunden halten. Langsam senken. 8 x.

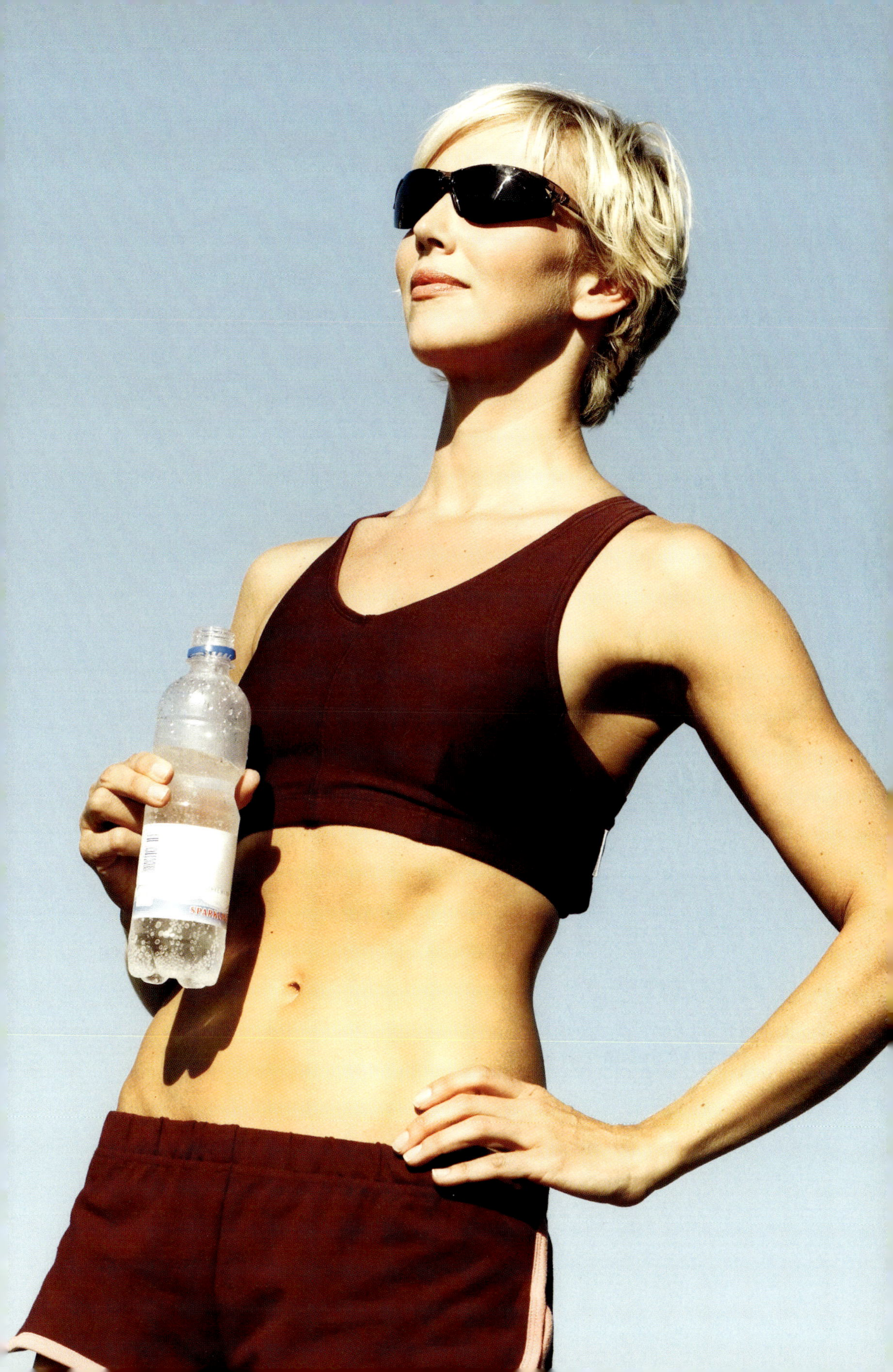

SPROSSEN-SALAT MIT KAPERN

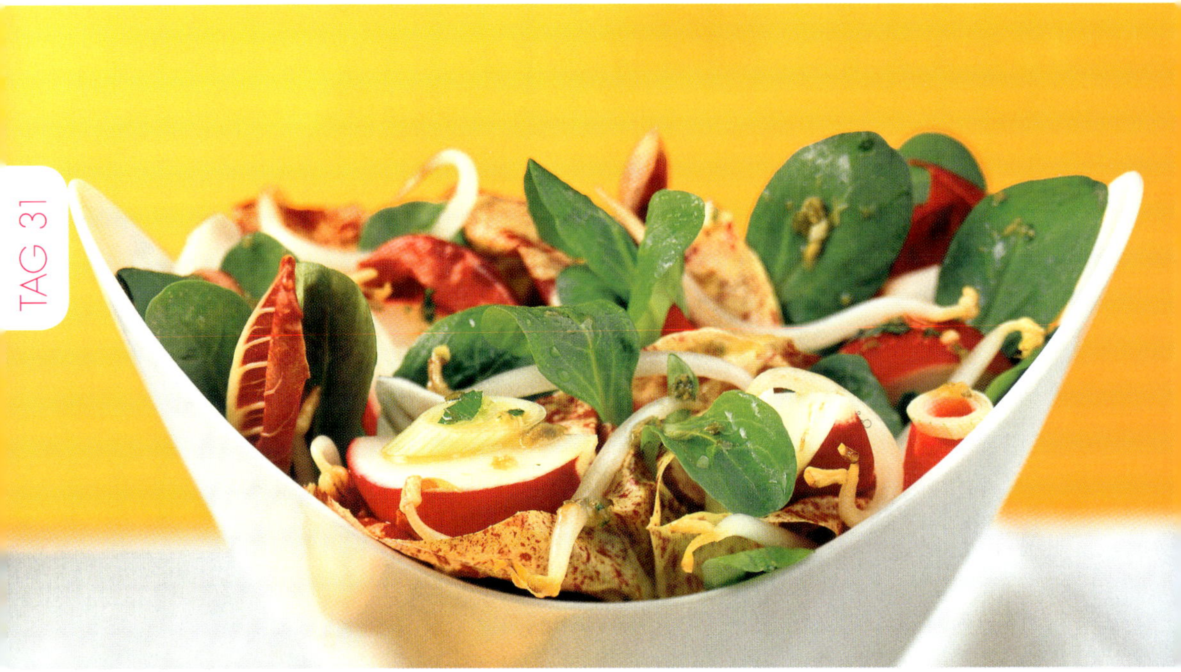

FRÜHSTÜCK CAMEMBERT-BROT 247 kcal

Zutaten: 1 Vollkornbrot, 30 g Camembert, 1/2 Paprika, Pfeffer, 100 ml Orangensaft.

Zubereitung: Brot mit Käse und Paprika belegen, pfeffern. Dazu Orangensaft trinken.

MITTAG SPROSSEN-SALAT MIT KAPERN 299 kcal

Zutaten: 3 Radieschen, 1 Frühlingszwiebel, 100 g Salatmix, 50 g Sojasprossen, 2 TL Öl, 2 EL Sojasoße, Pfeffer, 1 Knoblauchzehe, 1 TL Kapern, 1 EL Zitronensaft, 1 EL Essig, 1 TL Senf, Salz, 1/4 TL Bio-Zitronenschale, 1 Vollkornweckerl.

Zubereitung: Radieschen und Zwiebeln klein schneiden, mit Salat mischen. Sprossen in 1 TL Öl unter Rühren kurz braten, mit Sojasauce ablöschen, pfeffern. Für Vinaigrette Knoblauch und Kapern hacken, mit Zitronensaft, Essig, Senf, Salz, 1 TL Öl und Zitronenschale verrühren. Alle Zutaten mischen. Dazu Vollkornweckerl.

ABEND CHINA-SUPPENHUHN 308 kcal

Zutaten: 200 g Hühnerbrust, 1 Zwiebel, 1 Karotte, 1 Knoblauchzehe, 1 TL Ingwer, 1/2 TL Anis, 100 g Zuckerschoten, 100 g Sojasprossen, 1 EL Basilikum-Tomaten-Sugo.

Zubereitung: Huhn in 800 ml Wasser mit geh. Zwiebel, Knoblauch, Ingwer und Anis 90 Min. kochen. Fleisch in Stücke schneiden. Nudeln und Zuckerschoten jeweils extra 5 Min. kochen, mit Huhn und Suppe mischen, mit Sugo garnieren.

2 X SNACKS

- 1 Kiwi würfeln, mit 100 ml Buttermilch, 1 TL Honig und 1 TL Zitronensaft verrühren. 100 kcal
- 30 g Camembert mit 1 EL Schnittlauchröllchen. 84 kcal

LACHS-NUDEL-SALAT

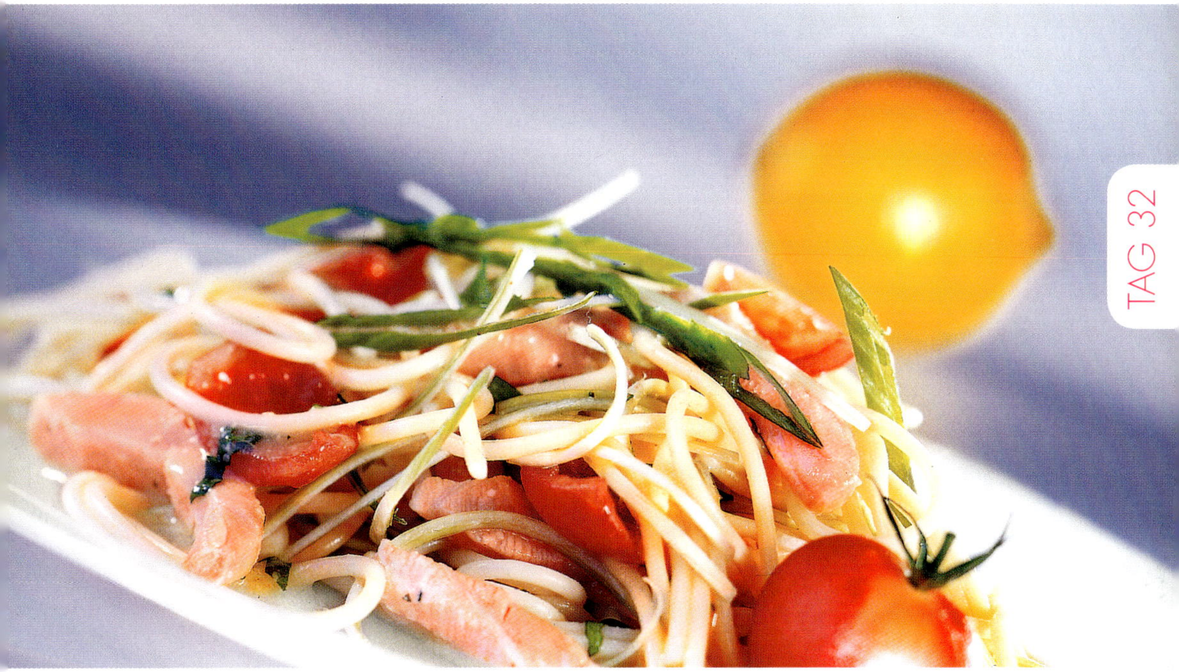

TAG 32

FRÜHSTÜCK OBSTSALAT 208 kcal

Zutaten: 1/2 Mango, 1 Kiwi, 100 g Erdbeeren, 1 TL Honig, 2 EL Joghurt, 1 TL Sesam.

Zubereitung: Obst würfeln, mit Honig und Joghurt mischen, gerösteten Sesam darüber streuen.

MITTAG LACHS-NUDEL-SALAT 331 kcal

Zutaten: 50 g Spaghetti, 1 Frühlingszwiebel, 1 Tomate, 30 g Sojasprossen, 100 g Räucherlachs, 2 EL Zitronensaft, Salz, Pfeffer, 1 TL Öl, 1 EL Schnittlauchröllchen.

Zubereitung: Spaghetti kochen, abkühlen lassen. Mit Zwiebel in Ringen, Tomaten in Achteln, Sprossen und in Streifen geschnittenem Lachs durchmischen. Mit Zitronensaft, Salz, Pfeffer und Öl marinieren, mit Schnittlauch bestreuen.

ABEND FISCHTOPF 288 kcal

Zutaten: 1 geh. Knoblauchzehe, 1 TL Öl, 400 ml Suppe, 50 g Lauch, 1 Zucchini, 1 roter Paprika, 180 g Kabeljaufilet, 1 Tomate, Salz, Pfeffer, 1 EL Petersilie.

Zubereitung: Knoblauch in Öl braten. Suppe dazugeben, aufkochen. Lauchringe, Zucchinischeiben und Paprikastreifen dazugeben. 8 Minuten garen. Fischstücke und Tomatenwürfel dazugeben. 5 Minuten kochen. Salzen, pfeffern. Mit Petersilie bestreuen.

2 X SNACKS

- 100 g Stangensellerie und 1 Paprika in Streifen in 100 g Kräutertopfen dippen. 113 kcal
- 1 Apfel. 75 kcal

KRAUT-TAGLIATELLE

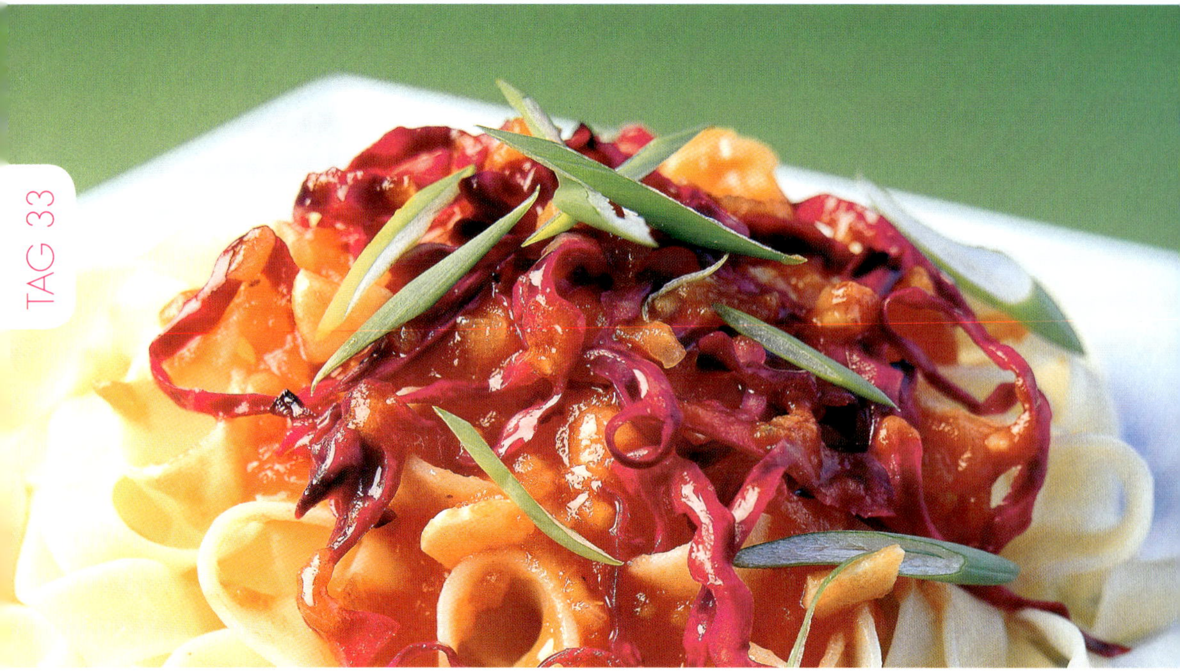

FRÜHSTÜCK EI-TOAST 199 kcal

Zutaten: 1 Scheibe Vollkorntoast, 1 Tomate, 1 TL Butter, 1 Ei, Salz, Pfeffer, 3 EL Kresse.

Zubereitung: Brot toasten. Tomatenscheiben mit Ei in Butter braten. Toast belegen, würzen, mit Kresse bestreuen.

MITTAG THAI-SALAT 272 kcal

Zutaten: 1 geh. Knoblauchzehe, 100 g Tofu, 1 TL Öl, 50 g Champignons, 20 g Sojasprossen, 2 EL Sojasauce, 150 g Karotten, 1 Jungzwiebel, 2 EL Zitronensaft, 1/2 TL Ingwer, 1 Prise Chili, 1 Vollkornweckerl.

Zubereitung: Knoblauch und Tofu in Öl anbraten. Pilze in Scheiben schneiden, mit Sprossen zugeben, 3 Min. mitbraten. Mit Sojasauce ablöschen. Mit geraspelten Karotten, Zwiebelringen, Zitronensaft, Ingwer und Chili mischen. Dazu Weckerl essen.

ABEND KRAUT-TAGLIATELLE 318 kcal

Zutaten: 50 g Tagliatelle, 1 Frühlingszwiebel, 1 Knoblauchzehe, 150 g Rotkraut, 1 Tomate, 1 TL Öl, 1 EL Rotwein, Oregano, 1 TL Parmesan, Salz, Pfeffer.

Zubereitung: Tagliatelle kochen. Zwiebel und Knoblauch hacken, Rotkraut hobeln, Tomaten häuten und würfeln. Zwiebeln in Öl goldgelb braten, Knoblauch und Rotkraut zugeben, salzen, anbraten und zugedeckt 12 Min. dünsten. Tomaten, Wein und Oregano zugeben und 12 Min. köcheln lassen, salzen, pfeffern. Mit Nudeln anrichten, Parmesan darüber streuen.

2 X SNACKS

- 3 Vollkornkekse. 90 kcal
- 150 ml Sojamilch mit 1 TL geriebenem Ingwer und 1/2 Mango mixen. 130 kcal

OBST-GEMÜSE-DIP

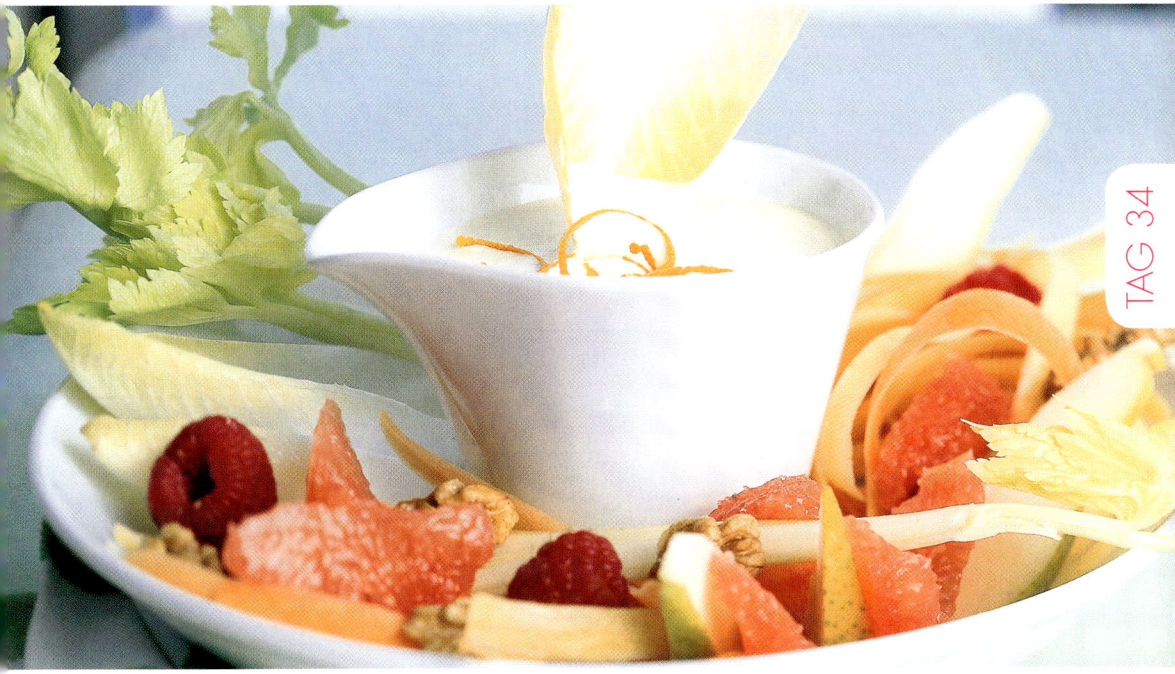

TAG 34

FRÜHSTÜCK ERDBEER-MÜSLI 216 kcal

Zutaten: 200 g Erdbeeren, 100 g Soja-Joghurt, 2 EL Haferflocken, 1 TL Honig.
Zubereitung: Erdbeeren mit Soja-Joghurt und Haferflocken mischen, Honig darüber träufeln.

MITTAG OBST-GEMÜSE-DIP 327 kcal

Zutaten: 2 Stangen Sellerie, 1 Chicorée, 1 Blutorange, 2 Walnusskerne, 50 g Himbeeren, 100 g Magertopfen, 2 EL Sauerrahm, 1 EL Zitronensaft, Salz, Pfeffer, Curry.
Zubereitung: Sellerie und Chicorée zerteilen, Orange filetieren, mit Nüssen und Beeren anrichten. Topfen, Rahm, Zitronensaft und Gewürze verrühren, als Dip zu Obst und Gemüse servieren.

ABEND ÜBERBACKENER SEELACHS 298 kcal

Zutaten: 1 TL Butter, 1 EL Parmesan, 1 TL Kapern, 1 EL Oregano, Salz, Pfeffer, 1/2 Biozitrone, 200 g Seelachsfilet, 1 geh. Frühlingszwiebel, 1/2 grüner Paprika, 1 Tomate, 1 Olive, 4 EL Weißwein.
Zubereitung: Butter, Parmesan, Kapern, Oregano, Salz, Pfeffer und geriebene Zitronenschale mischen. Fisch in Zitronensaft, Salz und Pfeffer 10 Min. marinieren.
In Backform Zwiebeln, gewürfelten Paprika, Tomate und Olivenscheiben einstreuen, Wein zugießen, Fisch darauf legen, mit Parmesan-Butter bestreichen, 10 Min. überbacken.

2 X SNACKS

- 1 Knäckebrot mit 50 g Hüttenkäse. 90 kcal
- 2 Kiwis. 106 kcal

ZUCCHINI-PASTA

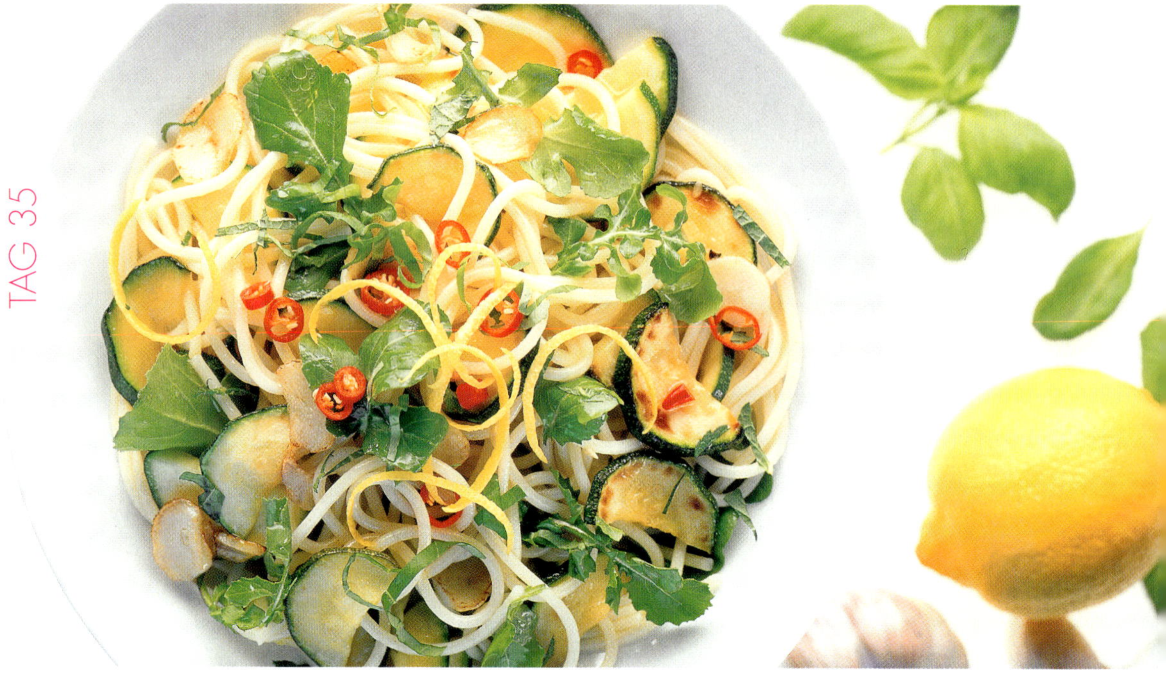

FRÜHSTÜCK GRAPEFRUIT-MÜSLI 199 kcal

Zutaten: 1/2 rosa Grapefruit, 2 EL Müsli, 100 ml Buttermilch, Zimt, 1 TL Honig.

Zubereitung: Grapefruit schälen, würfeln und mit Müsli, Buttermilch und Honig verrühren. Zimt darüber streuen.

MITTAG ERDBEER-ZIEGENKÄSE 342 kcal

Zutaten: 50 g Ziegenkäse, 1 TL Kürbiskerne, 5 Blätter Basilikum, Pfeffer, 100 g Rucola, 60 g Erdbeeren. Marinade: 1 fein geh. Frühlingszwiebel, Salz, 1 TL Essig, 100 ml Magerjoghurt, 1 EL Olivenöl.

Zubereitung: Käse würfeln, mit geh. Basilikum, gerösteten Kernen und halbierten Erdbeeren auf Rucola verteilen. Marinade cremig rühren, Salat übergießen.

ABEND ZUCCHINI-PASTA 299 kcal

Zutaten: 60 g Spaghetti, 150 g Zucchini, 1 Knoblauchzehe, 1/2 Chilischote, 1 TL Öl, je 1 EL Rucola, Basilikum und Minzeblätter, 1 Frühlingszwiebel, 2 TL Zitronensaft.

Zubereitung: Nudeln kochen, Zucchini in sehr dünne Scheiben schneiden, Knoblauch und Chili hacken, in Öl anbraten. Zucchini zugeben, salzen und unter Rühren bei starker Hitze braten. Rucola, Basilikum und Minze zerpflücken. Zwiebel in feine Ringe schneiden, mit Zucchini, Spaghetti und Zitronensaft vermischen, salzen.

2 X SNACKS

- 30 g Edamer mit 1 Tomate in Scheiben belegen, pfeffern. 90 kcal
- 150 g Zuckermelone würfeln, mit 1 TL Honig und 1 EL Rosinen vermischen. 120 kcal

POLENTA-SCHNITTEN

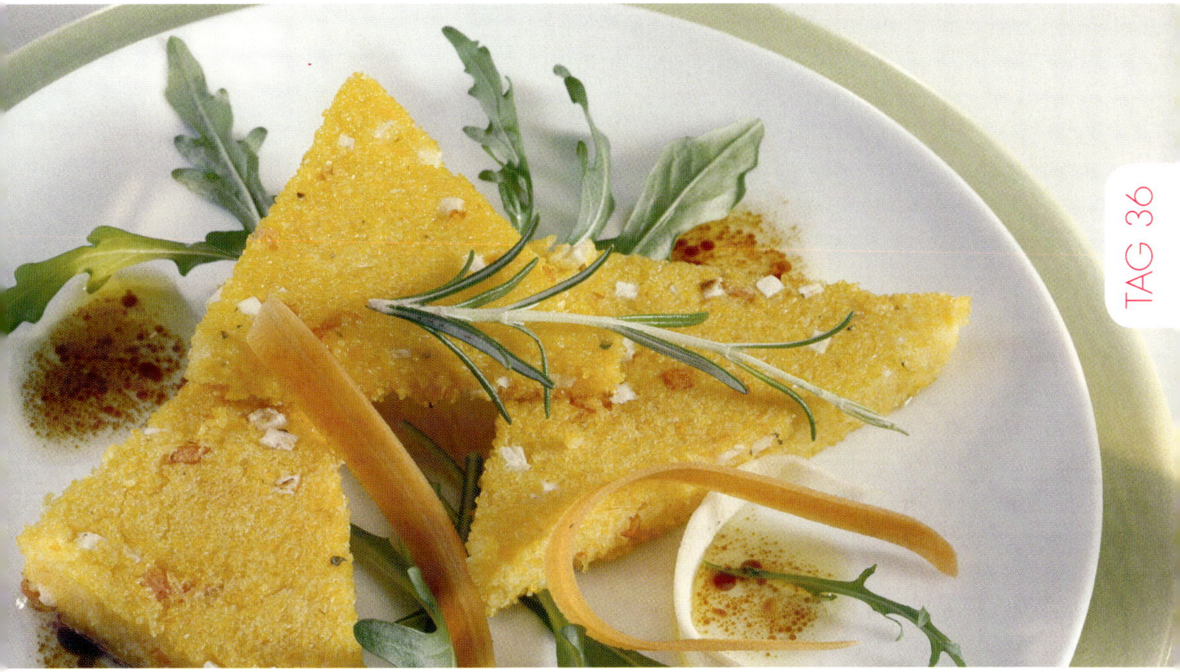

FRÜHSTÜCK WEICHES EI 177 kcal

Zutaten: 1 Vollkorntoast, 1/2 TL Butter, 1 Tomate, 1 EL Schnittlauchröllchen, 1 Ei, Salz.

Zubereitung: Brot toasten, mit Butter bestreichen, mit Tomatenscheiben und Schnittlauch belegen. Ei weich kochen, salzen, mit Toast essen.

MITTAG POLENTA-SCHNITTEN 349 kcal

Zutaten: 1/8 l Milch, 1 TL Butter, Salz, Muskat, 30 g Polenta, 1 Frühlingszwiebel, 1 Karotte, 1/2 Apfel, 1 EL Parmesan, 1 Hand voll Rucola.

Zubereitung: Milch mit Butter, Salz und Muskat aufkochen, Polenta dazugeben, vom Herd nehmen, 10 Min. quellen lassen. Zwiebel, Karotte und Apfel klein würfeln, untermischen. Auf gebutterter Alufolie 1 cm dick ausrollen, mit Parmesan bestreuen, im Rohr 5 Min. überbacken. In Stücken auf Rucola anrichten.

ABEND KRAUTFLEISCH 304 kcal

Zutaten: 1/2 geh. Zwiebel, 1 geh. Knoblauchzehe, 1 TL Öl, 160 g Putenschnitzel, 200 g Kraut, je 1/2 TL Kümmel und Paprikapulver, Salz, 100 ml Suppe, 4 EL Magerjoghurt, 1 TL Mehl, 1 TL Tomatenmark, Chili.

Zubereitung: Zwiebel und Knoblauch in Öl anbraten, Putenwürfel mitbraten. Kraut in Streifen schneiden, mit Gewürzen dazugeben, salzen, 20 Min. dünsten. Suppe, Joghurt, Mehl, Tomatenmark, Chili mixen, 5 Min. köcheln lassen.

2 X SNACKS

- 200 g Honigmelone in Scheiben mit 30 g Putenschinken. 98 kcal
- 1 Karotte und 1/2 Apfel raspeln, mit 1 TL Honig mischen. 130 kcal

PUTENFRIKASSEE

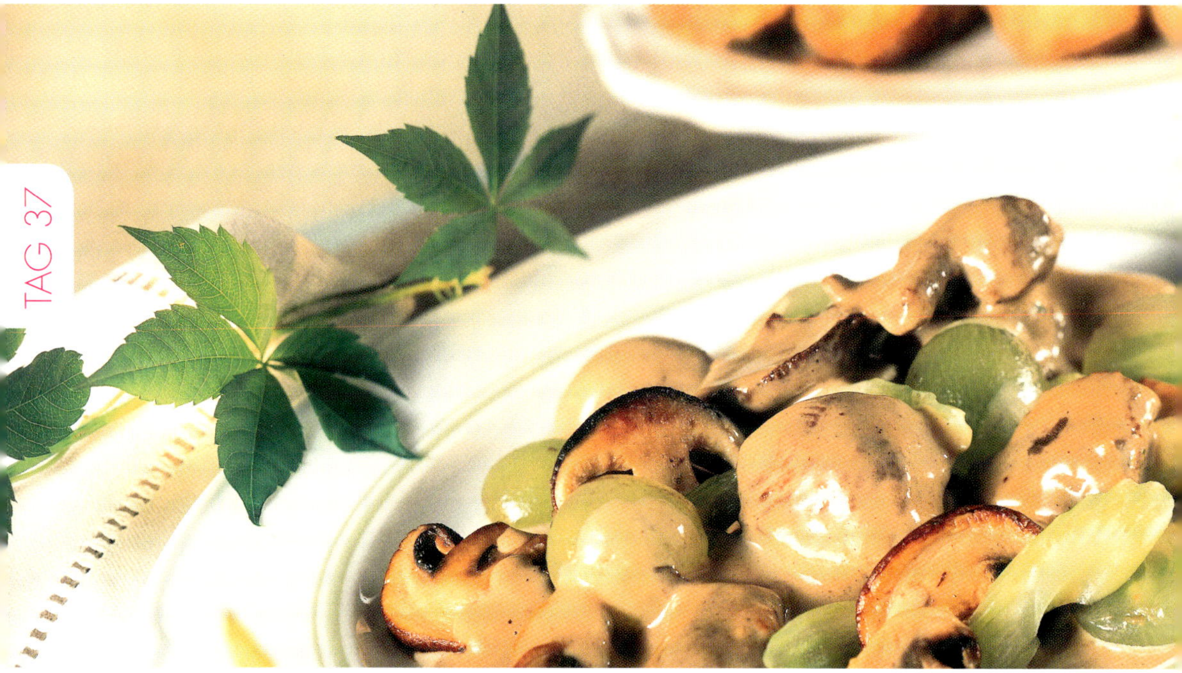

FRÜHSTÜCK	MELONEN-FLAKES	235 kcal

Zutaten: 150 g Zuckermelone, 1 TL Honig, 150 g Magerjoghurt, 30 g Cornflakes.
Zubereitung: Melonen würfeln, mit restlichen Zutaten mischen.

MITTAG	KRABBENSALAT	280 kcal

Zutaten: 1 Selleriestange, 1 Zwiebel, 280 g Krabben (Dose), 100 g Salatmix, 1/4 Honigmelone. Dressing: Je 1 TL Öl, Senf und Ingwer, Salz, 2 EL Orangensaft, 1 EL Essig.
Zubereitung: Sellerie und Zwiebel klein schneiden, mit Krabben, Melonenstücken, Salat und Dressing mischen.

ABEND	PUTENFRIKASSEE	345 kcal

Zutaten: 50 g Stangensellerie, 50 g Trauben, 50 g Pilze, 1 TL Butter, 120 g Putenbrust, Salz, Pfeffer, 1 TL Öl, 1/2 Zwiebel, 3 EL Rotwein, 3 EL Suppe, 2 EL Sauerrahm.
Zubereitung: Sellerie 5 Min. kochen und in Scheiben schneiden, mit halbierten Trauben und Pilzen in Butter 5 Min. braten. Pute in Streifen schneiden, würzen, in Öl 5 Min. braten, herausnehmen. Zwiebel würfeln, in Bratfond anschwitzen. Wein und Suppe zugießen, einkochen. Rahm unterrühren, Fleisch zugeben und 1 Min. ziehen lassen. Mit Trauben, Pilzen und Sellerie mischen.

2 X SNACKS

- 100 g Weintrauben. 74 kcal
- 250 g Karotte, Paprika, Kohlrabi in Streifen mit Dip aus je 2 EL Topfen und Joghurt. 101 kcal

AVOCADOSALAT

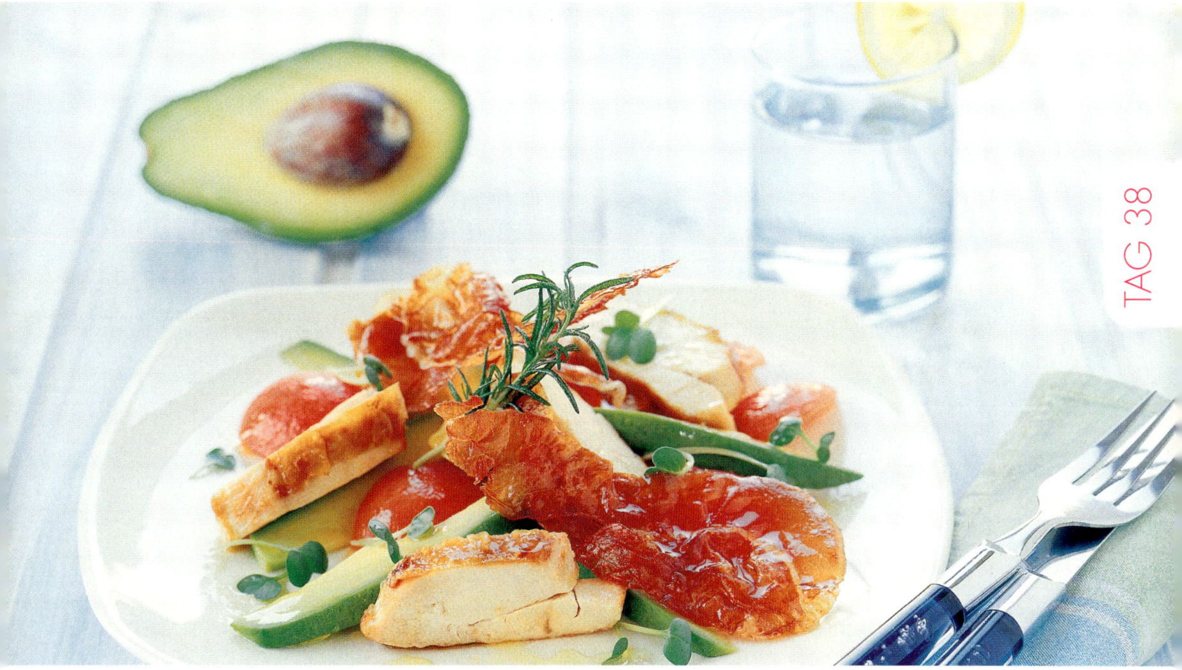

FRÜHSTÜCK BANANENTOAST 221 kcal

Zutaten: 1 EL Topfen, 1 reife Banane, 1 Scheibe Vollkorntoast.
Zubereitung: Topfen und zerdrückte Banane mischen, Toast bestreichen.

MITTAG AVOCADOSALAT 302 kcal

Zutaten: 20 g Prosciutto, 2 TL Öl, 100 g Hühnerbrust, Salz, Pfeffer, Rosmarin, 1 Tomate, 1/2 Avocado, 2 EL Kresse, 1 EL Zitronensaft.
Zubereitung: Prosciutto in 1 TL Öl knusprig braten, auf Küchenpapier abtropfen lassen. Huhn mit Salz, Pfeffer und Rosmarin würzen, in Bratfond von jeder Seite 5 Min. braten. Gehäutete Tomate, Avocado und Huhn in Scheiben schneiden, mit Kresse und Prosciutto garnieren, mit Marinade aus 1 TL Öl, Zitronensaft, Salz und Pfeffer beträufeln.

ABEND FISCH MIT KOHLRABI 295 kcal

Zutaten: 100 g Seelachsfilet, Salz, Pfeffer, 1 EL Sesam, 1 TL Öl, 250 g Kohlrabi, 1 TL Butter, 2 EL Suppe, je 2 EL Schnittlauch und Petersilie, 1 EL Sauerrahm.
Zubereitung: Fisch würzen, in Sesam wenden, in Öl 8 Min. braten. Gewürfelten Kohlrabi in Butter andünsten, Suppe zugeben, 7 Min. garen. Kräuter hacken, mit Rahm zu Kohlrabi geben, mit Fisch servieren.

2 X SNACKS

- 150 g Beeren, 100 ml Buttermilch und 1 TL Honig. 116 kcal
- 3 Cracker, 1 EL Hüttenkäse und 1 Paprika in Streifen. 109 kcal

ERDBEER-SPARGEL

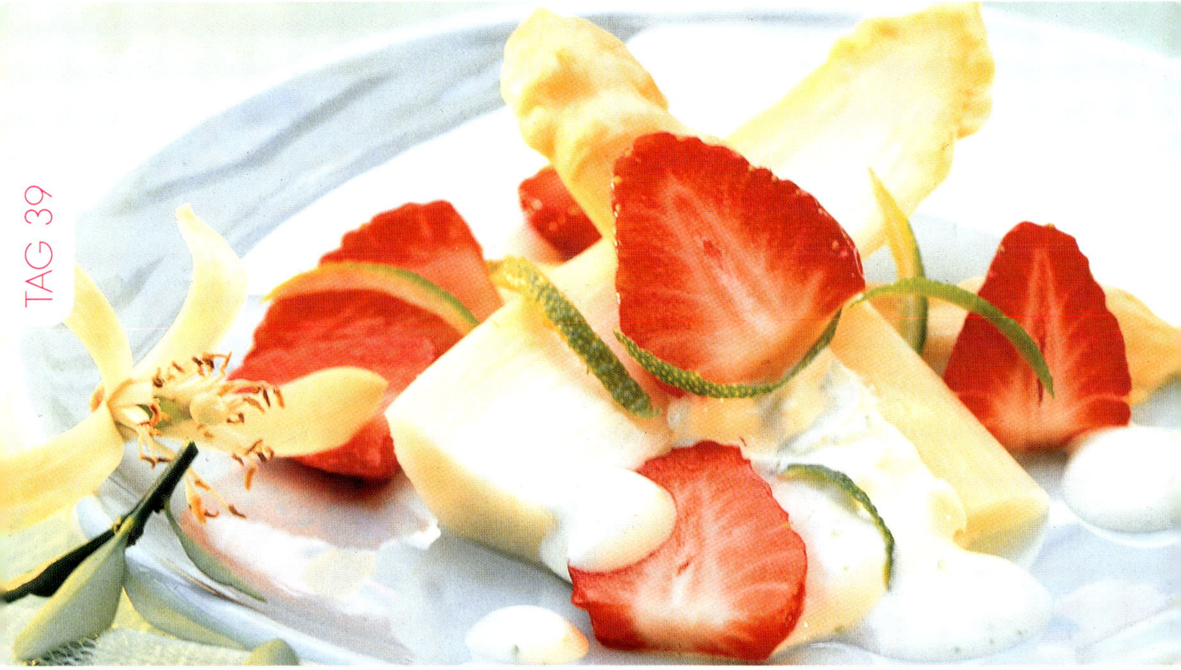

FRÜHSTÜCK ERDBEER-SPARGEL 200 kcal

Zutaten: 100 g Spargel, 100 g Erdbeeren, 2 EL Sauerrahm, 1 TL Zitronensaft, 1 Scheibe Vollkorntoast.

Zubereitung: Spargel garen, mit halbierten Erdbeeren anrichten. Rahm und Zitronensaft verrühren, darüberträufeln. Dazu Toast essen.

MITTAG HUHN-PILZ-SALAT 301 kcal

Zutaten: 150 g Hühnerbrust, Salz, Pfeffer, 2 TL Öl , 100 g Pilze, 50 g Salatmix, 3 Radieschen, 1 Tomate, 1 EL Essig.

Zubereitung: Huhn in Streifen schneiden, würzen. In 1 TL Öl 2 Min. braten. Pilze in Streifen weitere 2 Min. mitbraten. Auf Salat mit Radieschen- und Tomatenscheiben anrichten. Mit Marinade aus Essig, 1 TL Öl, Salz und Pfeffer übergießen.

ABEND KÄSEKARTOFFELN 326 kcal

Zutaten: 200 g Kartoffeln, Salz, 1/2 TL Öl, 1/2 Zwiebel, 1 Paprika, 100 g Hüttenkäse, 1 EL Schnittlauchröllchen, 1 TL Zitronensaft, Salz, Pfeffer, Curry.

Zubereitung: Kartoffeln mit Schale in Salzwasser garen, halbieren. In Öl 5 Min. braten, Zwiebel und Paprika in Streifen kurz mitbraten. Hüttenkäse mit Schnittlauch, Zitronensaft und Gewürzen mischen, zu Kartoffeln servieren.

2 X SNACKS

- 200 g Ananas mit 100 g Sojajoghurt mixen. 102 kcal
- 200 g Honigmelonenfleisch mit 30 g Rohschinken. 92 kcal

MINESTRONE

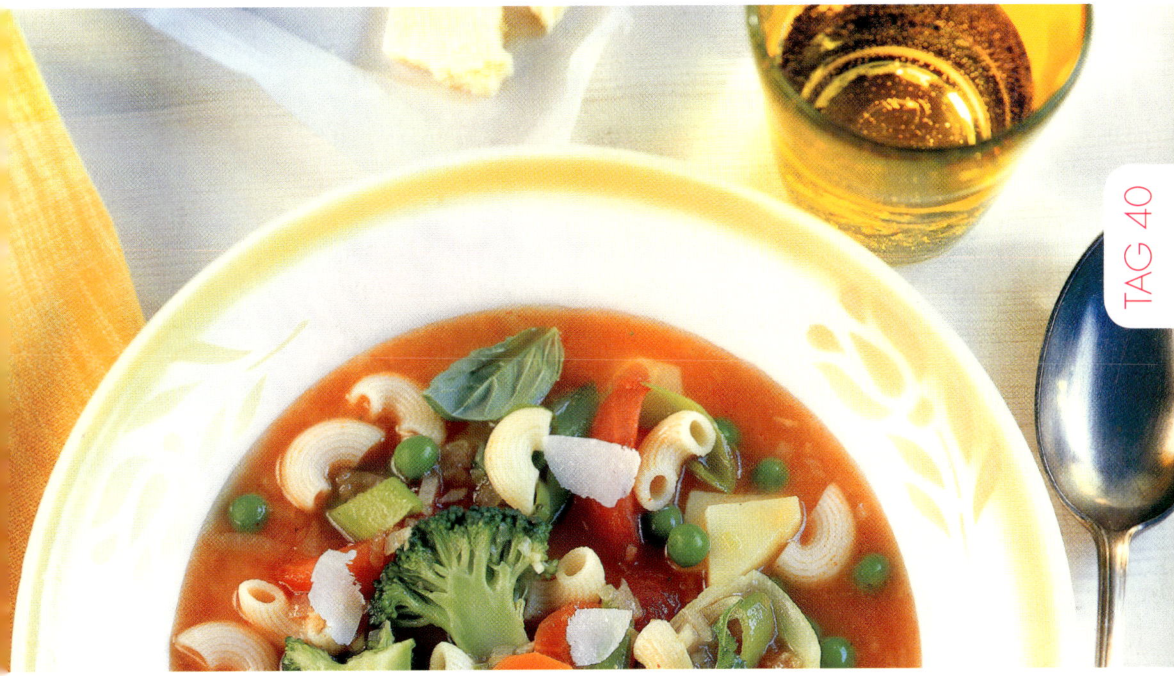

TAG 40

FRÜHSTÜCK APFELMÜSLI 221 kcal

Zutaten: je 1/2 Apfel und Banane, 150 ml Buttermilch, 1 TL Honig, 3 EL Vollkornhaferflocken.

Zubereitung: Klein geschnittenes Obst mit restlichen Zutaten mischen.

MITTAG LACHS & GEMÜSE 356 kcal

Zutaten: 100 g Räucherlachs, 1/2 Gurke, 100 g Chinakohl, 30 g Sprossen. Dressing: 1 TL Kren, 1 TL Öl, 1 TL Essig, 1 EL Dille, je 2 EL Sauerrahm und Magerjoghurt, Salz, Pfeffer.

Zubereitung: Lachs in Streifen, Gurke und Kohl klein schneiden, mit Sprossen anrichten, Dressing darüberträufeln.

ABEND MINESTRONE 332 kcal

Zutaten: 30 g Hörnchen, 1/2 Zwiebel, 1 Knoblauchzehe, 1 TL Öl, 0,5 l Suppe, 1 Kartoffel, 1 Karotte, 80 g Brokkoli, 1 Tomate, 1 TL Oregano, 1 EL Basilikum, 1 Lorbeerblatt, 50 g Erbsen (TK), Salz, Pfeffer, Muskat, 20 g Parmesan.

Zubereitung: Hörnchen kochen. Zwiebel und Knoblauch hacken, in Öl anbraten. Suppe, Oregano, Lorbeer, Kartoffel und Karotten in Scheiben zugeben, 7 Min. köcheln. Brokkoli, gehäutete Tomaten und Erbsen zugeben, weitere 10 Min. köcheln. Nudeln, Basilikum, Salz, Pfeffer, Muskat und Parmesan untermischen.

2 X SNACKS

- 1 Knäckebrot mit 1 EL Topfen und 30 g Putenbrust. 109 kcal
- 1 Birne in Spalten mit 1 gehackten Walnusskern bestreuen. 98 kcal

ESSEN, DAS SCHLANK MACHT

Natürlich ist es in erster Linie die Anzahl an eingenommenen Kalorien, die darüber entscheidet, ob Sie abnehmen oder nicht. Dennoch gibt es viele Nahrungsmittel, Gewürze oder Tees, die Sie auf dem Weg zu Ihrer Traumfigur effektiv unterstützen können. Und die meisten davon sind keine Wundermittelchen, sondern finden sich ganz einfach in den Regalen der Supermärkte.
Checken Sie einmal unsere alphabetische Liste!

Ananas: Ihr Enzym Bromealin transportiert Fett und Eiweiß-Rückstände ab und bekämpft damit Cellulite.

Apfelessig beschleunigt die Verdauung, Fettsäuren werden schneller abtransportiert, dabei wird zusätzliche Energie verbraucht.

Artischocke senkt die Blutfettwerte, dadurch wird Fett aus den Fettzellen zur Energiegewinnung herangezogen.

Blasentang-Tee, sechs Wochen lang morgens und abends eine Tasse, baut über Jahre angesetzten Speck und Cellulite ab.

Blattsalate enthalten viel Vitamin B_9 (Folsäure) und sorgen so im lichtarmen Winter für die optimale Durchblutung müder Gesichtshaut.

Brokkoli: Der Inhaltsstoff Sulforaphan verhindert die Einlagerung von Fetten.

Brennnessel-Tee sollten Sie vor dem Essen trinken. Er wirkt harntreibend und regt den Stoffwechsel an.

Chicorée: Seine Bitterstoffe machen die Darmschleimhaut fit, regen die Verdauungssäfte an, helfen bei Blähungen und senken Heißhunger auf Süßes.

Heidelbeeren (frisch oder tiefgekühlt) enthalten viel Kalium und das hilft beim Entwässern und Entschlacken.

Ingwer hilft beim Entschlacken und fördert die Durchblutung.

Johanniskrautöl (aus der Apotheke) beruhigt die Stresshormone, die Fett in den Zellen binden.

Karfiol enthält reichlich Cholin, das den Transport fettlöslicher Substanzen fördert und dem Körper beim Fettabbau hilft.

Karotten verbessern die Oberflächenstruktur von Haut & Haar.

Kartoffeln sorgen mit Kalium für Wasseraustausch im Gewebe, entgiften.

Knoblauch verjüngt Zellgewebe und Nerven.

Linsen liefern wertvolle Biostoffe, die den Stoffwechsel anregen.

Mate-Tee – zwischen den Mahlzeiten getrunken – zügelt den Appetit.

Papaya: Die Enzyme Papain, Chomopapain, Lysozium und Lipase regen die Fettverdauung an.

Paprika ist am Aufbau der kollagenen Fasern beteiligt und verhindert so Faltenbildung beim Abnehmen.

Radieschen: Zu jedem Essen 3 Stück; seine Senföle binden einen Teil des aufgenommenen Fetts und scheiden es ungenutzt aus dem Körper wieder aus.

Salbei: Ein Blatt gekaut dämpft den Appetit.

Selleriesamen-Aufgüsse – drei Wochen lang zwei Tassen täglich – entwässern das Gewebe.

Senf regt die Verdauung an und sorgt so für einen flachen Bauch.

Soja: Die Sojabohne liefert Anti-Aging-Hormone und heizt die Fettverbrennung an.

Spinat enthält viel Vitamin C und Karotine – das fördert die Selbstheilkräfte und verzögert die Hautalterung.

Trockenfrüchte: Ihr hoher Kaliumgehalt unterstützt die Entschlackung.

Vollreis enthält Histamin, das Zucker in Muskelenergie umwandelt, entschlackt und ausschwemmt.

Yogi-Tee – ein Liter pro Tag – regt den Darm an.

Zinnkraut-Tee sollten Sie morgens nüchtern trinken! Entwässert und bekämpft Fettpolster.

Zwiebel senkt den Blutzucker und regt den Darm an.

DINKELRISOTTO

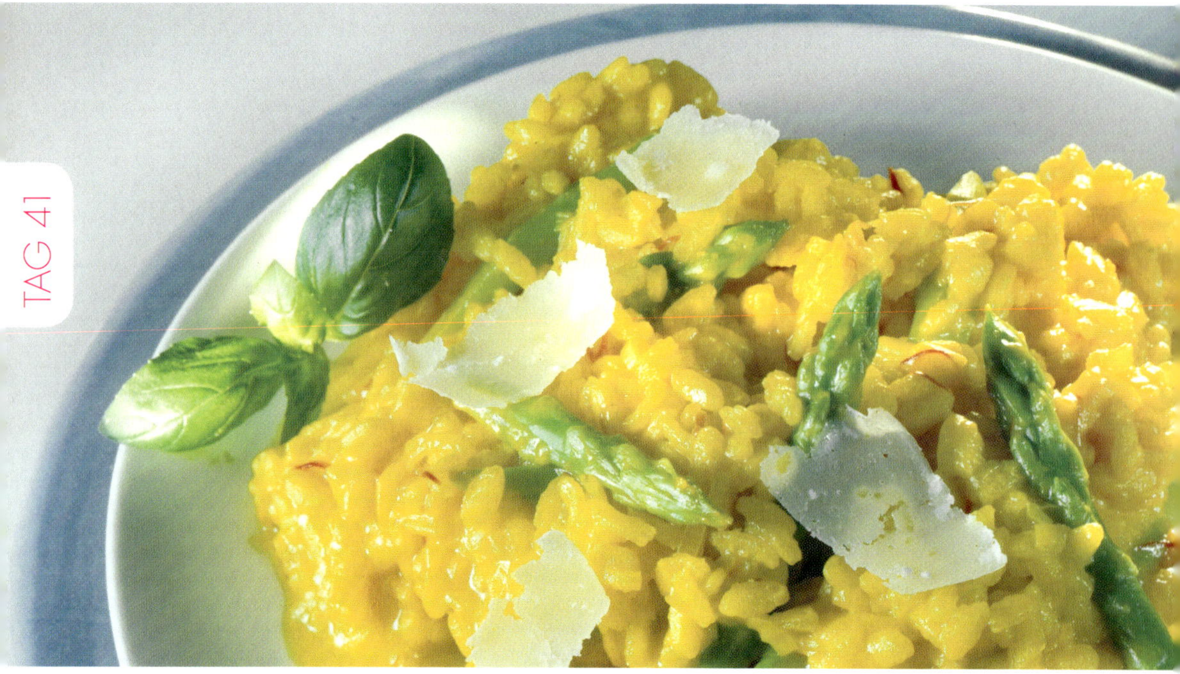

FRÜHSTÜCK KÄSEBROT 225 kcal

Zutaten: 1 Vollkornbrötchen, 1 TL Butter, 20 g Edamer, 1 Kiwi, 1 EL Kresse.

Zubereitung: Brötchen mit Butter bestreichen, Käse, Kiwi und Kresse darauf legen.

MITTAG SPARGEL-SALAT 280 kcal

Zutaten: 300 g grüner Spargel, 1 Ei, Salz, 75 g Rucola, 100 ml Magerjoghurt, 2 EL Zitronensaft, Pfeffer, 30 g Parmesan (Stück).

Zubereitung: Spargel und Ei in Salzwasser 10 Min. kochen. Rucola waschen, Spargel darauf garnieren, mit Marinade aus Joghurt, Zitronensaft, Pfeffer und Salz überziehen. Parmesan darüber hobeln, mit Eivierteln garnieren.

ABEND DINKELRISOTTO 327 kcal

Zutaten: 50 g Dinkel, 1/4 l Suppe, 2 grüne Spargel, 1 TL Öl, 1 geh. Frühlingszwiebel, Salz, 1/2 Päckchen Safran, 2 EL Parmesan, 5 Basilikumblätter, 1 TL Butter, 1 EL Sauerrahm.

Zubereitung: Dinkel über Nacht in 1/4 l Wasser einweichen. Abgießen, in Suppe 40 Min. dünsten, abgießen, Suppe dabei auffangen. Spargel in Salzwasser 8 Min. köcheln lassen. Zwiebel in Öl anschwitzen, Getreide kurz mitdünsten. Spargel klein schneiden, dazugeben. 1/8 l Suppe auffüllen, Safran dazugeben, aufkochen lassen. Salzen, Parmesan, Basilikum, Butter und Rahm untermischen.

2 X SNACKS

- 1 Knäckebrot mit 2 EL Magertopfen und 1 Tomate. 105 kcal
- 1 Kiwi mit 200 ml Buttermilch mixen. 105 kcal

MEDITERRANER SALAT

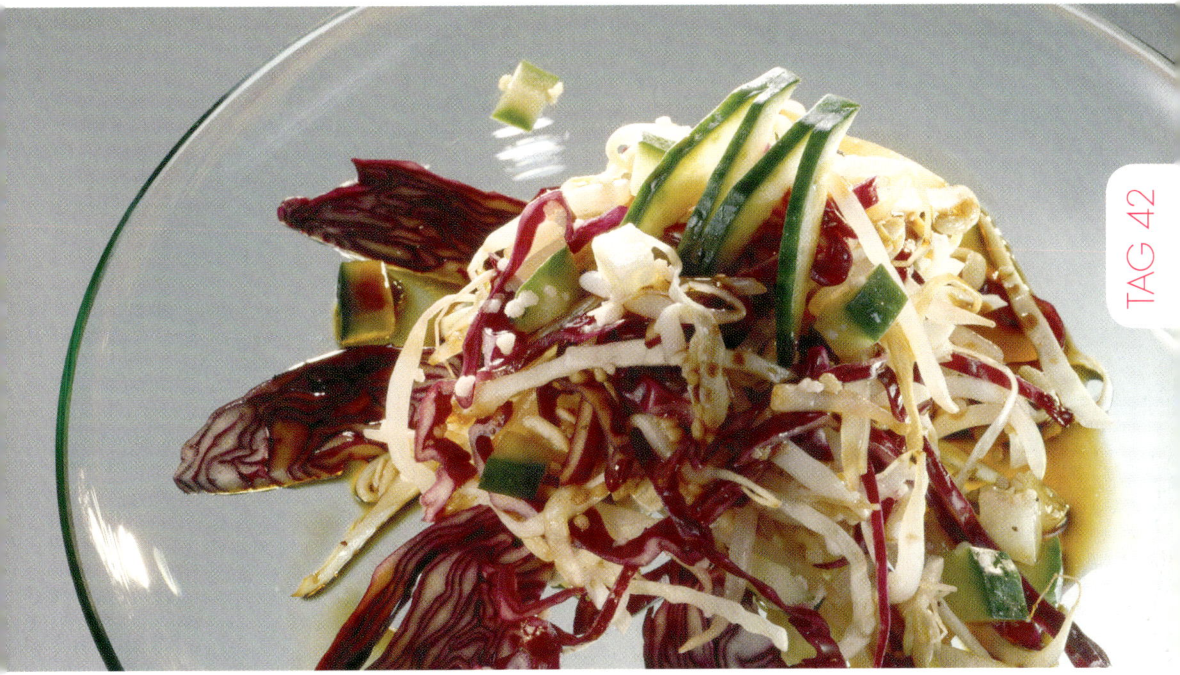

FRÜHSTÜCK DINKELSCHROT-MÜSLI 246 kcal

Zutaten: 4 EL Dinkelschrot, 1 EL eingeweichte Rosinen, 1/2 Apfel, 1 TL Honig.

Zubereitung: Dinkelschrot in 200 ml Wasser aufkochen, 10 Min. ausquellen lassen. Mit Rosinen und geraspeltem Apfel mischen, mit Honig süßen.

MITTAG MEDITERRANER SALAT 298 kcal

Zutaten: 2 EL Couscous, 1/8 l Suppe, 1/8 Kopf Rotkraut, 1/2 Fenchel, 1/4 Gurke, 2 Scheiben Ananas, 2 Hand voll Sojasprossen, Mini-Baguette.
Marinade: 1 EL Essig, 1 TL Öl, 3 EL Suppe, 1 TL Honig, Pfeffer, Salz.

Zubereitung: 2 EL Couscous in Suppe 30 Min. schwach quellen lassen. Kraut und Fenchel fein hobeln, Gurke in Scheiben schneiden, Ananas würfeln, mit Sprossen vermengen. Marinade cremig rühren, Salat übergießen, 5 Min. ziehen lassen.

ABEND ÜBERBACKENER KABELJAU 310 kcal

Zutaten: 400 g Kabeljausteak, 1 EL Zitronensaft, 50 g Champignons, je 1/4 Zucchini, Paprika und Zwiebel, 1 EL Margarine, Pfeffer, Salz.

Zubereitung: Fisch mit Zitronensaft beträufeln, mit Pilzen, Paprika- und Zucchinistreifen sowie mit Zwiebelringen und Margarineflocken belegen. Fisch in Backpapier einschließen, in Backform legen, im vorgeheizten Rohr 20 Min. garen, würzen.

2 X SNACKS

- 1 Birne. 90 kcal
- 1/2 Gurke mit 30 g Edamer. 115 kcal

BROKKOLI-CURRY

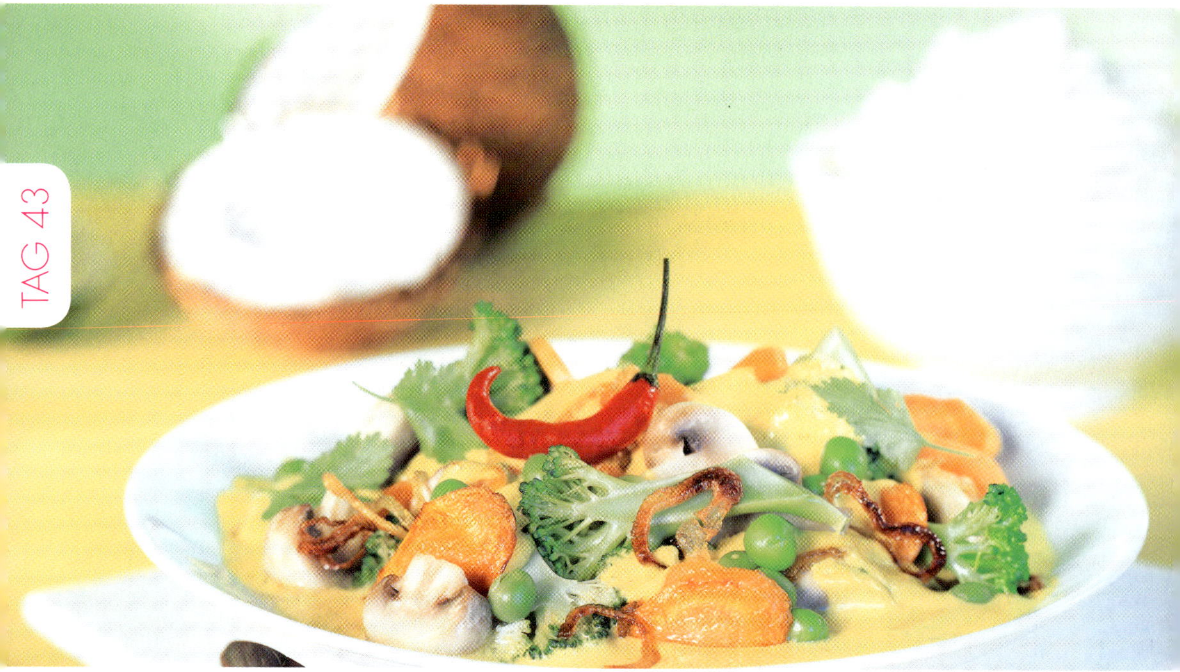

FRÜHSTÜCK ANANAS-LASSI 214 kcal

Zutaten: 200 g Ananas, 1 TL Kokosflocken, 1 EL Zitronensaft, 200 ml Buttermilch.
Zubereitung: Ananas würfeln, mit restlichen Zutaten mischen.

MITTAG PUTE MIT OBST 345 kcal

Zutaten: 80 g Putenschinken, 1/2 Mango, 1 Birne, 100 g Salatmix.
Dressing: 1 TL Honig, 1/2 TL Senf, 1 EL Zitronensaft, Salz, Pfeffer, 1 TL Öl.
Zubereitung: Pute und Obst würfeln, auf Salat anrichten. Zutaten für Dressing mischen, darüber träufeln.

ABEND BROKKOLI-CURRY 328 kcal

Zutaten: 1 EL Öl, 1 Zwiebel, 1 Knoblauchzehe, 1 TL Chili, 1 TL Curry, 200 g Brokkoli, 150 g Karotten, Salz, 70 g TK-Erbsen, 100 ml Kokosmilch, 100 ml Suppe, 1/2 Zitrone (bio), 150 g Champignons, 2 EL Sauerrahm, Koriandergrün.
Zubereitung: In 1 EL Öl Zwiebelringe, gehackten Knoblauch, Chili und Curry unter Rühren rösten. Brokkoliröschen und Karotten in dünnen Scheiben zugeben, salzen, anbraten. Erbsen zugeben. Mit Kokosmilch und Suppe 8 Min. köcheln. Klein geschnittene Champignons zugeben, 4 Min. mitköcheln. Rahm, 1 EL Zitronensaft, abgeriebene Zitronenschale und Koriander unterrühren.

2 X SNACKS

- 100 g Sojajoghurt und 1 gewürfelte Orange mischen. 82 kcal
- 30 g Edamer mit 5 halbierten Kirschtomaten. 98 kcal

HUHN MIT BROKKOLI

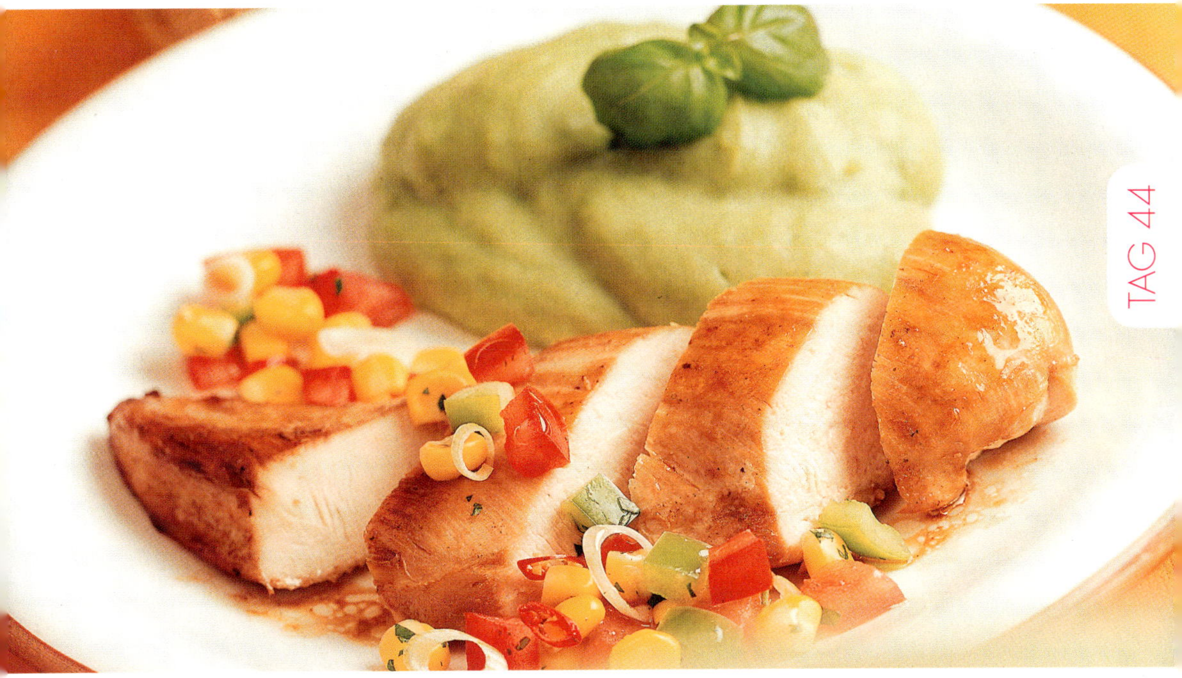

FRÜHSTÜCK MOZZARELLA-KNÄCKE 242 kcal

Zutaten: 1 Knäckebrot, 50 g Mozzarella, 1 Tomate, 1 EL Basilikum, Salz, Pfeffer.

Zubereitung: Knäcke mit Mozzarella und Tomate in Scheiben belegen, mit zerzupftem Basilikum, Salz und Pfeffer würzen.

MITTAG KRABBENSALAT 312 kcal

Zutaten: 50 g Rucola, 200 g Krabbenfleisch (Dose), 10 Kirschtomaten, 20 g Gorgonzola, 1 TL geh. Frühstücksspeck, 1 EL Essig, 1 TL Öl, Salz, Pfeffer.

Zubereitung: Rucola zerzupfen, darauf Krabben, halbierte Tomaten, Gorgonzola in Stückchen und Speck verteilen, mit Essig, Öl, Salz und Pfeffer marinieren.

ABEND HUHN MIT BROKKOLI 301 kcal

Zutaten: 120 g Hühnerbrust, 1 TL Öl, 1/2 Zwiebel, 1 Knoblauchzehe, 1 Paprika, 1 EL Mais, 4 EL Suppe, Salz, 150 g Brokkoli, 10 g Butter, 1 TL Kaffeeweißer, Salz.

Zubereitung: Huhn in Öl 4 Min. braten, wenden, Zwiebel hacken, 3 Min. mitbraten. Zerdückten Knoblauch, gewürfelten Paprika, Mais und Suppe zugeben, 10 Min. zugedeckt garen, salzen. Brokkoli dünsten, mit Weißer, Butter und Salz pürieren.

2 X SNACKS

- 300 g Honigmelone. 90 kcal
- 2 Stangen Sellerie mit 50 g Humus füllen. 150 kcal

ROHKOST MIT DIP

TAG 45

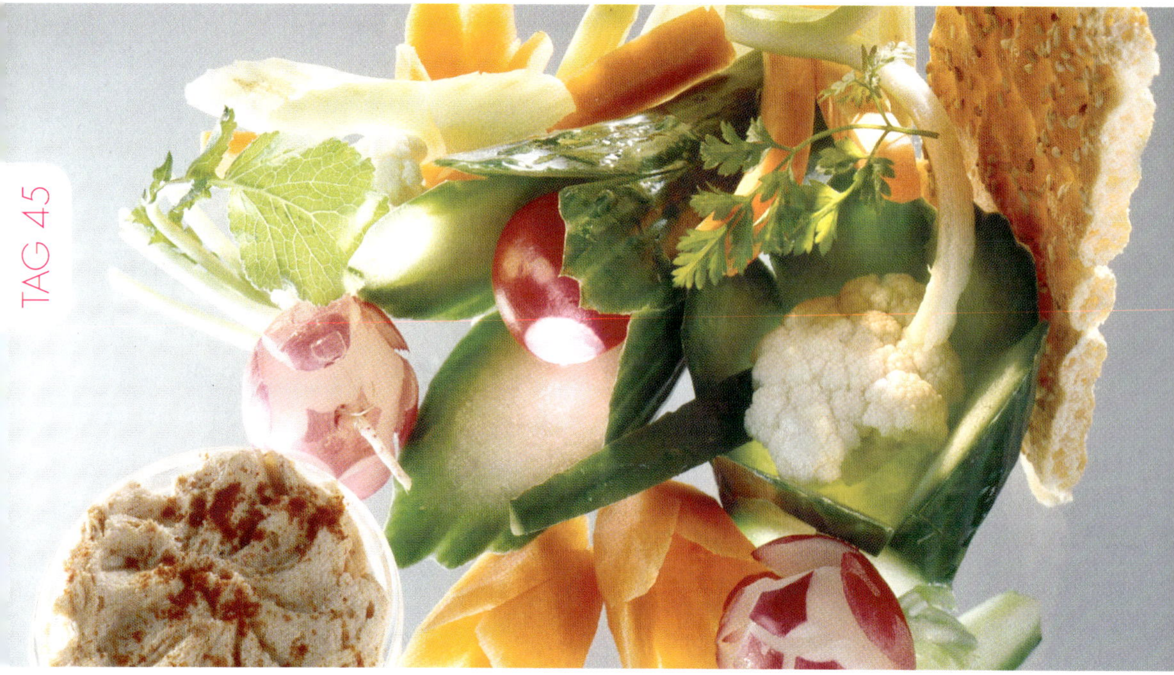

FRÜHSTÜCK SÜSSE KNÄCKE 196 kcal

Zutaten: 2 Scheiben Knäckebrot, 2 EL Magertopfen, 2 Kiwis in Scheiben, 1 TL Honig.

Zubereitung: Knäcke mit Topfen bestreichen, mit Kiwi in Scheiben belegen, Honig darüberträufeln.

MITTAG ROHKOST MIT DIP 306 kcal

Zutaten: 1 Stange Sellerie, 1 Karotte, 1/4 Gurke, 3 Radieschen, 3 Karfiolröschen, 150 g Magertopfen, 1 Knoblauchzehe, 1/2 Bund Schnittlauch, 1 TL Tomatenmark, 1/2 TL Paprika, 2 Scheiben Knäckebrot.

Zubereitung: Gemüse in Stücke schneiden. Topfen mit Salz, Pfeffer und zerdrückter Knoblauchzehe würzen. Eine Hälfte mit Schnittlauchröllchen, die andere mit Tomatenmark und Paprika mischen. Gemüse und Knäcke dippen.

ABEND LAMM-FILET 356 kcal

Zutaten: 1/2 TL Ingwer, 1 TL Honig, 3 TL Essig, 150 g Lammfilet, 1 TL Öl, Salz, Pfeffer, 1 Zwiebel, 50 g Zucchini, 1 Apfel, 1 Vollkornbrötchen.

Zubereitung: Ingwer hacken, mit Honig und 2 TL Essig verrühren, Lammfilet 30 Min. darin marinieren. Lamm in Öl 2 Min. pro Seite braten, salzen, pfeffern, herausnehmen. Zwiebel, Zucchini und geschälten Apfel würfeln, in Bratfond 5 Min. braten, mit 1 TL Essig abschmecken. Fleisch zugeben, kurz wärmen.

2 X SNACKS

- 40 g Edamer (30 % F. i. T.) mit Pfeffer und Schnittlauch. 105 kcal
- 1 Grapefruit mit 1 TL Honig. 86 kcal

KÄSEOMELETT

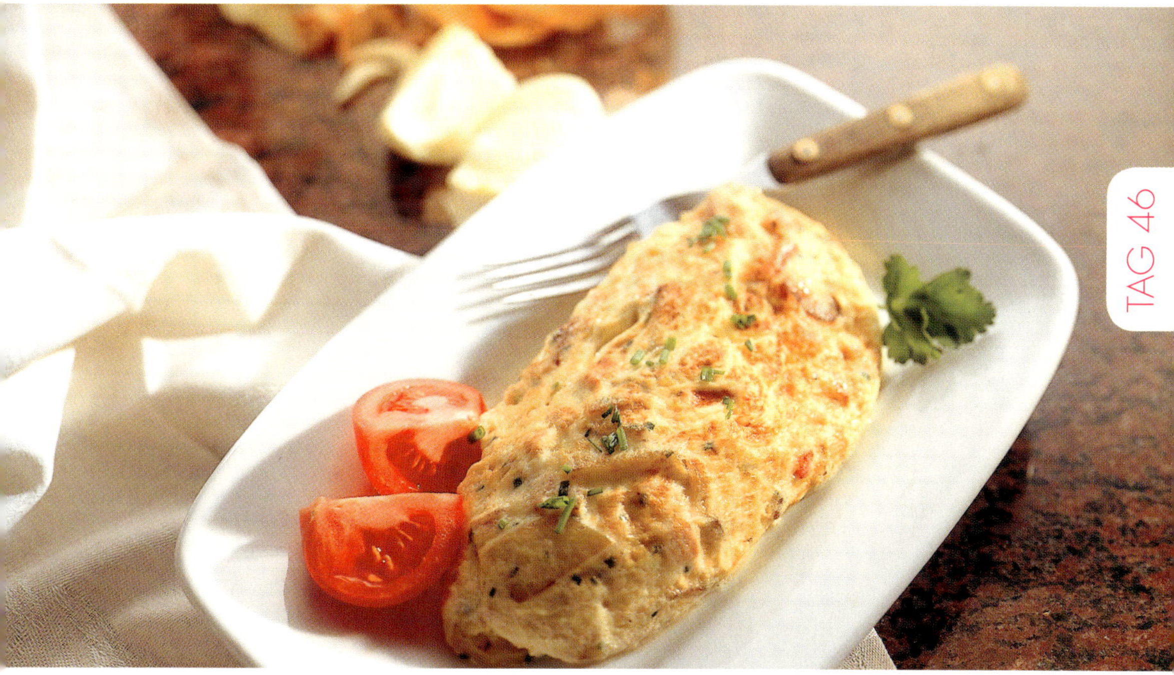

FRÜHSTÜCK KÄSEOMELETT 240 kcal

Zutaten: 1 roter Paprika, 1 Frühlingszwiebel, 2 Eier, 20 g Edamer, 1 Cocktailtomate.

Zubereitung: Paprika und Zwiebel würfeln, in leicht gefetteter Pfanne sautieren, Eier und geriebenen Käse zugeben, stocken lassen. Mit Tomate garnieren.

MITTAG LACHS-SPINAT 264 kcal

Zutaten: 200 g Spinat, Salz, Pfeffer, 1 geh. Knoblauchzehe, 1 EL Essig, 1 TL Öl, 100 g Räucherlachs.

Zubereitung: Spinat waschen, in Pfanne tropfnass erhitzen, bis er zusammenfällt, mit Salz, Pfeffer, Knoblauch, Essig und Öl marinieren. Darauf Lachs in Streifen legen.

ABEND INGWERHUHN 278 kcal

Zutaten: 1 TL Zitronensaft, 1 cm Ingwer, Pfeffer, 1 geh. Knoblauchzehe, 120 g Hühnerbrust, 1 TL Öl, Salz, 4 EL Suppe, 100 g Erbsen (TK), 2 EL geh. Basilikum.

Zubereitung: Zitronensaft, geriebenen Ingwer, Pfeffer und zerdrückten Knoblauch verrühren, Huhn darin mindestens 30 Min. kalt gestellt marinieren. In Öl unter Wenden 8 Min. braten, herausnehmen, salzen. Bratfond mit Suppe aufgießen, aufgetaute Erbsen darin 2 Min. köcheln lassen. Mit Basilikum garnieren.

2 X SNACKS

- 300 g Melanzanischeiben grillen, mit Salz, 1 Knoblauchzehe und 1 EL Sauerrahm mixen. 90 kcal
- 250 g Magerjoghurt. 98 kcal

FRÜHLINGSSALAT

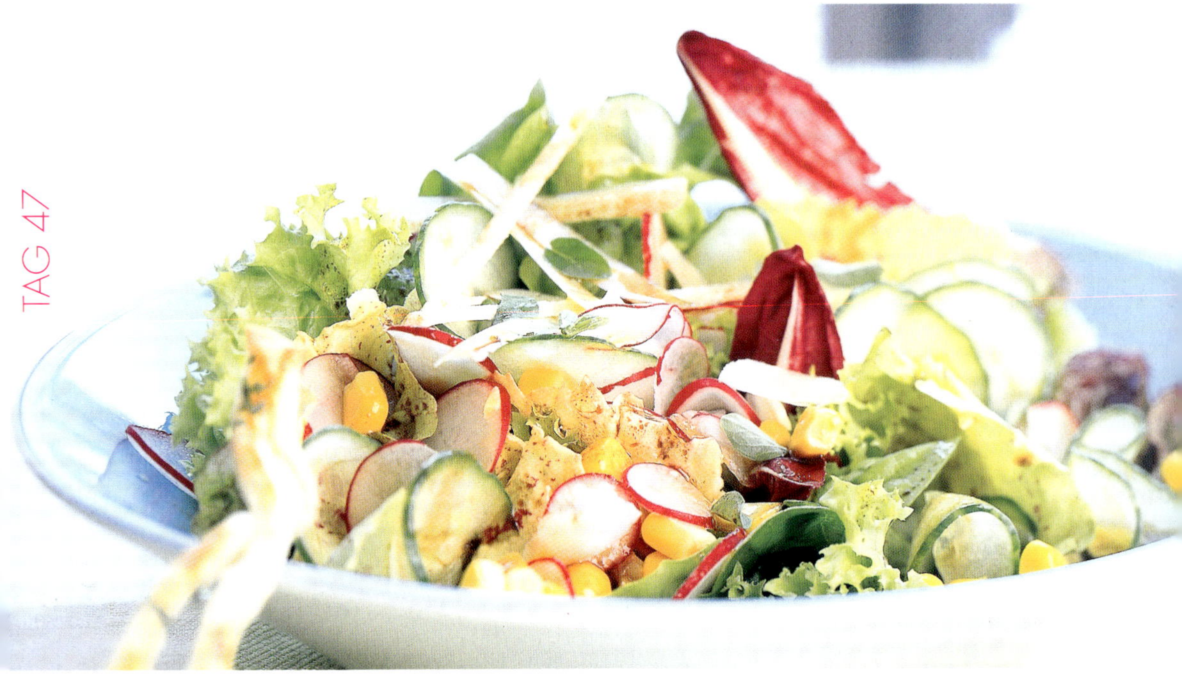

FRÜHSTÜCK ZITRONENTOPFEN 200 kcal

Zutaten: 100 g Magertopfen, 1 TL Honig, 1 EL Zitronensaft, 1 Kiwi, 120 g Beeren.

Zubereitung: Topfen mit Honig und Zitronensaft verrühren, gewürfelte Kiwi und Beeren unterheben.

MITTAG FRÜHLINGSSALAT 304 kcal

Zutaten: 1 Bund Radieschen, 1/2 Salatgurke, 100 g Mais, 200 g Salatmix, 2 TL Öl, 2 EL Essig, Salz, Pfeffer, 1/2 Bund Schnittlauch.

Zubereitung: Radieschen und Gurke in dünne Scheiben schneiden, mit Mais auf Salat anrichten, mit Dressing aus Öl, Essig, Salz und Pfeffer beträufeln, Schnittlauch fein schneiden, darüber streuen.

ABEND MEERESFRÜCHTE-SUPPE 290 kcal

Zutaten: 2 Tomaten, 1 Zwiebel, 1 Knoblauchzehe, 1/4 Fenchel, 1 TL Olivenöl, 250 ml Suppe, 50 ml Weißwein, 200 g Meeresfrüchte (TK), 1 TL Kräuter der Provence, Salz, Pfeffer, 5 Blätter Basilikum, 5 EL Kresse.

Zubereitung: Tomaten überbrühen, häuten, würfeln. Zwiebel und Knoblauch hacken, Fenchel in feine Streifen schneiden. Gemüse in Öl andünsten. Mit Suppe und Wein aufgießen, Tomaten dazugeben, 10 Min. köcheln lassen.
Aufgetaute Meeresfrüchte weitere 5 Min. in der Suppe ziehen lassen, würzen. Basilikum und Kresse darüber streuen.

2 X SNACKS

- 40 g Edamer (30 % F. i. T.) mit Pfeffer & Schnittlauch. 105 kcal
- 1/2 Birne in Spalten mit 2 EL Hüttenkäse essen. 90 kcal

STEINPILZ-SALAT

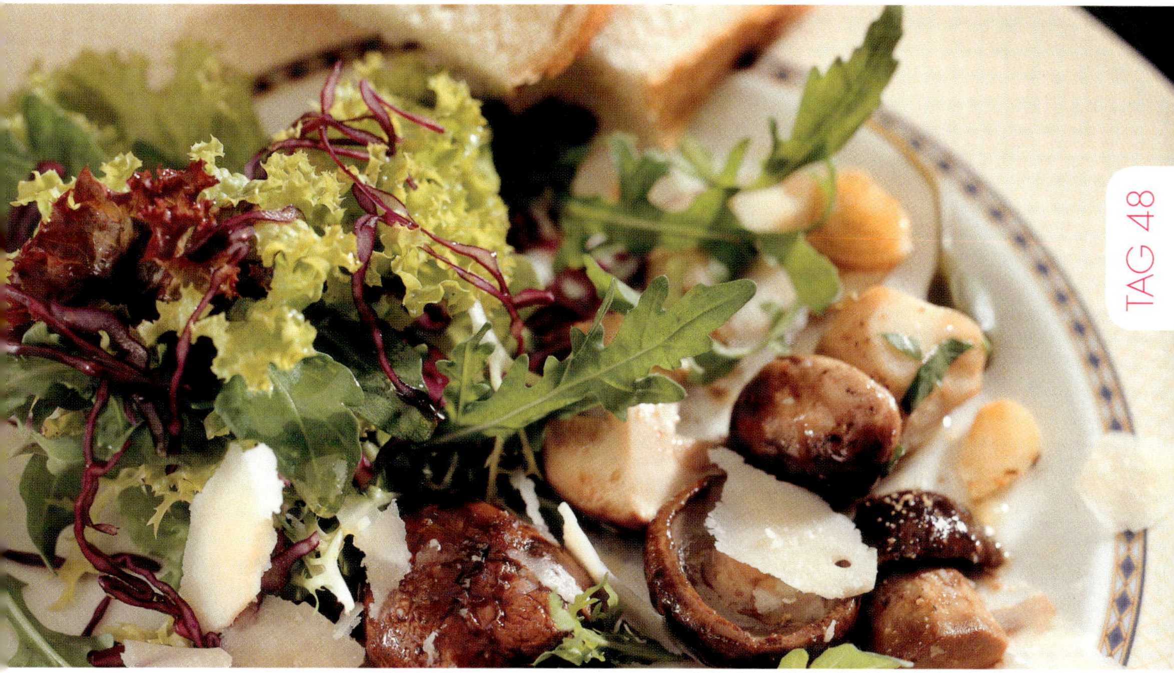

FRÜHSTÜCK	SÜSSER TOAST	200 kcal

Zutaten: 2 Scheiben Vollkorntoast, 50 g Magertopfen, 20 g Marmelade.
Zubereitung: Toasts mit Topfen und Marmelade bestreichen.

MITTAG	STEINPILZ-SALAT	279 kcal

Zutaten: 250 g Steinpilze, 2 TL Öl, 1 TL Butter, 1 Frühlingszwiebel, 1 Knoblauchzehe, Salz, Pfeffer, 1 TL geh. Petersil, 50 g Salat-Mix, 1 EL Essig, 1 EL Parmesan, 3 Kapern.
Zubereitung: Pilze in Scheiben schneiden, in 1 TL Öl und Butter kurz durchrösten. Zwiebel und Knoblauch hacken, beigeben, salzen, pfeffern, rösten. Petersil untermischen. Alles auf Salat anrichten, mit Dressing aus 1 TL Öl, Essig, Salz und Pfeffer mischen. Mit halbierten Tomaten, Parmesan und Kapern garnieren.

ABEND	FILET-STEAK	310 kcal

Zutaten: 125 g Rindslungenbraten, Salz, Pfeffer, 1 TL Öl, 200 g Champignons, 150 g Frühlingszwiebeln, 1 TL Butter, 1/2 Bund Petersilie.
Zubereitung: Steak salzen, pfeffern, in Öl von jeder Seite 2 Min. braten. In Scheiben geschnittene Champignons und gehackten Zwiebel mit Butter in Bratfond geben, 5 Min. mitbraten. Mit gehackter Petersilie bestreuen.

2 X SNACKS

- 100 g Ananas mit 100 g Sojajoghurt mischen. 105 kcal
- Auf 1/2 Grapefruit 1 TL Honig träufeln. 87 kcal

KRÄUTERFISCH

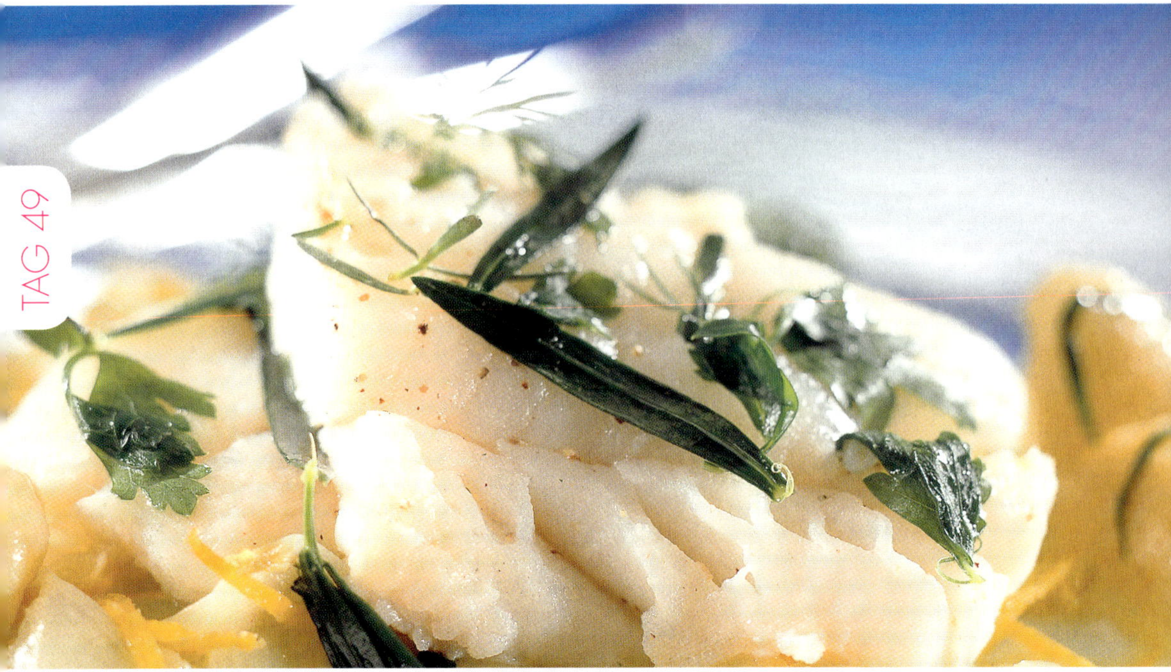

FRÜHSTÜCK KLEIEMÜSLI 196 kcal

Zutaten: 200 g Erdbeeren, 50 g Kleieflocken, 200 ml Buttermilch, 1 TL Honig.

Zubereitung: Erdbeeren würfeln, mit restlichen Zutaten mischen.

MITTAG KARFIOL & RUCOLA 318 kcal

Zutaten: 1 Kartoffel, 1/2 Karfiol, 50 g Rucola, 50 g Mais, 1 EL Zitronensaft, 1 TL Honig, 1 TL Öl, Salz, Pfeffer, Muskat, je 1 EL Schnittlauch und Petersilie, 1 Vollkornweckerl.

Zubereitung: Kartoffel kochen, in Scheiben schneiden. Karfiol kochen, in Röschen teilen. Beides mit zerzupftem Rucola und Mais mischen. Zitronensaft, Honig und Öl verrühren, mit Salz, Pfeffer und Muskat würzen. Dressing über Salat gießen, mit gehacktem Schnittlauch und Petersilie bestreuen. Dazu Weckerl essen.

ABEND KRÄUTERFISCH 262 kcal

Zutaten: 1 Chicorée-Knolle, Salz, 40 ml Sherry, 1 El Sojasauce, 1 TL Öl, 2 klein geschnittene Frühlingszwiebel, je 1 TL gehackter Knoblauch, Petersilie und Rosmarin, 1 cm Ingwer in Streifen, 220 g Kabeljau.

Zubereitung: Chicorée halbieren, in Salzwasser 20 Min. dünsten. Restliche Zutaten bis auf Fisch verrühren. Kabeljau und Chicorée in feuerfeste Form legen, mit Marinade beträufeln, im vorgeheizten Rohr bei 200 °C 15 Min. backen.

2 X SNACKS

- 1 Birne. 90 kcal
- 1/2 Avocado mit Zitronensaft beträufeln, salzen. 64 kcal

SPROSSEN-SALAT

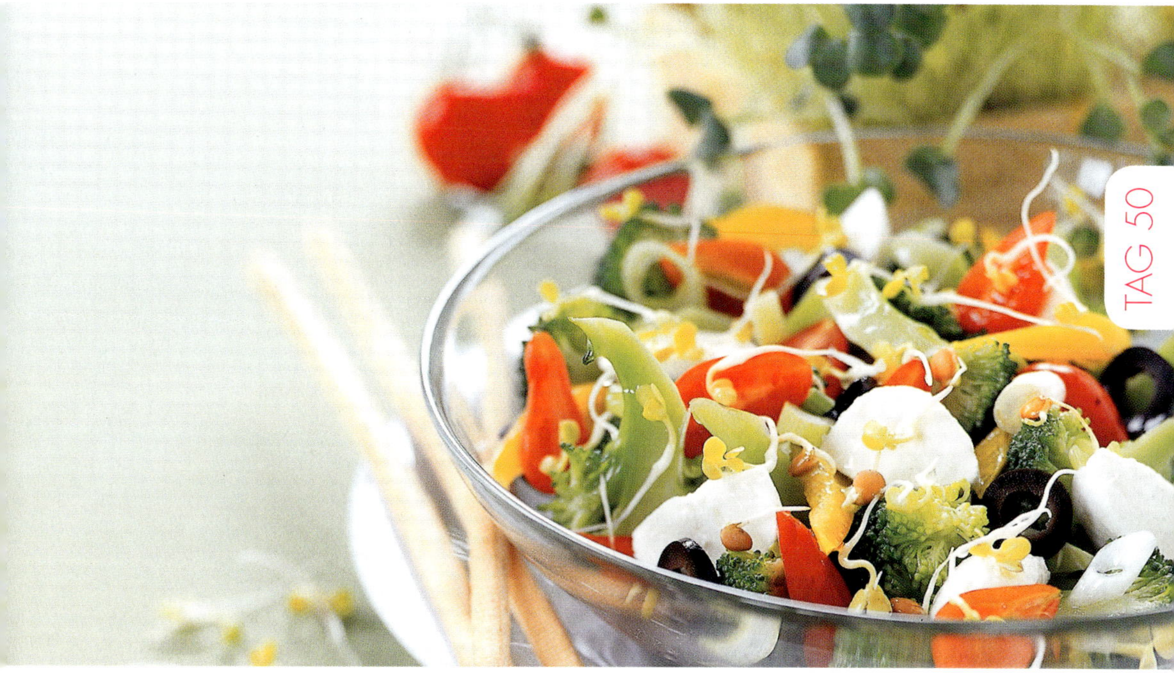

TAG 50

FRÜHSTÜCK KÄSEWECKERL 239 kcal

Zutaten: 1 Sesamweckerl, 1/2 TL Butter, 20 g Edamer, 3 Radieschen.

Zubereitung: Weckerl mit Butter, Käse und Radieschen anrichten.

MITTAG SPROSSEN-SALAT 312 kcal

Zutaten: 300 g Brokkoli, 2 Tomaten, 2 Jungzwiebeln, 5 Oliven, 1 Knoblauchzehe, 2 TL Kapern, 1 EL Essig, 1 EL Öl, Salz, Pfeffer, 50 g Sprossen, 30 g Parmesan.

Zubereitung: Brokkoli-Röschen 7 Min. garen, abschrecken. Für Dressing Tomaten würfeln, Zwiebeln und Oliven in Ringe schneiden, Knoblauch und Kapern hacken. Alles mit Essig, Öl, Salz und Pfeffer mischen. Über Brokkoli geben, ziehen lassen. Mit Sprossen vermischen, mit Parmesan bestreuen.

ABEND KOKOS-HUHN 309 kcal

Zutaten: 150 g Hühnerbrust, 1 TL Öl, Salz, 1 TL Ingwer, Chili, 50 g Lauch, 1 Karotte, 1 EL Koriander, 100 ml Kokosmilch, 50 ml Suppe.

Zubereitung: Huhn in Streifen schneiden, in Öl 5 Min. braten, Salz, geriebener Ingwer, Chili, klein geschnittenes Gemüse und Koriander kurz mitbraten, mit Kokosmilch und Suppe aufgießen, 4 Min. fertig köcheln.

2 X SNACKS

- 1 Mango. 134 kcal
- 1/2 Apfel und 1 Karotte reiben, mit 1 TL Honig und 1 TL Rosinen mischen. 114 kcal

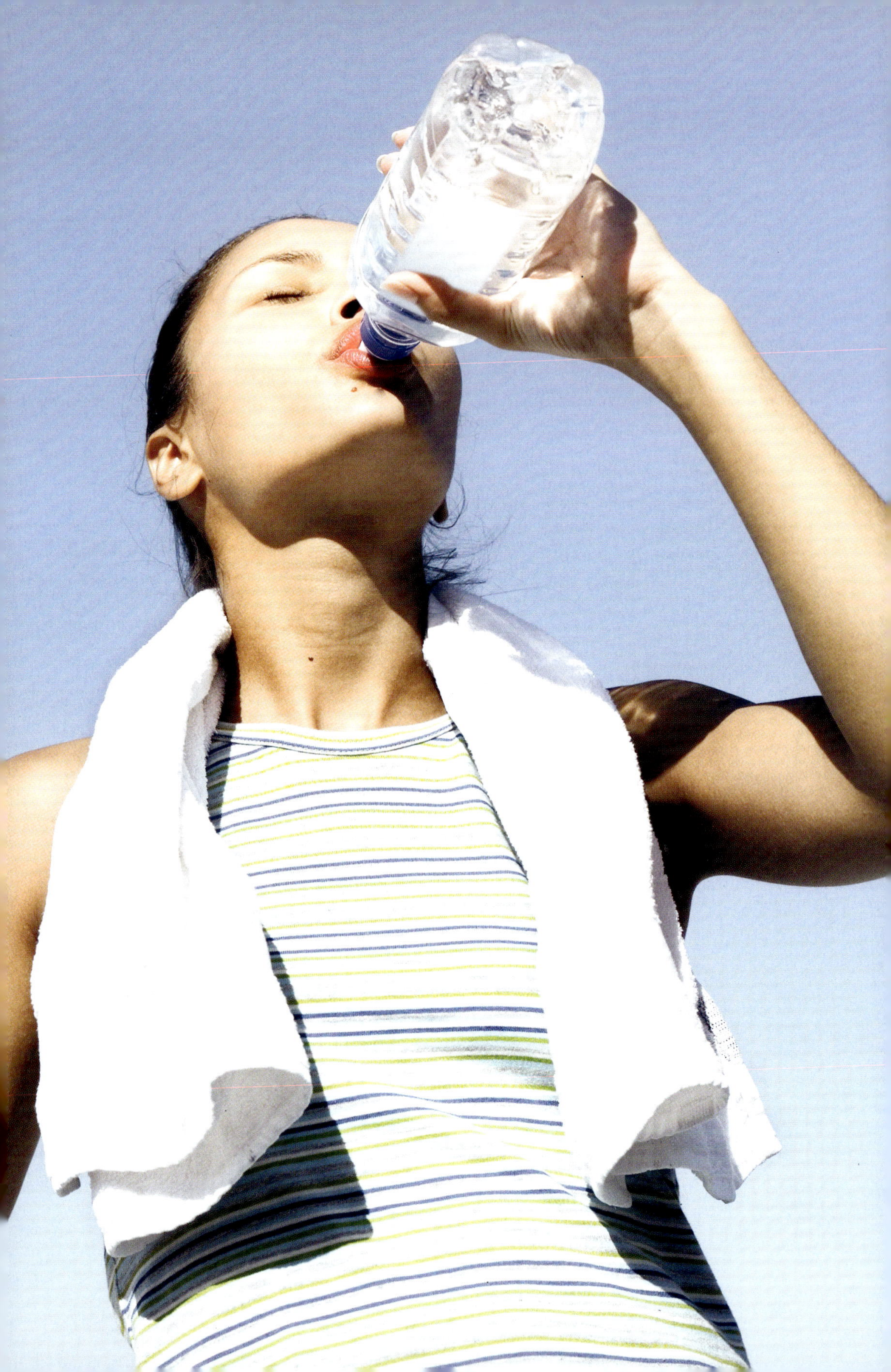

PSYCHO- & ANDERE TRICKS

Abnehmen beginnt – auch – im Kopf. Natürlich können Sie nicht alle der folgenden Punkte auf einmal befolgen. Lesen Sie sich aber immer wieder einmal durch, mit welchen einfachen Tricks das Abnehmen für Sie viel leichter wird. Mit der Zeit wird das eine oder andere für Sie vielleicht zur selbstverständlichen Routine ...

- Trinken Sie nach dem Aufstehen und eine Stunde vor jedem Essen ein Glas Wasser. Das füllt den Magen, verdrängt den Hunger, schwemmt die Schlacken aus und lässt die schlankheitsfördernden Ballaststoffe später zu üppigem Volumen aufquellen.

- Trinken Sie 2,5 bis 3 Liter Wasser, ungesüßte Früchte- und Kräutertees pro Tag, so spülen Sie Stoffwechselschlacken aus dem Körper.

- Trinken Sie mehrmals am Tag ein Glas Wasser mit einem Spritzer Zitronensaft – das fördert die Entschlackung!

- Öfters ein Glas heißes Wasser trinken, es kurbelt laut chinesischer Medizin den Stoffwechsel an.

- Sparen Sie mit Salz, es bindet die Flüssigkeit in den Zellen, schwemmt auf und verschlimmert Cellulite. Besser: Majoran-, Rosmarin- und Bio-Kräutersalz.

- Massieren Sie eine Minute lang die Akupressurpunkte in der Mitte der beiden Kniekehlen. Hilft bei Übergewicht und stärkt den Kreislauf. Öfter am Tag wiederholen!

• Hungerattacken per Fingerdruck bekämpfen: Mit der Kuppe des Zeigefingers den Punkt zwischen Oberlippe und Nase 90 Sekunden lang leicht massieren.

• Was scharf macht, kommt auch der Figur zugute: Chili, Pfeffer und Curry regen den Stoffwechsel an. Durch die verstärkte Durchblutung von Magen und Darm werden mehr Kalorien verbrannt.

• Gewöhnungsbedürftig, aber effektiv: Öfters zwischendurch ein Salbeiblatt kauen! Nimmt den Appetit auf Naschen und bekämpft zusätzlich Krankheitskeime.

• Knabbern beim Fernsehen? Popcorn enthält viel weniger Fett als Chips, dafür viel Vitamin B_1. Noch besser: Sonnenblumenkerne. Sie sind reich an Proteinen und Vitamin E.

• Tees mit Vanille-, Zimt- oder anderen süßen Aromen helfen bei plötzlichem Heißhunger auf Süßes. Diese Düfte wirken, mit Wasser verdünnt, auch in der Duftlampe.

• Sie gehen gern auf Partys? Trinken Sie zwischendurch immer doppelt so viel Mineralwasser wie Alkohol. Der enthält zwar kein Fett, aber jede Menge leere Kalorien, die großen Appetit auf Fettes machen.

• Um 15 Uhr sackt die Energiekurve ab und Sie bekommen oft Heißhunger auf Süßes. Trinken Sie einen Cappuccino! Das schaumige Kaffeegetränk schmeckt wie ein Dessert, hat aber nur 50 kcal.

• Ein Apfel kann Ihnen den Appetit auf Schokolade verderben. Die beiden Geschmacksrichtungen vertragen sich nämlich nicht besonders.

• Versuchen Sie es mit Homöopathie: Infikausal (zu bestellen in der Apotheke) soll die Sehnsucht nach Leckereien drosseln.

• Eiskalte Güsse unter der Dusche oder Rubbel-Massagen mit Eiswürfeln straffen das Bindegewebe – gut gegen Cellulite auf Po und Schenkeln!

• Salz- und Algenbäder (erhältlich in Drogerien) straffen Haut und Gewebe. Für raschen Erfolg: Alle drei Tage ein 20-Minuten-Bad nehmen.

• Zehn Minuten Sport trägt nicht nur zu Ihrem Wohlbefinden bei, sondern stoppt zudem den Appetit. Durch Sauerstoffüberschuss wird das Enzym Cholezystokinin ausgeschüttet und das schickt dem Gehirn die Nachricht: „Nicht hungrig!"

• Bauen Sie in Ihr Joggingprogramm 7-Sekunden-Sprints ein: eine Minute laufen, sieben Sekunden sprinten – nicht länger, nicht kürzer. Der Tempowechsel bringt die Fettverbrennung auf Touren.

• Auch im Schlaf können Sie Fettpölsterchen bekämpfen: Nehmen Sie vor dem Zubettgehen ein 10-minütiges Algenbad bei 38 Grad Wassertemperatur. Nicht abseifen und duschen! Es enthält Stoffe, die die Körperzellen für die Fettverbrennung benötigen.

• Wer zu wenig kaut, wird erst später satt. Denn erst nach 20 Minuten meldet der Magen dem Gehirn: „Ich bin satt!" Wenn Sie zu schnell essen, haben Sie bereits vor dieser Rückmeldung zu viel in sich hineingestopft. Die Faustregel: Gut kauen heißt 30-mal pro Bissen zubeißen.

• Blau senkt den Blutdruck und beruhigt. Von blauen Tellern essen Sie daher automatisch langsamer – und fühlen sich eher satt.

• Seelenmassage mit Diät-Effekt: Hören Sie während des Essens leichte klassische Musik – Sie essen bewusster, sind früher satt und der Darm entspannt sich bei Tafelmusik besser.

• Essen Sie öfters mal bei Kerzenlicht. US-Forscher haben herausgefunden, dass helles Licht den Appetit steigert.

• Essen Sie Salat als Vorspeise, so ist der Magen bereits gefüllt, wenn die Hauptspeise serviert wird, und Sie langen weniger zu.

• Gehen Sie nie hungrig einkaufen – Sie kaufen garantiert zu viel. Für diszipliniertes Shoppen hilft eine Einkaufsliste.

• Verbieten ist verboten. Naschkatzen, die sich Schokolade ganz verbieten wollen, programmieren so automatisch die nächste Nasch-Attacke.

KÜRBISTÜRMCHEN

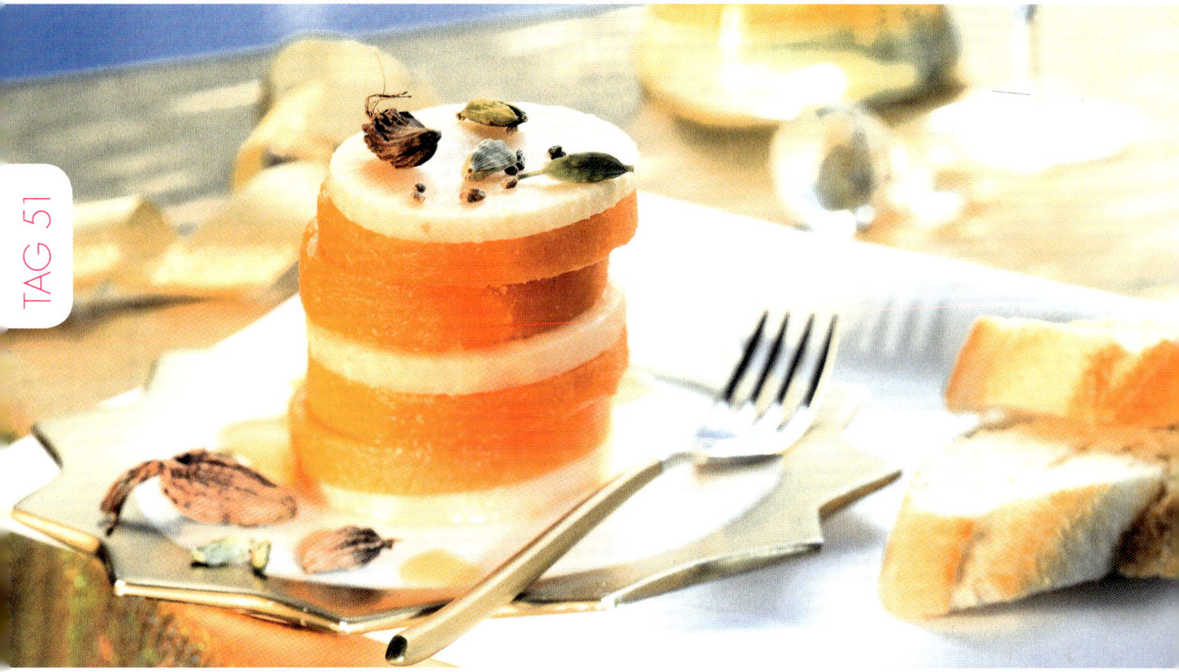

FRÜHSTÜCK BEEREN-MÜSLI 206 kcal

Zutaten: 150 g Himbeeren (TK), 150 g Magerjoghurt, 1 TL Honig, 2 EL Vollkornhaferflocken.

Zubereitung: Beeren auftauen, mit restlichen Zutaten mischen.

MITTAG SCHINKENROLLE 325 kcal

Zutaten: 2 Frühlingszwiebeln, 200 g Ananas, 50 g Sojasprossen, 2 EL Magerjoghurt, 1 TL Öl, 2 EL Zitronensaft, Salz, Curry, 100 g Putenschinken.

Zubereitung: Zwiebel und Ananas klein schneiden, mit Sprossen, Joghurt, Öl, Zitronensaft und Gewürzen verrühren, in Schinken einrollen.

ABEND KÜRBISTÜRMCHEN 332 kcal

Zutaten: 250 ml klare Gemüsesuppe, 2 TL zerdrückte Kardamomsamen, 1/2 kg Muskatkürbis, 1/2 Sellerieknolle, 1 TL Butter, Salz.

Zubereitung: Suppe mit 1 TL Kardamom aufkochen. Kürbis und Sellerie in Scheiben (1 cm) schneiden, daraus wiederum Scheibchen mit 7 cm Durchmesser ausstechen. Kürbisscheiben 10 Min. in Suppe köcheln lassen. Selleriescheiben und Butter in Salzwasser 20 Min. garen. Kürbis- und Selleriescheiben in Auflaufform übereinander schichten, mit Suppe übergießen. Im vorgeheizten Rohr bei 160 °C 15 Min. backen.

2 X SNACKS

- 1 Knäckebrot mit 2 EL Hüttenkäse, 3 Radieschen in Scheiben und 1 EL Kresse belegen. 98 kcal
- 100 g Weintrauben. 74 kcal

HAMBURGER

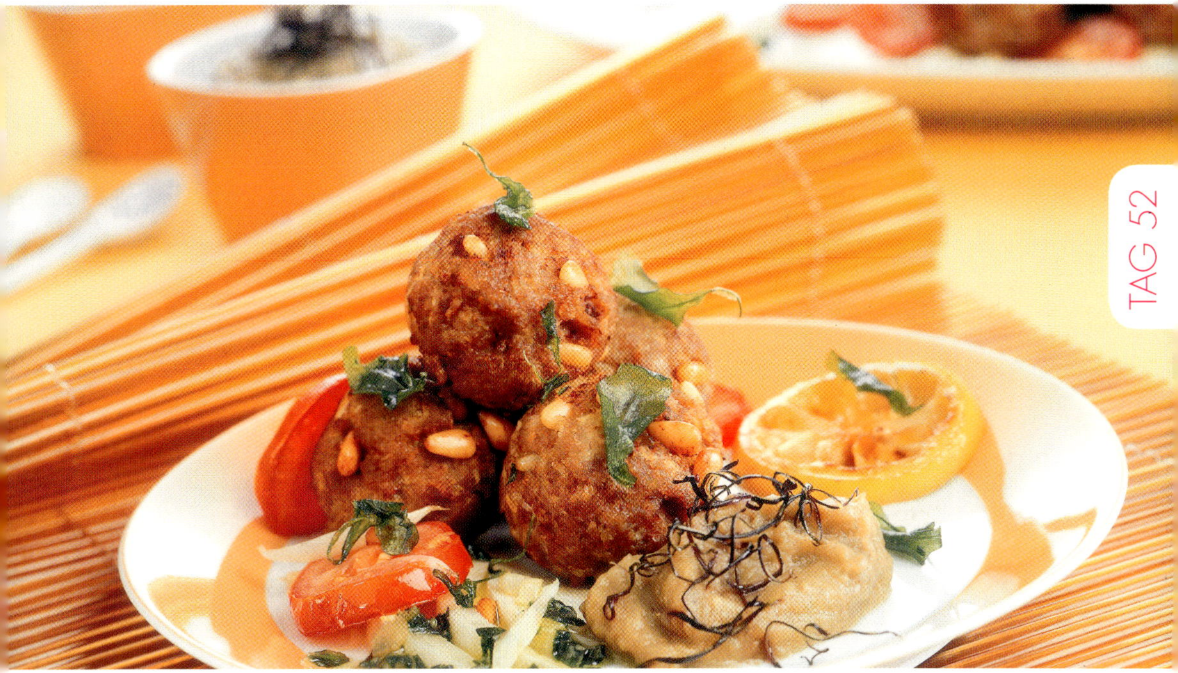

FRÜHSTÜCK QUICHES 164 kcal

Zutaten: 100 g TK-Spinat, 1 Ei, 30 g geriebener Edamer, 1 geh. Frühlingszwiebel, 2 Spritzer Tabascosauce.

Zubereitung: Aufgetauten Spinat mit restlichen Zutaten vermischen, in Papierbackförmchen füllen, im vorgeheizten Rohr bei 180 °C 20 Min. backen.

MITTAG KÄSEPAPRIKA 254 kcal

Zutaten: 1 Paprika, 200 g Hüttenkäse, 10 g geriebener Edamer, 5 Kirschtomaten, 1 EL geh. Basilikum.

Zubereitung: Paprika halbieren, entkernen. Restliche Zutaten vermischen, in Paprikahälften füllen.

ABEND HAMBURGER 358 kcal

Zutaten: 1 Melanzani, Salz, 1 Knoblauchzehe, 150 g faschiertes Rinderfilet, 1/2 Zwiebel, Pfeffer, 1 TL Pinienkerne, 1 Eiklar, 2 TL Öl, 1 Tomate, 1 EL Basilikum.

Zubereitung: Melanzani in Scheiben schneiden, mit zerdrücktem Knoblauch und Salz ziehen lassen, pürieren. Faschiertes mit klein gehackter Zwiebel, Salz, Pfeffer, Pinienkernen und Eiklar zu Bällchen kneten, in Öl rundum 10 Min. braten. Tomatenhälften die letzten 5 Min. mitbraten. Mit Püree und Basilikum anrichten.

2 X SNACKS

- 1 hart gekochtes Ei und 1 Tomate achteln, salzen. 102 kcal
- 1 großen Apfel in Scheiben schneiden, mit 1 EL Honig bestreichen. 95 kcal

BULGUR-SALAT

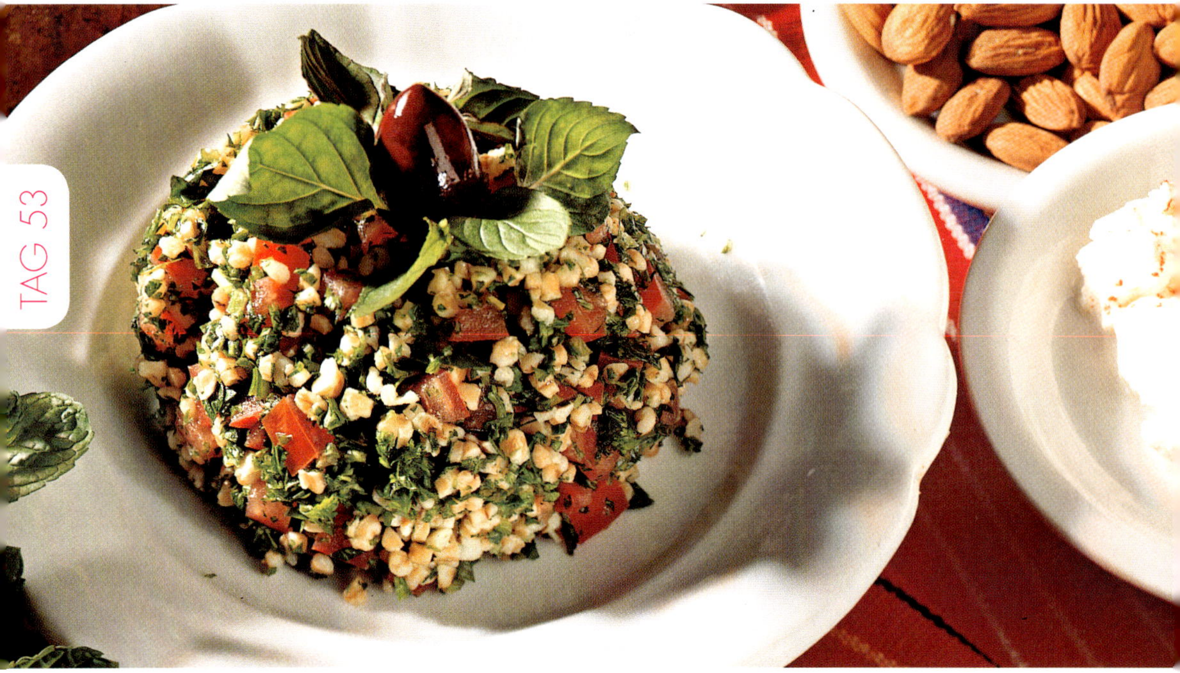

FRÜHSTÜCK FEIGENTOAST 216 kcal

Zutaten: 1 frische Feige, 50 g Magertopfen, 1/2 TL Honig, 1 Prise Zimt, 2 Vollkorntoasts.

Zubereitung: Feige abziehen, in Scheiben schneiden. Topfen, Honig und Zimt verrühren. Toast damit bestreichen, mit Feigen belegen.

MITTAG BULGUR-SALAT 329 kcal

Zutaten: 60 g Bulgur, 1 Tomate, 1 Knoblauchzehe, 4 EL gehackter Petersil, 2 EL gehackter Schnittlauch, 1 TL gehackte Minze, 1 EL Zitronensaft, 2 TL Olivenöl, Salz, Pfeffer.

Zubereitung: Bulgur in 100 ml Salzwasser 5 Min. kochen. Vom Herd nehmen, zugedeckt 15 Min. quellen lassen. Tomate würfeln, Knoblauch fein hacken. Bulgur, Tomaten, Knoblauch, Kräuter, Zitronensaft und Öl vermischen. Salzen, pfeffern und etwas durchziehen lassen.

ABEND ANANAS-HUHN 332 kcal

Zutaten: 170 g Hühnerbrust, 1 TL Öl, 1 Paprika, 2 Scheiben Ananas, Salz, Cayennepfeffer.

Zubereitung: Huhn in Streifen schneiden, in Öl 5 Min. braten, Paprika und Ananas würfeln, zugeben, weitere 5 Min. braten, würzen.

2 X SNACKS

- 1/2 Apfel und 1 Karotte raspeln, mit 1 TL Honig mixen. 130 kcal
- 30 g getrocknete Marillen. 103 kcal

MUSCHELN MATROSENART

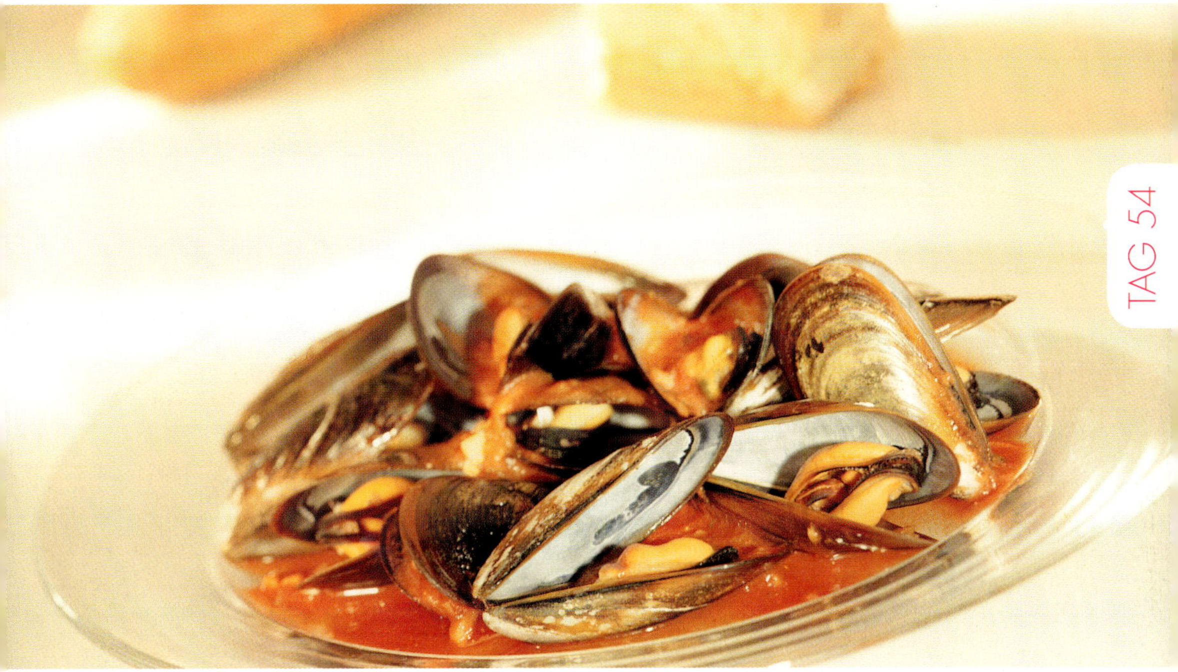

FRÜHSTÜCK LACHSTOAST 232 kcal

Zutaten: 2 Scheiben Vollkorntoast, 2 TL Apfelkren, 30 g Räucherlachs, 4 Gurkenscheiben, 1 TL gehackte Dille.

Zubereitung: Toast mit Kren bestreichen, mit Lachs und Gurke belegen, Dille darüber streuen.

MITTAG NUDEL-SALAT 306 kcal

Zutaten: 50 g Vollkornnudeln, Salz, 200 g Zucchini, 30 g Räucherlachs, 50 ml Suppe, 1 EL Senf, 2 EL Essig, Pfeffer, 1 TL Kapern, 100 g Rucola.

Zubereitung: Nudeln in Salzwasser kochen. Zucchini und Lachsstreifen in feine Streifen schneiden, untermischen. Suppe, Senf, Pfeffer, Kapern und Essig verrühren, über Salat gießen.

ABEND MUSCHELN MATROSENART 268 kcal

Zutaten: 1 Frühlingszwiebel, Knoblauch, 2 TL Öl, 1/2 Suppenwürfel, 1 EL Tomatenmark, Salz, Pfeffer, 500 g Miesmuscheln, 250 ml Tomatensaft.

Zubereitung: Zwiebel und Knoblauch hacken, in Öl anrösten. Mit Suppenwürfel, Tomatenmark, Salz und Pfeffer in 1/4 l Wasser aufkochen. Muscheln unter Fließwasser bürsten (nur geschlossene verwenden!), zugeben. Zugedeckt 5 Min. köcheln. Suppe mit Tomatensaft aufgießen, heiß werden lassen.

2 X SNACKS

- 3 Scheiben Ananas mit 1 EL Müsli bestreuen. 143 kcal
- 250 ml Tomatensaft mit Tabasco und Schnittlauch anrichten. 52 kcal

CAESAR-SALAT

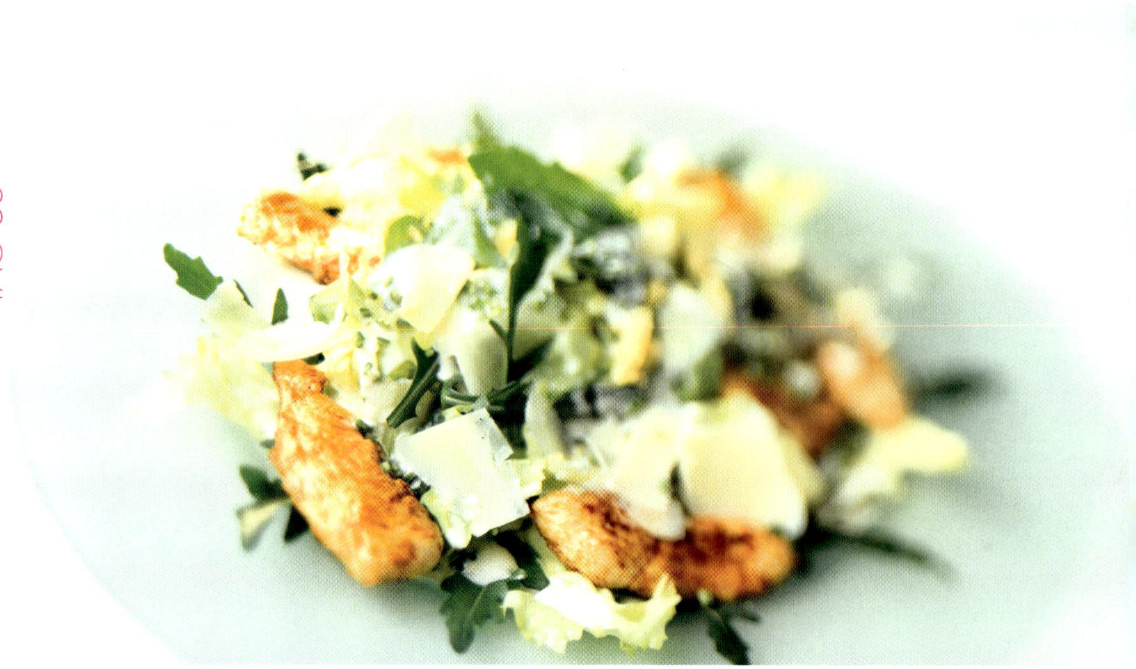

FRÜHSTÜCK	KÄSEWECKERL	239 kcal

Zutaten: 1 Vollkornweckerl, 1/2 TL Butter, 20 g Edamer, 3 Radieschen, 2 EL Kresse.

Zubereitung: Weckerl mit Butter bestreichen, mit Käse, in Scheiben geschnittenen Radieschen und Kresse belegen.

MITTAG	CAESAR-SALAT	329 kcal

Zutaten: 50 g Hühnerbrust, Salz, Pfeffer, Curry, 1 TL Öl, 50 g Salatmix, 1 EL Parmesan. Marinade: 2 EL Sauerrahm, 1/2 TL Sardellenpaste, 1 EL Essig, 1 TL Öl, 1 zerdrückte Knoblauchzehe, 1 EL Parmesan.

Zubereitung: Huhn in Streifen schneiden, würzen, in Öl 5 Min. braten. Auf Salat anrichten. Marinade verrühren, über Salat gießen, mit Parmesan bestreuen.

ABEND	RUMPSTEAK	320 kcal

Zutaten: 200 g Brokkoli, Salz, 2 Tomaten, 150 g Rumpsteak, Pfeffer, 1 TL Öl.

Zubereitung: Brokkoli in Salzwasser 10 Min. dünsten, halbierte Tomate im vorgeheizten Rohr 10 Min. bei 200 °C grillen. Steak in Öl von jeder Seite 3 Min. braten, pfeffern, salzen. Gemeinsam anrichten.

2 X SNACKS

- 1 Ecke Schmelzkäse pikant mit Pfeffer bestreuen. 135 kcal
- 250 g Magerjoghurt und 100 ml Mineralwasser mixen. 92 kcal

GARNELEN-FISCH-TOPF

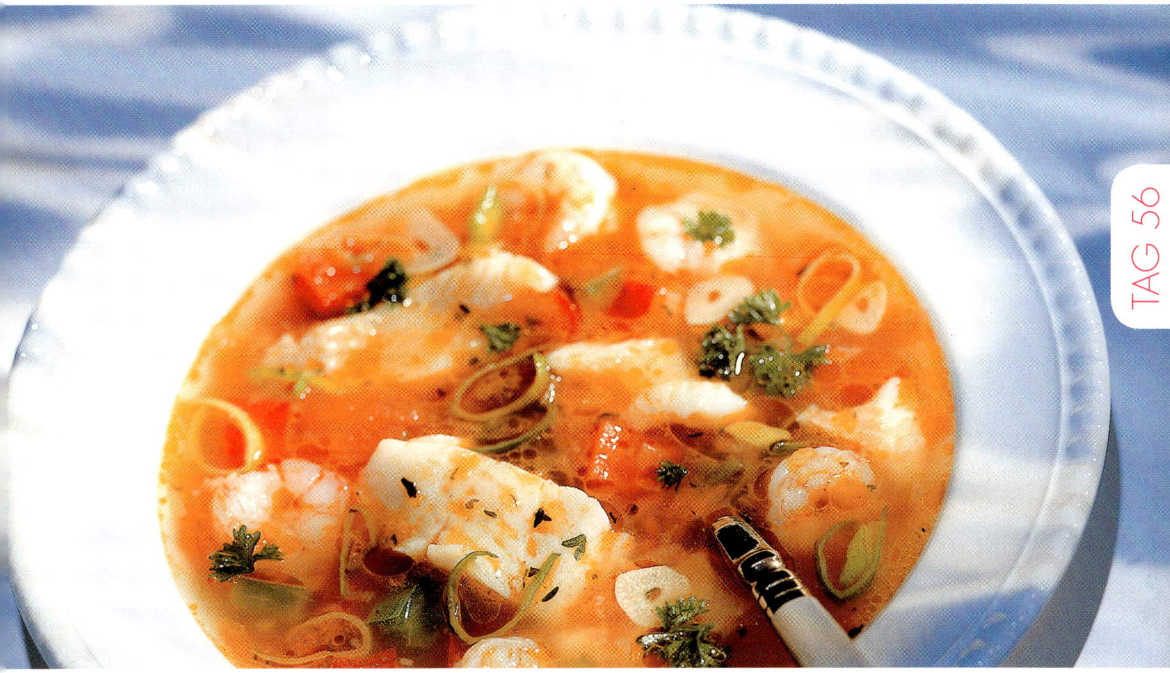

TAG 56

FRÜHSTÜCK MELONEN-FLAKES 235 kcal

Zutaten: 150 g Zuckermelone, 1 TL Honig, 150 g Magerjoghurt, 30 g Cornflakes.

Zubereitung: Melone in kleine Stücke schneiden, mit Joghurt und Honig vermischen. Mit Cornflakes bestreuen.

MITTAG LINSEN-NUDEL-SALAT 304 kcal

Zutaten: 40 g Nudeln, Salz, 30 g rote Linsen, 100 ml Suppe, 1/4 Zwiebel, 2 Tomaten, 1 TL Essig, 1 TL Öl, Pfeffer.

Zubereitung: Nudeln in Salzwasser, Linsen in Suppe kochen. Mit klein geschnittenen Zwiebeln und Tomaten mischen, mit Essig, Öl und Pfeffer marinieren.

ABEND GARNELEN-FISCH-TOPF 323 kcal

Zutaten: 50 g Lauch, 1 Paprika, 1 Tomate, 1/2 Zwiebel, 1 Knoblauchzehe, 1 TL Olivenöl, 300 ml Gemüsesuppe, Salz, Pfeffer, 150 g Kabeljaufilet, 100 g Garnelen, 1 EL gehackter Petersil.

Zubereitung: Lauch in Scheiben, Paprika in Streifen, abgezogene Tomate in Stücke schneiden. Zwiebel und Knoblauch hacken, in Öl braten. Lauch, Paprika, Tomate und Suppe dazugeben. Salzen und pfeffern. 10 Min. kochen. Fisch in Stücke schneiden und mit Garnelen in die Suppe geben, ca. 7 Min. köcheln lassen.
Mit Petersil garnieren.

2 X SNACKS

- 400 g Zuckermelone. 100 kcal
- 1/2 Avocado und 50 g Hüttenkäse. 114 kcal

LINSEN-TOPF

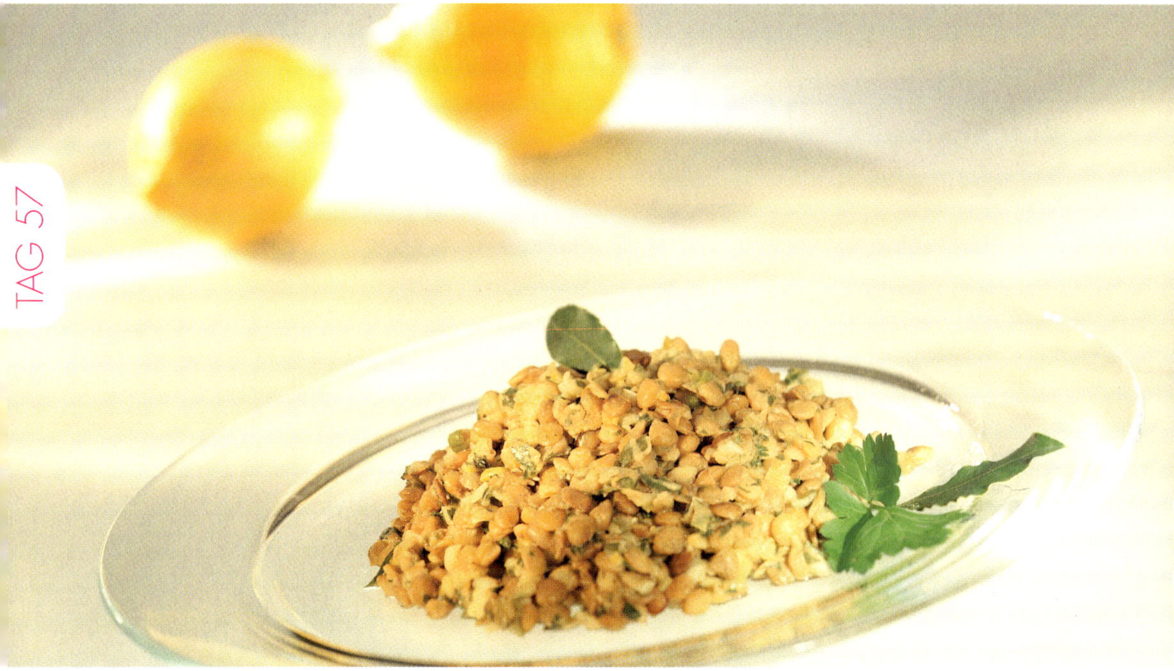

TAG 57

FRÜHSTÜCK GEGRILLTE BANANE 214 kcal

Zutaten: 1 kleine Banane, 2 TL Honig, 2 Walnusskerne.

Zubereitung: Banane schälen, der Länge nach halbieren, mit Honig bestreichen, mit gehackten Nüssen bestreuen. Im vorgeheizten Rohr bei 200 Grad 5 Minuten grillen.

MITTAG SCHINKEN-SALAT 325 kcal

Zutaten: 150 g Putenschinken, 50 g Champignons, 1/2 Paprikaschote, 200 g Salatmix, 5 gefüllte Oliven. Dressing: 1 EL Essig, je 1 TL Öl, Tomatenmark und Kapern, 1/4 geh. Zwiebel, Tabasco, Pfeffer, Salz.

Zubereitung: Schinken, Champignons und Paprika klein schneiden, mit Oliven auf Salat geben, mit Dressing übergießen.

ABEND LINSEN-TOPF 300 kcal

Zutaten: 120 g Linsen, 1 Frühlingszwiebel, 1 Lorbeerblatt, 1 Knoblauchzehe, Thymian, 2 EL gehackte Petersilie, 2 EL Suppe, 1 EL Zitronensaft, 1 EL Sauerrahm, Salz, Pfeffer.

Zubereitung: Linsen eine Stunde in 1/8 l Wasser einweichen. Gehackte Zwiebel und Knoblauch mit Kräutern anrösten, mit Suppe und Zitronensaft aufkochen, Linsen dazugeben, 1/2 Stunde garen. Würzen, mit Rahm und eventuell etwas Zitronensaft abschmecken.

2 X SNACKS

- 1 Banane mit 100 g Buttermilch mixen. 153 kcal
- 200 ml Tomatensaft mit Tabasco mixen, dazu 2 Vollkornknäcke. 115 kcal

CARPACCIO

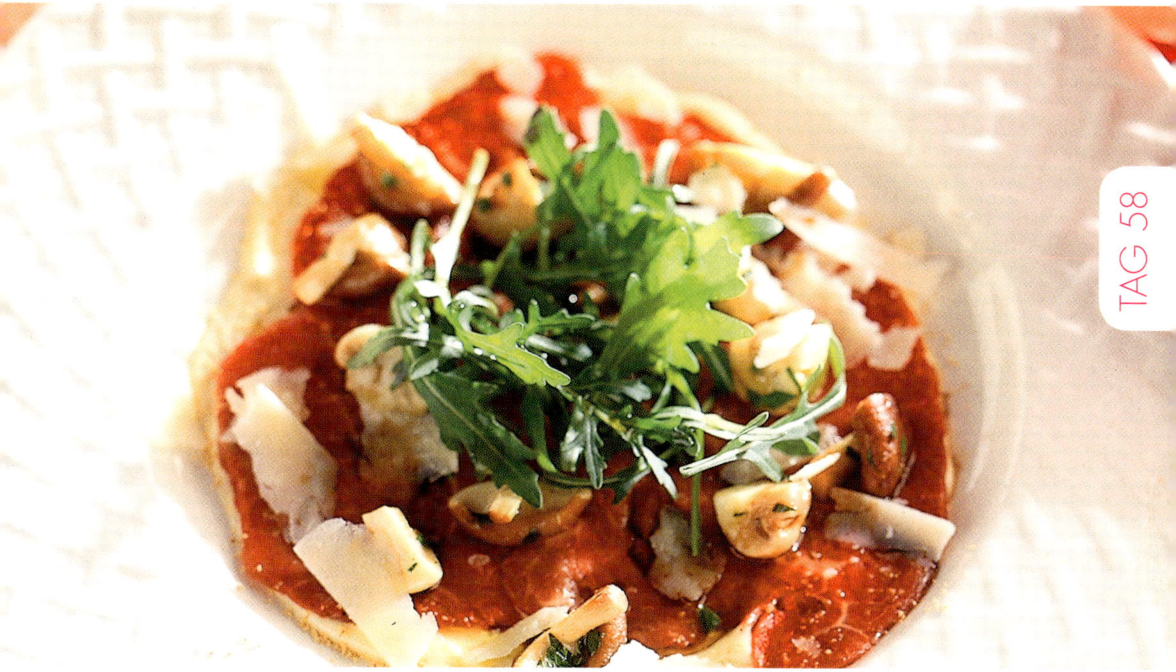

FRÜHSTÜCK HAM & EGGS 232 kcal

Zutaten: 30 g Frühstücksspeck, 1 Ei, Salz, 175 ml Tomatensaft.

Zubereitung: Speck braten, Ei stocken lassen. Dazu Saft trinken.

MITTAG CARPACCIO 281 kcal

Zutaten: 2 TL Öl, 1 EL Rotwein, 1 Knoblauchzehe, Pfeffer, Salz, 100 g Rinderfilet, 50 g Salat-Mix, 10 g Parmesanflocken, 50 g Dosenchampignons, 1 EL Essig.

Zubereitung: 1 TL Öl, Wein, zerdrückten Knoblauch, Salz und Pfeffer verrühren, Fleisch darin kalt stellen. Mindestens vier Stunden marinieren. Beidseitig 5 Min. grillen, in dünne Scheiben schneiden. Auf Salat anrichten, mit Parmesan, klein geschnittenen Champignons und Marinade aus Salz, Essig und 1 TL Öl beträufeln.

ABEND PAPRIKA-HUHN 332 kcal

Zutaten: 1 roter Paprika, 1 kleine Zwiebel, 3 TL Öl, 200 g Hühnerbrust, Salz, Pfeffer, Basilikum, 100 g Kirschtomaten.

Zubereitung: Paprika in dicke Streifen, Zwiebel in Ringe schneiden, auf Backblech mit 2 TL Öl beträufeln, im vorgeheizten Rohr bei 180 °C 20 Min. backen. Huhn in 1 TL Öl 10 Min. braten, salzen, pfeffern, mit Paprika und Basilikum anrichten. Mit halbierten, gesalzenen Kirschtomaten garnieren.

2 X SNACKS

- 150 g Weintrauben. 111 kcal
- 1/2 Gurke in Scheiben in 4 EL Hüttenkäse dippen. 114 kcal

KARTOFFEL-ZUCCHINI-AUFLAUF

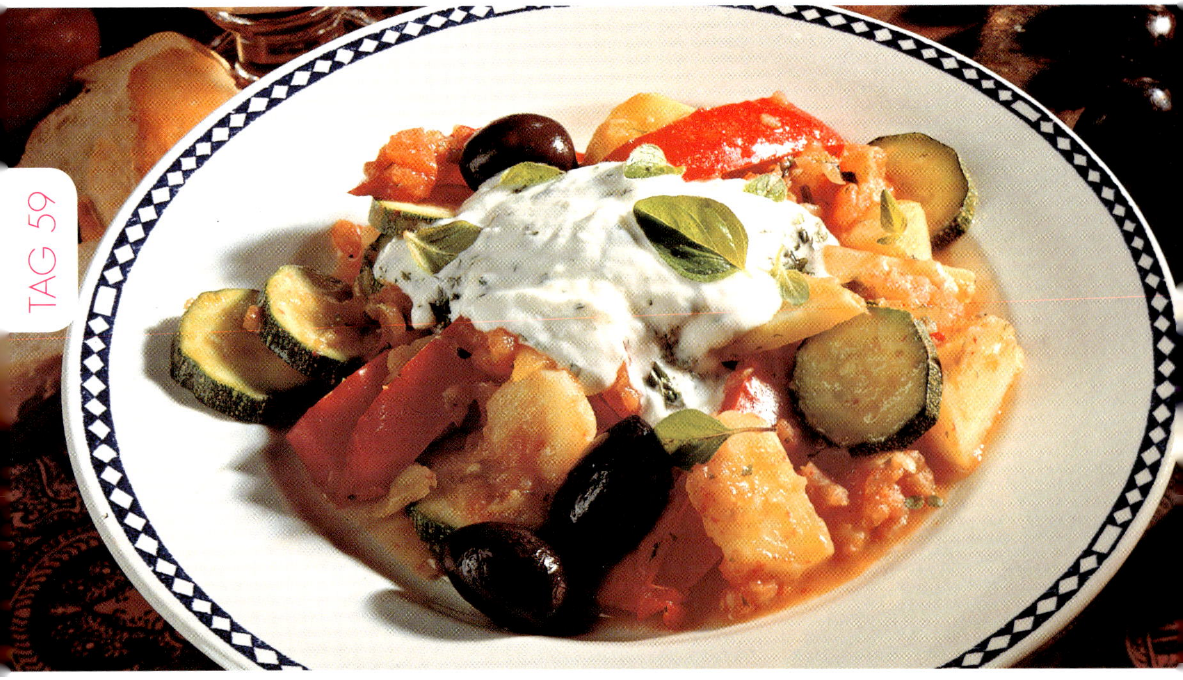

FRÜHSTÜCK SCHAFKÄSE-TOAST 220 kcal

Zutaten: 1 Vollkorntoast, 30 g Schafkäse, 100 g Gurke, 1 Birne.

Zubereitung: Toast mit geriebenem Käse bestreuen, im Ofen 7 Minuten überbacken. Dann mit Gurkenscheiben belegen. Birne danach essen.

MITTAG MELONEN-HUHN-SALAT 316 kcal

Zutaten: 300 g Melone, Saft von 1/2 Orange, 1 EL Zitronensaft, 1 TL gehackte Minze, 50 g Rucola, 150 g Hühnerfilet, 1 Prise Cumin, 1 Prise Chili, 1 TL Olivenöl, Salz.

Zubereitung: Melone würfeln. Mit Orangen-, Zitronensaft, Minze und Rucola vermischen. Hühnerfilet streifig schneiden, mit Cumin, Chili und Salz würzen. In einer beschichteten Pfanne in Öl braten. Fleisch auf Salat anrichten.

ABEND KARTOFFEL-ZUCCHINI-AUFLAUF 324 kcal

Zutaten: 1 Kartoffel, 1 Paprika, 1 Tomate, 100 g Zucchini, 1/2 Zwiebel, 1 Knoblauchzehe, 2 TL Olivenöl, je 1 Prise Cumin, Koriander und Chili, 100 ml Suppe, 3 EL Magerjoghurt, 1 TL geh. Petersil, 4 Oliven.

Zubereitung: Kartoffel und Zucchini in Scheiben, Paprika in Streifen, abgezogene Tomate in Würfel schneiden. Zwiebel und Knoblauch hacken, in einem Topf in Öl braten. Kartoffel, Paprika, Gewürze und Suppe dazugeben, zugedeckt 15 Min. kochen. Tomate und Zucchini dazugeben, 6 Min. köcheln lassen. Mit Joghurt, Petersil und den Oliven garnieren.

2 X SNACKS

- 100 g Erdbeeren, 100 g Magerjoghurt und 1 TL Honig mischen. 92 kcal
- 1 Eckerlkäse auf 2 Stangen Sellerie verstreichen. 145 kcal

PENNE MIT GEMÜSESUGO

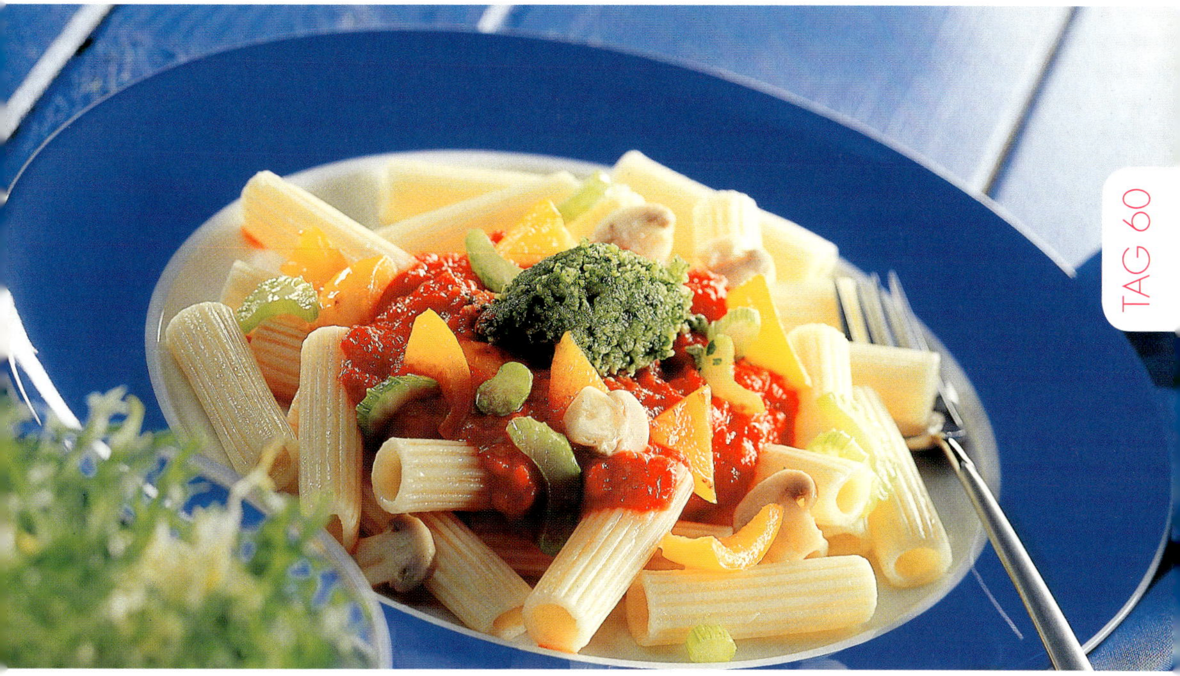

FRÜHSTÜCK KÄSE-TOMATEN-BROTE 233 kcal

Zutaten: 20 g fein geriebener Parmesan, 40 g Magertopfen, 2 Knäckebrote, 1 Tomate, Salz, Pfeffer.

Zubereitung: Parmesan mit Topfen verrühren. Die Creme salzen und pfeffern und die Brote damit bestreichen. Mit Tomatenscheiben belegen.

MITTAG LACHS MIT SALATHERZEN 325 kcal

Zutaten: 2 Salatherzen, 1 TL Öl, 3 EL Suppe, 150 g Räucherlachs, 1 Vollkorntoast. Marinade: je 1 EL Dill, Senf und Suppe.

Zubereitung: Äußere Salatblätter entfernen, halbierte Herzen mit Schnittfläche nach unten in Öl anbraten, mit Suppe aufgießen, zugedeckt 2 Min. dünsten. Mit Lachs, angerührter Marinade und Brot anrichten.

ABEND PENNE MIT GEMÜSESUGO 367 kcal

Zutaten: 50 g Penne, 1/2 Paprika, 1 Selleriestange , 50 g Champignons, 2 Tomaten, 2 EL geh. Zwiebel, 1 Knoblauchzehe, 1 TL Olivenöl, 1/4 Brokkoli, je 2 EL geh. Petersil und Basilikum, 1 TL geh. Oregano, 1 TL ger. Parmesan, 1 TL Zitronensaft, Salz, Pfeffer.

Zubereitung: Penne kochen, Paprika, Sellerie, Pilze und abgezogene Tomaten würfeln. Zwiebel und gehackten Knoblauch in Öl anbraten. Paprika, Sellerie, Pilze und Brokkoliröschen dazugeben, anbraten. Tomaten zugeben und würzen. 8 Minuten kochen. Kräuter, Parmesan und Zitronensaft vermischen. Gekochte Penne mit Sugo vermischen. Kräuterpesto darauf geben.

2 X SNACKS

- 1 Weizenknäcke mit 1 TL Honig und 1 TL geh. Walnüssen garnieren. 85 kcal
- 1/2 Avocado mit 1 EL Zitronensaft, Salz und Pfeffer mit Gabel vermengen, dazu 1 Chicorée. 84 kcal

DAS WELLNESS-WEEKEND

Wichtig für Ihren Abnehmerfolg ist es unter anderem, dass Sie anfangen, sich selbst zu mögen und schön zu finden. Deshalb tut es gut, nach einer erfolgreich absolvierten Diätphase ein Wochenende einzulegen, an dem Sie nichts anderes tun, als sich selbst zu verwöhnen und zu verschönern. Ein wahrer Balsam für Körper und Seele! Hier der Ablauf für Ihr Wellness-Weekend daheim:

Freitag

17 Uhr. Nach einer anstrengenden Arbeitswoche werden erst einmal die Verspannungen gelöst: Nackenverspannungen sind häufige Nebenwirkungen eines stressigen Arbeitslebens. Der „Schulterkuss" vertreibt sie: Schulter nach unten und dann so weit wie möglich nach hinten ziehen. Kopf lang machen und Kinn in Richtung Schlüsselbein drücken. 10 x.

18 Uhr. Abschalten: Geistige Anspannung wird durch eine Yoga-Übung weggefegt: Legen Sie sich mit dem Rücken auf den Boden, die Beine etwa einen halben Meter gespreizt, die Hände einen Viertelmeter vom Körper. Die Handflächen zeigen nach oben. Oberschenkel, Knie und Zehen sind nach außen gerichtet. Atmen Sie tief und fühlen Sie, wie Sie bei jedem Atemzug tiefer versinken, Ihr Körper in den Boden hinein zu schmelzen scheint.

19 Uhr. Zum Abendessen eine leichte entwässernde Suppe essen, etwa Gazpacho Andaluz.
Zutaten: 50 g helles Landbrot ohne Rinde, 2 Gurken, 1/2 rote Pfefferoni, 350 g Tomaten, 1/2 Zwiebel,
1 Knoblauchzehe, 1 Teelöffel Paprika,
1 kleine Prise Kreuzkümmelpulver,
3 Esslöffel kaltgepresstes Olivenöl,

2 Esslöffel Sherry-Essig, 1,5 dl Tomatensaft.
Brot mit Warmwasser beträufeln, quellen lassen. Gurken schälen, halbieren, entkernen, Pfefferoni halbieren. Alles Gemüse grob zerkleinern. Brot gut auspressen, mit Gemüse, Knoblauch und Gewürzen im Mixer pürieren. Olivenöl dazugießen, dabei weiter mixen. Essig beifügen, Suppe mit Tomatensaft zur gewünschten Konsistenz verdünnen. Salzen, pfeffern, 2 Stunden kalt stellen. Wellness-Vorteil: Lässt sich wunderbar am Vortag zubereiten!

21 Uhr. Ein Feuchtigkeitskick für die Haut – ideale Do-it-yourself-Maske bei trockener Haut: Eine Banane zerdrücken und mit 2 Esslöffel Topfen zu einem festen Brei verrühren. 15 Minuten Einwirkzeit. Von der PC-Arbeit gequälte Augen freuen sich, wenn Sie zur Beruhigung zwei warme Schwarztee-Beutel auflegen.

Samstag

9 Uhr. Ein ausgiebiges Milchbad verleiht Babyhaut und ein Gefühl von Luxus. Milch ist ein altbewährtes Hausmittel für glatte Haut. Für ein Vollbad benötigen Sie 2 Liter davon. Einen besonderen Schimmer bekommt die Haut, wenn Sie zusätzlich eine Kaffeetasse Bienenhonig beifügen.

10 Uhr. Thalasso-Anwendung gegen unerwünschte Dellen an Oberschenkeln und Po: Eine Algenpackung (in Parfümerien, Reformhäusern und Apotheken) strafft die Oberschenkel sichtbar. Die Meerespflanze bringt nämlich den Fettstoffwechsel auf Touren. Mit Klarsichtfolie umwickeln und ungefähr 45 Minuten einwirken lassen.

11 Uhr. Probieren Sie statt des üblichen Butterbrots oder Kipferls in der Früh ein entgiftendes Obstfrühstück. Melonen, Granatäpfel, Ananas und Erdbeeren kurbeln nicht nur die Verdauung an. Granatäpfel und Ananas enthalten obendrein pflanzliche Hormone, die den Alterungsprozess auf natürliche Weise verzögern.

13 Uhr. Festigung des Bindegewebes von innen heraus: Fisch und Meeresfrüchte sind eine äußerst gesunde Eiweißquelle und Sie essen sich auch straff damit. Köstlich: Tintenfisch-Salat. Ebenfalls fettarm: Muscheln, Seezunge, Garnelen.

15 Uhr. Saure Milchprodukte sorgen für einen makellosen Teint, indem sie die Darmflora auf Vordermann bringen. Erfrischend und gesund: 1/2 Liter Kefir mit 1/2 Liter gekühltem Mineralwasser aufspritzen.

16 Uhr. Stressfreie Tage sind die ideale Voraussetzung, um Neues auszuprobieren: etwa Dinner-Canceling. Dass das Streichen des Abendessens jung hält wie kaum etwas anderes, ist eine der wichtigsten Erkenntnisse der Anti-Aging-Forschung. Verzichten Sie heute also einmal probeweise ab 4 Uhr nachmittags auf jede weitere Kost. Dass Sie dann schlafen wie ein Baby und sich am Morgen ausgeruht fühlen wie lange nicht, liegt am Reparatureffekt des Dinner-Cancelings. Schnappen Sie sich zum Ausgleich ein Buch, das Ihnen so richtig Gusto auf ein gesünderes, bewussteres Leben macht. Die entschärfte Variante: Essen Sie spätestens um 19 Uhr einen gerösteten Apfel mit etwas Honig.

17 Uhr. Bodyforming in den eigenen vier Wänden: Die deutsche Wellness-Ikone Jennifer Wade empfiehlt dazu hocheffektive Übungen.

1.
5 Minuten Aufwärmen mit der Springschnur.

2.
Bruststraffung: Rückenlage, Beine angewinkelt aufgestellt. Im Ausatmen Ellenbogen zueinander führen, sodass die Unterarme ein V bilden.
10 x, 3 Durchgänge.

3.
Bauchmuskeln: Rückenlage. Führen Sie Kopf und Knie so weit wie möglich zusammen, Bauch anspannen!
10 x, 3 Durchgänge.

4.
Beinkräftigung: Das Bein rechtwinkelig beugen und nach hinten ziehen.
5 x pro Seite, 3 Durchgänge.

Sonntag

9 Uhr. Der morgendliche Frischekick der Hollywood-Diven: Reiben Sie Ihr Gesicht mit einer Hand voll Eiswürfel ab, bis es so richtig kribbelt. Die Kältebehandlung fördert die Durchblutung und lässt die Gesichtshaut rosig strahlen.

10 Uhr. Kleine Einweisung in die Kneipp'sche Kunst des Trockenbürstens: Bevor Sie unter die Dusche steigen, reiben Sie Ihren Körper mit einem Sisalhandschuh ab. Das steigert die Durchblutung und löst abgestorbene Hautschuppen ab. Beginnen Sie an den Armen und rubbeln Sie in Richtung Brust weiter. Anschließend Beine und Bauch bearbeiten. Den Busen immer in leicht kreisenden Bewegungen massieren. Die Haut darf leicht erröten, sollte allerdings nicht brennen.
Körperpeeling unter der Dusche: 50 ml Olivenöl und 40 Gramm Meersalz mischen, den Körper damit abreiben.

11 Uhr. Nach einem lauwarmen Fußbad ist die Fußhaut weich genug, um die Hornhaut mit einem Bimsstein (besser als Hornhautschleifer!) mühelos zu entfernen. Mit Balsam eincremen: Eine Mischung aus 1 Esslöffel Olivenöl und 1 Teelöffel Zitronensaft lässt die Fußhaut, regelmäßig angewendet, babyzart werden.

15 Uhr. Eine einstündige Walking-Tour ist nicht nur ein effektives Programm für Hüften und Oberschenkel. Wer zusätzlich zu Walking-Stöcken greift, fordert auch die Arm- und Brustmuskulatur und steigert den Energieverbrauch obendrein um ein weiteres Drittel. Der Straff-Effekt für Ihre Beine lässt sich unter Umständen noch erhöhen, indem Sie vor dem Sport Cellulite-Creme auftragen. Nach dem Walken stretchen!

16 Uhr. Ihr Körper braucht nach dem schweißtreibenden Ausdauersport spezielle Nährstoffe (Elektrolyte). Der beste Durstlöscher nach dem Kreislauftraining ist ein mit Wasser verdünnter Apfelsaft im Verhältnis 4:1.

17 Uhr. Verwöhnen Sie Ihr Haar mit einer Maske: Eine Eigelb-Packung führt auf natürliche Art Nährstoffe zu und macht es weich und glänzend: Verrühren Sie je nach Haarlänge ein bis zwei Eigelb mit einem Esslöffel Weizenkeimöl. Massieren Sie den Mix ins feuchte Haar ein. Darüber kommen eine Plastikschicht und ein Frotteehandtuch. Eine Stunde einwirken lassen.

SCHWEINSMEDAILLONS

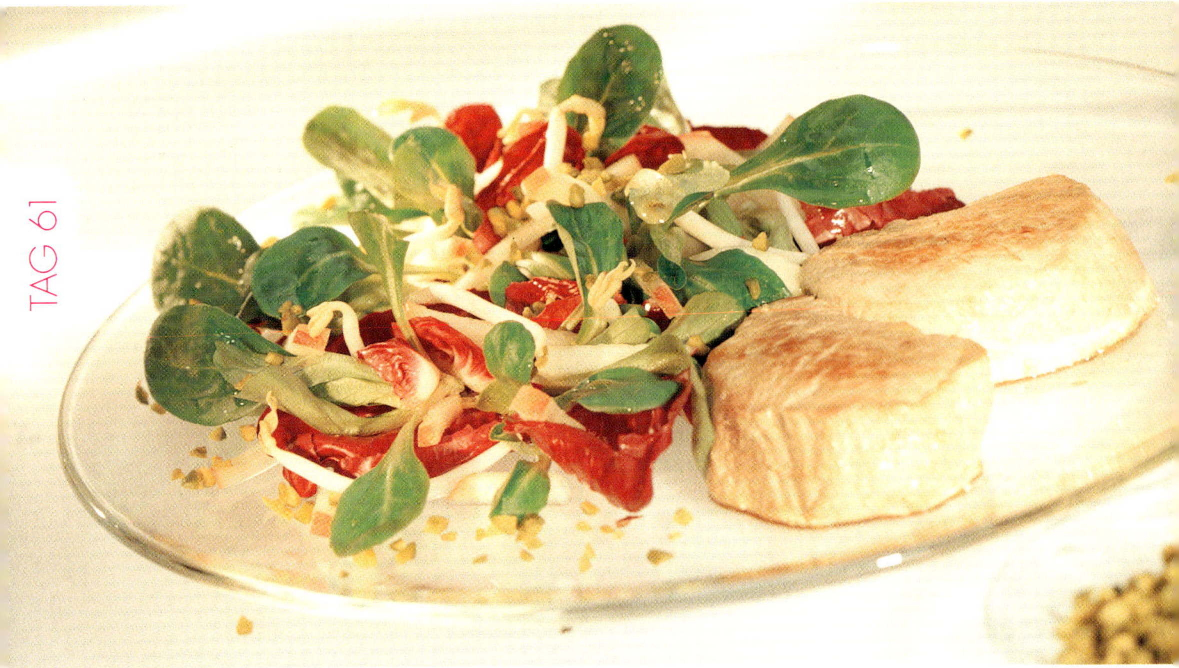

FRÜHSTÜCK FRUCHTWECKERL 234 kcal

Zutaten: 1 Vollkornweckerl, 2 EL Magertopfen, 1 TL Honig, 1 Kiwi.

Zubereitung: Weckerl halbieren, mit Topfen bestreichen, Honig darüber träufeln, mit Kiwischeiben belegen.

MITTAG TOFU-AUFSTRICH 260 kcal

Zutaten: 75 g Tofu, 1/2 Koblauchzehe, 1 EL Obers, 1 EL Parmesan, 1 TL Zitronensaft, Salz, Cayennepfeffer, 1 Kürbiskernweckerl, 1 EL Schnittlauchröllchen, 1 grüner Paprika.

Zubereitung: Tofu und Knoblauch zerdrücken, mit Obers aufschlagen, Parmesan, Salz, Pfeffer und Zitronensaft unterrühren, auf Weckerl streichen, mit Schnittlauch bestreuen. Paprika in Streifen schneiden, dazu essen.

ABEND SCHWEINSMEDAILLONS 302 kcal

Zutaten: 50 g Vogerlsalat, 50 g Radicchiosalat, 1 Apfel, 2 EL Zitronensaft, 1 TL Honig, 1 EL Magerjoghurt, Salz, Pfeffer, 1 TL Pistazien, 50 g Sojasprossen, 2 Schweinefilets à 60 g.

Zubereitung: Salat zerzupfen, Apfel in Schnitzel schneiden und darüber schichten, mit Dressing aus Zitronensaft, Honig, Joghurt, Pfeffer und Salz marinieren, mit gehackten Pistazien und Sojasprossen bestreuen. Schweinefilets in beschichteter Pfanne auf jeder Seite 4 Min. braten, zu Salat anrichten.

2 X SNACKS

- 150 g Magerjoghurt, 1 TL Honig, 1 EL Kürbiskerne. 147 kcal
- 3 Scheiben Ananas. 105 kcal

TOMATEN MIT BASILIKUM

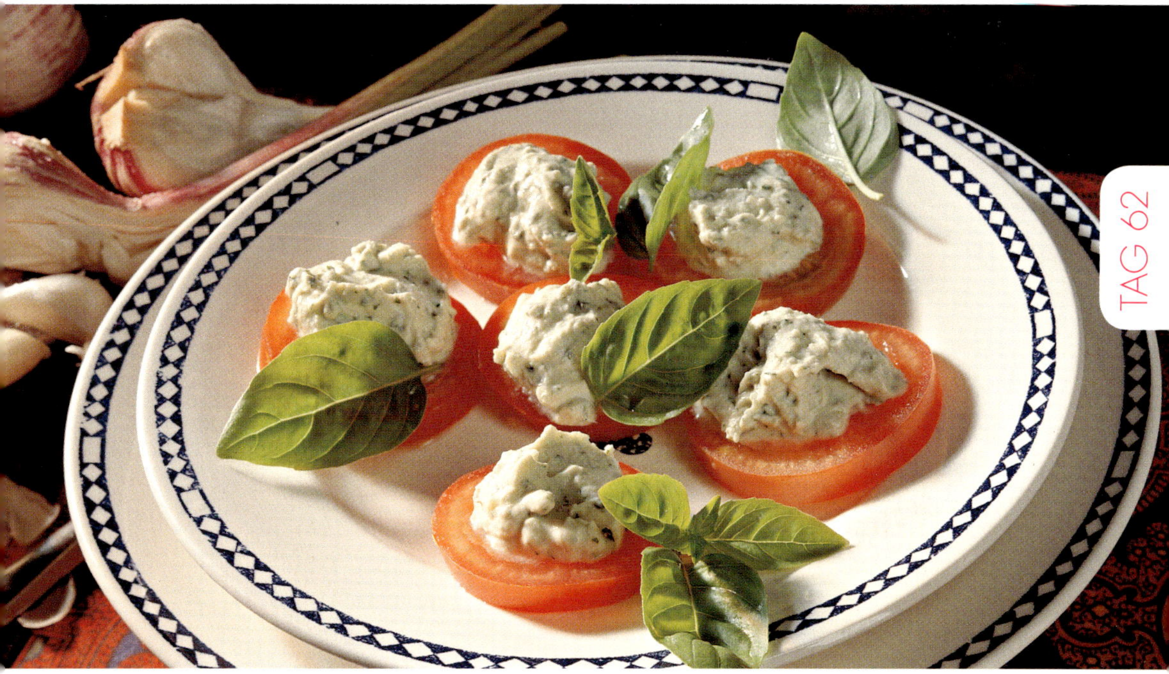

FRÜHSTÜCK BANANEN-TOAST 211 kcal

Zutaten: 1 Scheibe Vollkorntoast, 1 EL Topfen, 1/2 Banane, 1 TL Honig, 1 TL geriebene Walnüsse.

Zubereitung: Toast mit Topfen bestreichen, Bananenscheiben, Honig und Nüsse daraufgeben.

MITTAG TOMATEN MIT BASILIKUM 334 kcal

Zutaten: 2 Tomaten, 70 g Schaf- oder Ziegenfrischkäse, 60 g Magertopfen, 20 Blätter frisches Basilikum, Salz, Pfeffer.

Zubereitung: Tomaten in dünne Scheiben schneiden. Frischkäse, Topfen und fein geschnittenes Basilikum glatt abrühren. Salzen und pfeffern. Basilikum-Topfen-Creme auf die Tomatenscheiben setzen.

ABEND KRÄUTERFISCH & SPINAT 319 kcal

Zutaten: 100 g Spinat (frisch oder TK), 2 TL Olivenöl, 1 Knoblauchzehe, 1 EL Zitronensaft, 200 g Kabeljaufilet, je 1 TL gehackte Pfefferminze, Oregano und Basilikum, Salz, Pfeffer.

Zubereitung: Spinat in 1 TL Öl unter Rühren kurz braten. Mit gehacktem Knoblauch, Zitronensaft, Salz und Pfeffer würzen. Fisch salzen, pfeffern und in 1 TL Öl auf beiden Seiten braten. Das Fischfilet auf dem Spinat anrichten und mit den gehackten Kräutern bestreuen.

2 X SNACKS

- 1 Scheibe Toast mit 100 g Gurke und 20 g Lachsschinken. 108 kcal
- 1 Grapefruit mit 1 TL Honig. 80 kcal

SOMMER-SALAT

TAG 63

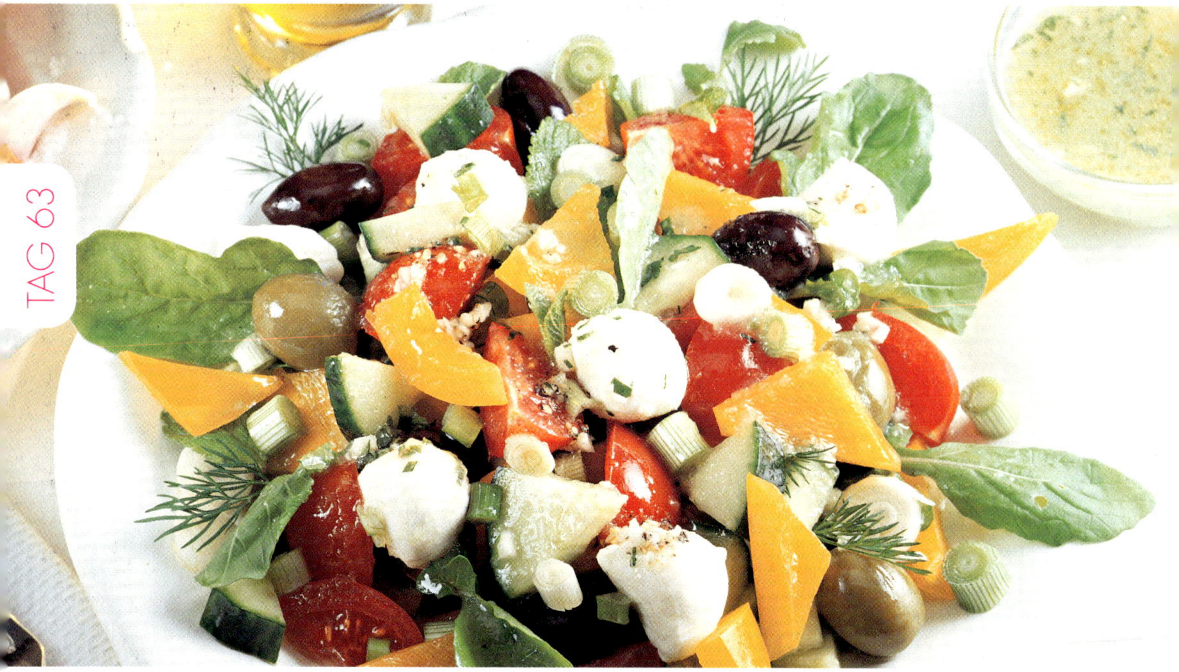

FRÜHSTÜCK VITAL-MÜSLI 206 kcal

Zutaten: 150 g Früchte (Marille, Pfirsich, Melone, Beeren), 150 g Magerjoghurt, 1 TL Honig, 2 EL Haferflocken.

Zubereitung: Früchte klein schneiden und mit Joghurt, Honig und Haferflocken vermischen.

MITTAG SOMMER-SALAT 321 kcal

Zutaten: 200 g Gurke, 1 Knoblauchzehe, 1 EL Dille, 1 TL Olivenöl, 1 EL Zitronensaft, Salz, Pfeffer, 1 Tomate, 1 Paprika, 1 Jungzwiebel, 50 g Blattsalate, 50 g Schafskäsebällchen, 3 Oliven.

Zubereitung: Gurke würfeln, mit dem Mixstab pürieren, mit gehacktem Knoblauch und Dille, Öl, Zitronensaft, Salz und Pfeffer verrühren. Tomate und Paprika in Stücke, Jungzwiebel in Ringe schneiden, mit Salat, Käse, Oliven und Gurkensauce vermischen.

ABEND ÜBERBACKENER SPARGEL 322 kcal

Zutaten: 500 g weißer Spargel, 2 Kartoffeln, Salz, 1 TL Butter, 1 Zwiebel, 1 TL Öl, 2 Tomaten, 1 EL Basilikum, Pfeffer, 20 g Gorgonzola, 1 EL Sauerrahm.

Zubereitung: Spargel in Salzwasser 10 Min. garen, Kartoffeln kochen, beides in gebutterte Backform schichten. Gehackte Zwiebel in Öl andünsten, gehäutete Tomaten mitbraten, mit zerzupftem Basilikum, Salz und Pfeffer würzen, 1/8 l Spargelwasser angießen, Sauce über Spargel geben. Käse mit Rahm verrühren, über Spargel verteilen. Im Rohr 5 Min. überbacken.

2 X SNACKS

- 1 Papaya. 108 kcal
- 1 Scheibe Vollkorntoast mit 100 g Gurke und 10 g Lachsschinken. 111 kcal

MEERES-SALAT

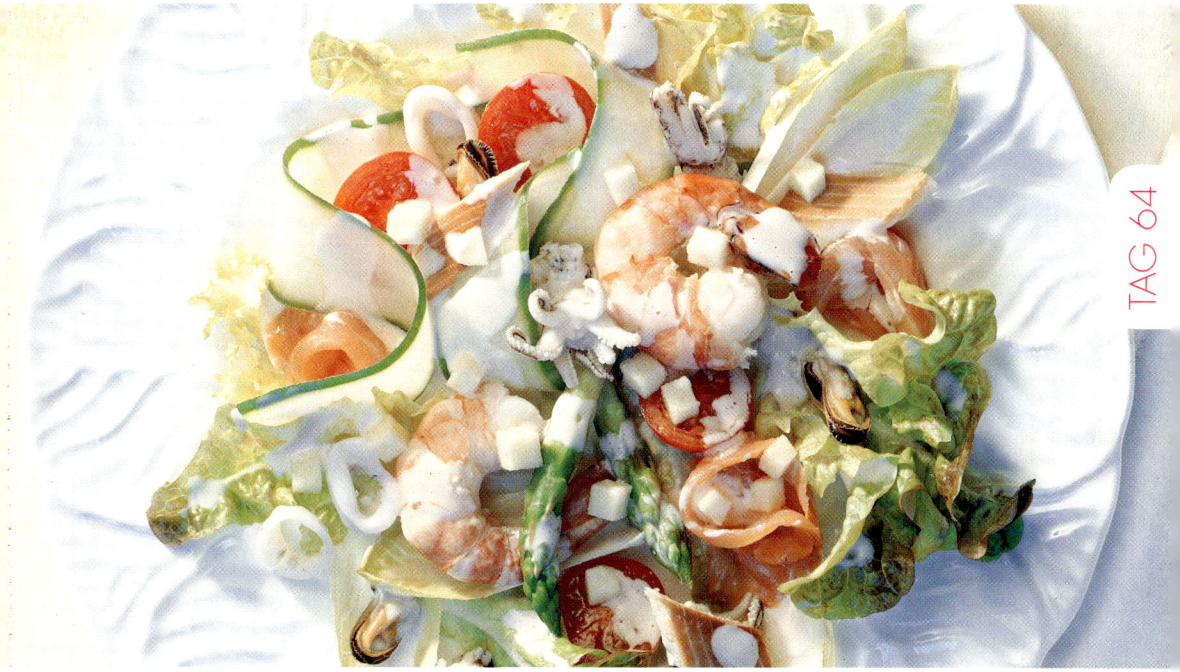

TAG 64

FRÜHSTÜCK SPARGELOMELETT 233 kcal

Zutaten: 1 Ei, 1 EL Wasser, Salz, 1 TL Butter, 50 g Pilze (Dose), 50 g Mozzarella, 3 Stangen gekochten Spargel.

Zubereitung: Ei, Wasser und Salz verschlagen, in gebutterter Pfanne stocken lassen, mit klein geschnittenem Gemüse und Käse belegen, zusammenklappen.

MITTAG MEERES-SALAT 296 kcal

Zutaten: 200 g Meeresfrüchte (TK), 50 ml Weißwein, 50 ml Suppe, 1 EL Zitronensaft, Pfeffer, 1 Lorbeerblatt, 50 g Salatmix, 1/2 Avocado, 1/2 Gurke, 4 Cocktailtomaten, 1 EL Essig, 1 TL Öl, Salz, Pfeffer.

Zubereitung: Aufgetaute Meeresfrüchte mit Wein, Suppe, Zitronensaft, Pfeffer und Lorbeerblatt 5 Min. kochen, herausnehmen, auskühlen lassen. Auf Salat anrichten, mit Avocado-, Gurken- und Tomatenscheiben garnieren. Marinade aus Essig, Öl, Salz, Pfeffer und 2 EL Sud darüber träufeln.

ABEND FENCHEL-PUTE 355 kcal

Zutaten: 1 Fenchelknolle, Salz, 200 g Putenbrust, Pfeffer, 1 TL Öl.

Zubereitung: Fenchelknolle in Salzwasser 10 Min. kochen. Pute salzen, pfeffern, in Öl 5 Min. braten, Fenchelhälften dazugeben, weitere 5 Min. fertig braten.

2 X SNACKS

- 1/2 Avocado mit 1 EL Zitronensaft beträufeln. 64 kcal
- 250 ml Orangensaft mit 1 TL Kleie verrühren. 130 kcal

FISCH-SPIESSE

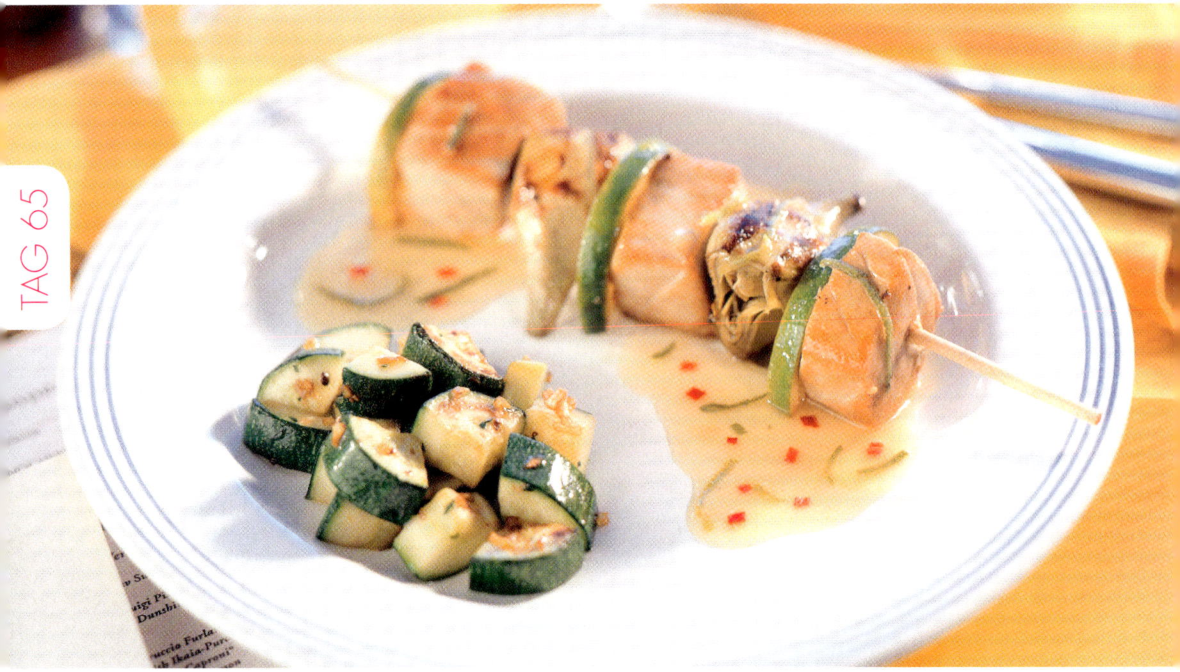

FRÜHSTÜCK	SPIEGELEI	220 kcal
Zutaten	30 g magerer Frühstücksspeck, 1 Ei, Salz.	
Zubereitung	Speck knusprig braten, Ei dazugeben, salzen.	

MITTAG	HÜHNER-AVOCADO	293 kcal
Zutaten	100 g Hühnerbrust, 250 ml Suppe, 1/2 Avocado, 1 EL Zitronensaft, Salz, 50 g Sojasprossen, 2 EL Sauerrahm, 1 EL Ketchup, 1/2 Beet Kresse.	
Zubereitung	Hühnerbrust in Suppe 20 Min. kochen, in Streifen schneiden. Avocado in Scheiben schneiden, mit Zitrone beträufeln, salzen, mit Huhn und Sprossen belegen. Rahm und Ketchup verrühren, über Avocado geben, mit Kresse bestreuen.	

ABEND	FISCH-SPIESSE	314 kcal
Zutaten	1 TL Öl, 1 EL Zitronensaft, 1 TL Senf, 120 g Thunfischsteak, 1/4 Zwiebel, 1/2 Zucchini, 2 Artischockenherzen (Glas), 1 Peperoni, 3 EL Suppe, 1 EL Rahm.	
Zubereitung	Öl, Zitronensaft und Senf verrühren, gewürfelten Fisch darin 15 Min. marinieren. Mit Zwiebel, Zucchinischeiben und Artischockenherzen auf Spieße stecken. In beschichteter Pfanne 10 Min. braten, dabei immer wieder mit Marinade beträufeln. Die letzten 5 Min. restliche Zucchinischeiben und gehackte Peperoni mitbraten. Bratfond mit Suppe und Rahm lösen.	

2 X SNACKS

- 1 Apfel mit 2 Walnusskernen garnieren. 109 kcal
- 100 g Hüttenkäse mit 1 EL Schnittlauchröllchen. 104 kcal

WILDREIS-RISOTTO

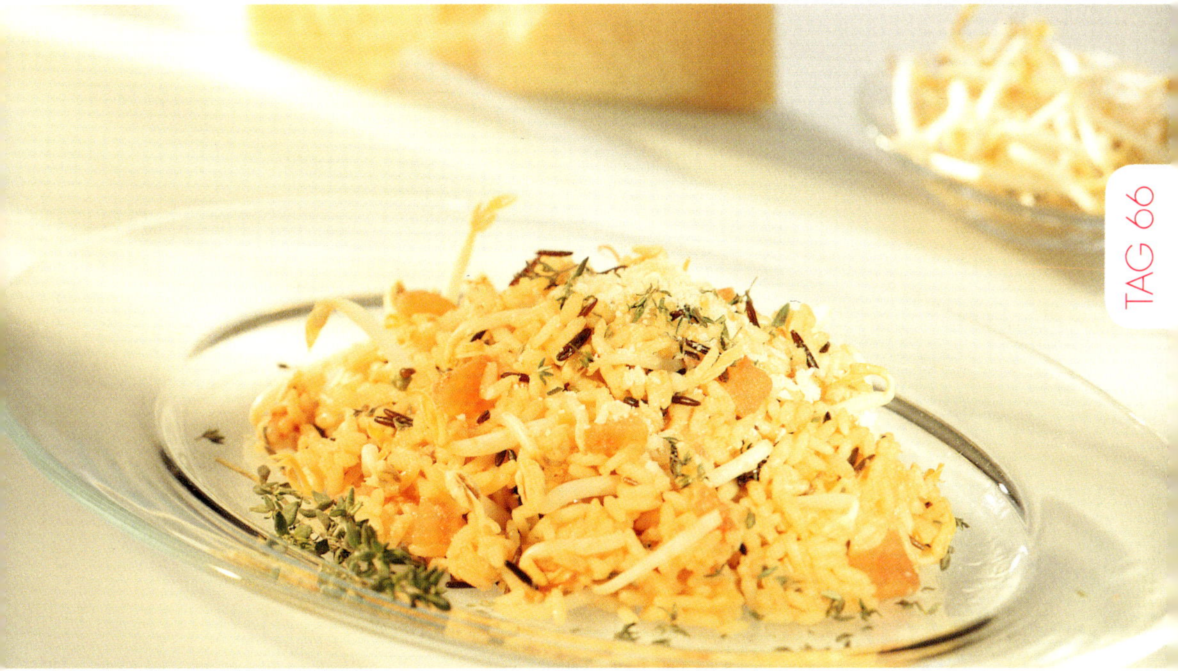

FRÜHSTÜCK RADIESCHENBROT 210 kcal

Zutaten: 1 Scheibe Vollkornbrot, 70 g Hüttenkäse, 1 EL Schnittlauchröllchen, 2 Radieschen, Salz.

Zubereitung: Brot mit Käse bestreichen, mit Schnittlauch und Radieschenscheiben belegen, salzen.

MITTAG AVOCADOCREME 315 kcal

Zutaten: 1/2 Avocado, Salz, 1 EL Zitronensaft, 1/2 Chilischote, 2 Frühlingszwiebeln, 1 Knoblauchzehe, 1 Tomate, 5 Blätter Basilikum, 8 Nacho-Chips.

Zubereitung: Avocado mit Salz und Zitronensaft zerdrücken. Chili, Zwiebel, Knoblauch, Tomate und Basilikum fein hacken, mit Avocadocreme mixen. Dazu Chips essen.

ABEND WILDREIS-RISOTTO 342 kcal

Zutaten: 1 Frühlingszwiebel, 60 g Vollkorn-Wildreis-Mischung, 1/8 l Suppe, 150 g Tomaten, 1/2 Bund Thymian, 1 EL Obers, Salz, Pfeffer, 50 g Sojasprossen, 1 EL Parmesan.

Zubereitung: Gehackte Zwiebel mit Reis trocken anrösten, mit Suppe aufgießen, 35 Min. kochen. Gehäutete Tomaten mit Thymian 5 Min. schmoren, mit Obers zu Reis geben, 10 Min. fertig garen. Würzen, Käse und Sprossen unterheben.

2 X SNACKS

- 1 Banane. 120 kcal
- 2 EL Magertopfen mit 1 EL Mineralwasser und 1 EL Schnittlauchröllchen verrühren, auf 1 Scheibe Knäckebrot streichen. 93 kcal

THUNFISCH-SALAT

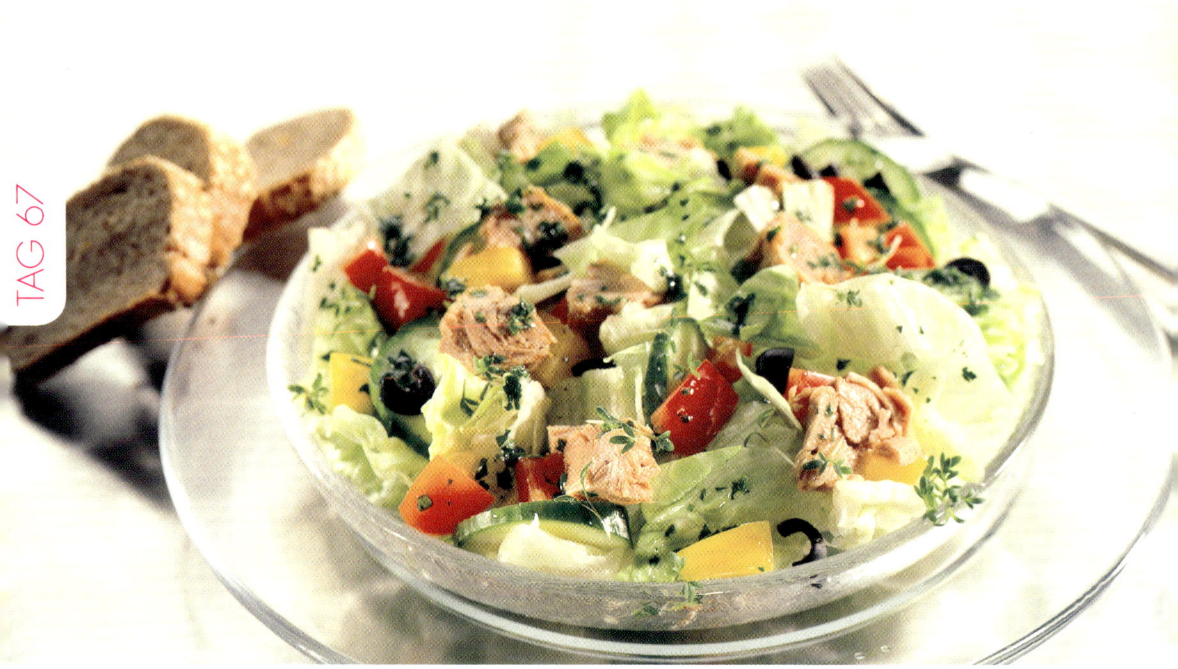

FRÜHSTÜCK ERDBEERMÜSLI 259 kcal

Zutaten: 100 g Erdbeeren, 50 g Vollkornmüsli, 150 ml Magerjoghurt.

Zubereitung: Erdbeeren in Würfel schneiden, mit Joghurt und Müsli vermischen.

MITTAG THUNFISCH-SALAT 301 kcal

Zutaten: Je 75 g Gurke, Tomaten, Paprika und Stangensellerie, 130 g Thunfisch naturell, 3 Oliven, 1/2 Kopfsalat, 1 TL Öl, 1 EL Zitronensaft, Salz, Pfeffer, 1 zerdrückte Knoblauchzehe, 1 EL Kräuter der Provence.

Zubereitung: Gemüse in kleine Würfel schneiden, Thunfisch abtropfen lassen. Mit Oliven auf zerzupftem Salat anrichten. Aus Öl, Zitronensaft, Salz, Pfeffer und Knoblauch eine Marinade zubereiten, über Salat träufeln. Mit Kräutern bestreuen.

ABEND PFEFFERSTEAK 322 kcal

Zutaten: 120 g Rinderfiletsteak, 1 TL Pfeffer, 1/2 TL Rosmarin, 1 TL Butter, 1 TL Öl, Salz, 2 EL Rotwein, 250 g Erbsen (TK).

Zubereitung: Steaks in Pfeffer und Rosmarin wenden. Butter und Öl erhitzen, Steaks von jeder Seite 3 Min. braten, herausnehmen, salzen, warm halten. Bratfond mit Wein aufgießen, 1 Min. mit aufgetauten Erbsen einkochen, über Steaks geben.

2 X SNACKS

- 4 Scheiben Putenbrust mit 1 TL Magermayonnaise bestreichen, 4 Paprikastreifen einrollen. 108 kcal
- 110 g Magerjoghurt. 45 kcal

GEMÜSE PROVENÇALE

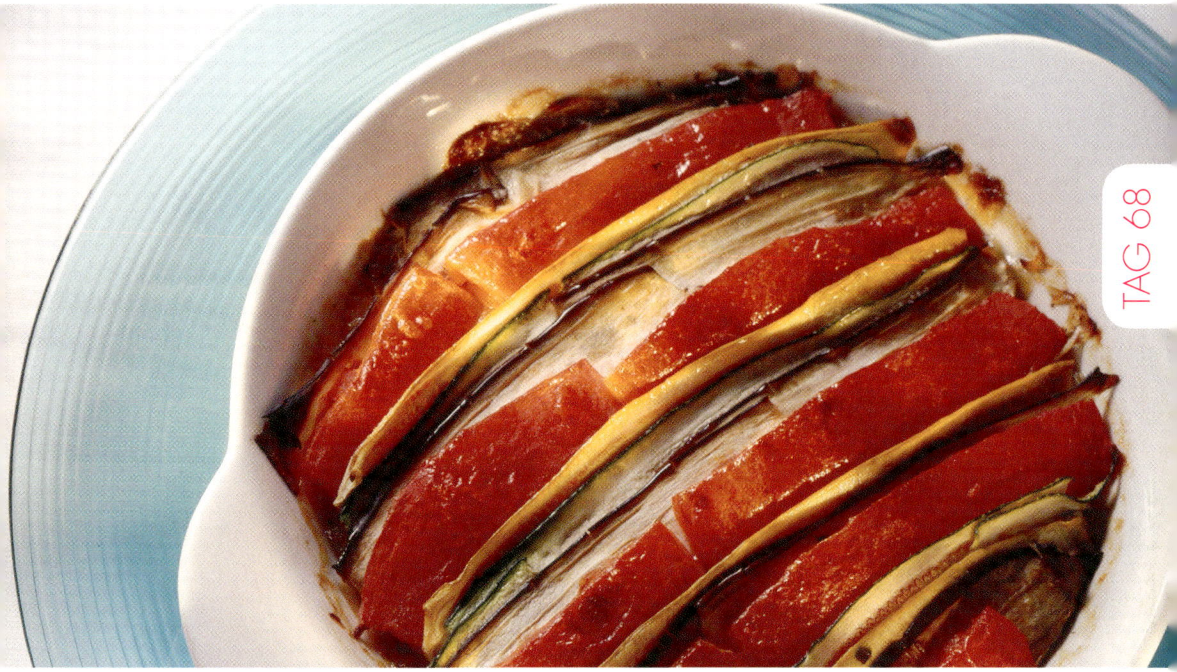

FRÜHSTÜCK TRAUBENWECKERL 209 kcal

Zutaten: 1 Vollkornweckerl, 1 EL Magertopfen, 1 TL Honig, 6 Weintrauben

Zubereitung: Weckerl mit Topfen und Honig bestreichen, mit erntkernten, halbierten Trauben belegen.

MITTAG PUTENSALAT 331 kcal

Zutaten: 100 g Putenschnitzel, 10 g geriebene Pistazien, je 1/4 TL Salz und Pfeffer, 1 TL Öl, 1 Frühlingszwiebel, 50 g Rucola. Marinade: 1/4 zerdrückte Avocado, 1 TL Öl, je 1 EL Zitronensaft, 1 EL Wasser, Salz.

Zubereitung: Pute in Pistazien, Salz und Pfeffer panieren, in Öl beidseitig 4 Min. braten. Zwiebel in Bratfond bräunen. Mit Putenstreifen auf Rucola garnieren und mit der Marinade beträufeln.

ABEND GEMÜSE PROVENÇALE 300 kcal

Zutaten: 5 Frühlingszwiebeln, 3 TL Öl, 1 Knoblauchzehe, Rosmarin, Salz, Pfeffer, Zucker, 2 Tomaten, 1 Melanzani, 1 Zucchini.

Zubereitung: Zwiebelringe in 1 TL Öl braten, zerdrückten Knoblauch, Rosmarin und Gewürze zugeben, in feuerfeste Form füllen. Gehäutete Tomaten, Melanzani und Zucchini in Scheiben hineinschichten, salzen, mit 2 TL Öl beträufeln, bei 200 °C 45 Min. backen.

2 X SNACKS

- Vollkorntoast mit 1 EL Magertopfen bestreichen, dazu 1 Tomate in Scheiben und 1 EL Schnittlauch. 107 kcal
- 1 Karotte und 1 Apfel raspeln, mit 1 EL Honig verrühren. 145 kcal

LACHSFILET

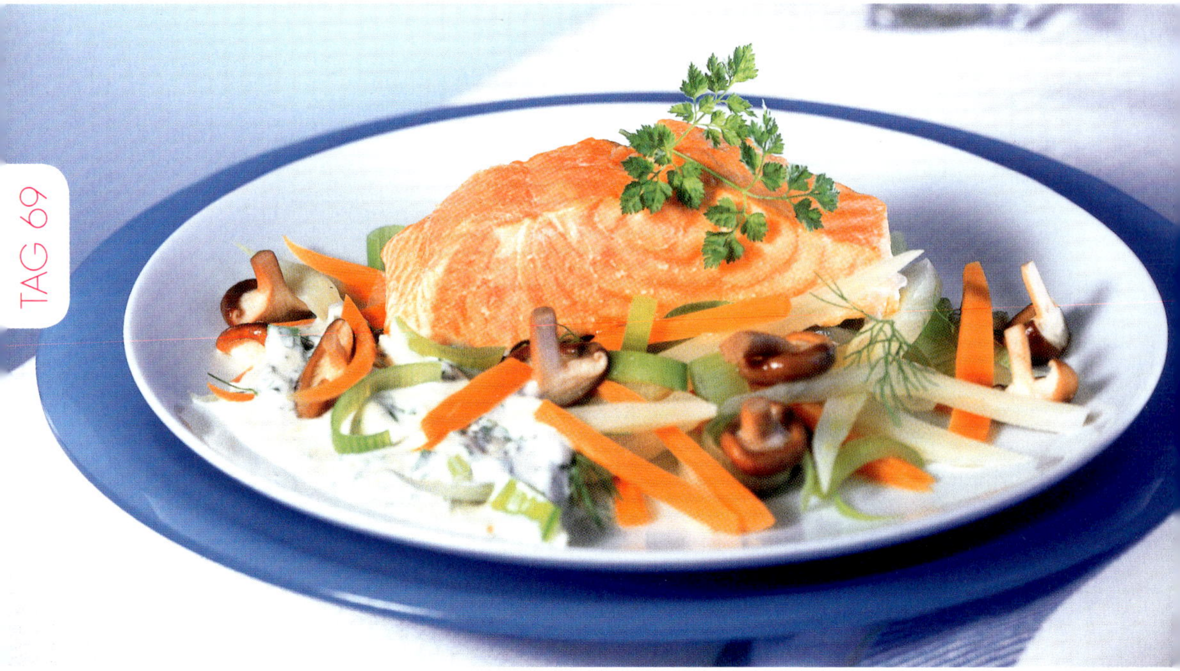

FRÜHSTÜCK KÄSEBROT 215 kcal

Zutaten: 1/2 Honigmelone, 1 Scheibe Vollkornbrot, 30 g Cheddarkäse (30 % F. i. T.)
Zubereitung: Melone würfeln, Brot mit Käse belegen, überbacken, zu Melone essen.

MITTAG RÖSTGEMÜSE 290 kcal

Zutaten: Je 100 g Zucchini, Kürbis, roter Paprika und gelber Paprika, 200 g Spargel, 1 Zwiebel, 1 EL Olivenöl, Salz, Pfeffer, je 1 EL geh. Petersilie und Schnittlauchröllchen.
Zubereitung: Gemüse in mundgerechte Stücke schneiden, in Röstpfanne mit Öl, Salz und Pfeffer mischen, unter Rühren 10 Min. rösten, bis Gemüse leicht gebräunt und weich ist. Nachwürzen, mit Kräutern bestreuen.

ABEND LACHSFILET 332 kcal

Zutaten: 50 ml Weißwein, 50 ml Suppe, 1 TL Zitronensaft, 180 g Lachssteak, 1 Karotte, 1/2 Fenchel, 50 g Pilze, 2 EL Magertopfen, 1 EL Sauerrahm, 2 EL geh. Dille, Salz.
Zubereitung: Wein, Suppe und Zitronensaft 10 Min. köcheln lassen. Fisch und klein geschnittenes Gemüse zugeben, 10 Min. garen. Topfen, Rahm, Dille und Salz mit 2 EL Sud verrühren, zu Fisch servieren.

2 X SNACKS

- 40 g Mozzarella mit gehacktem Basilikum bestreuen. 98 kcal
- 1 Birne. 90 kcal

HÜHNERSALAT

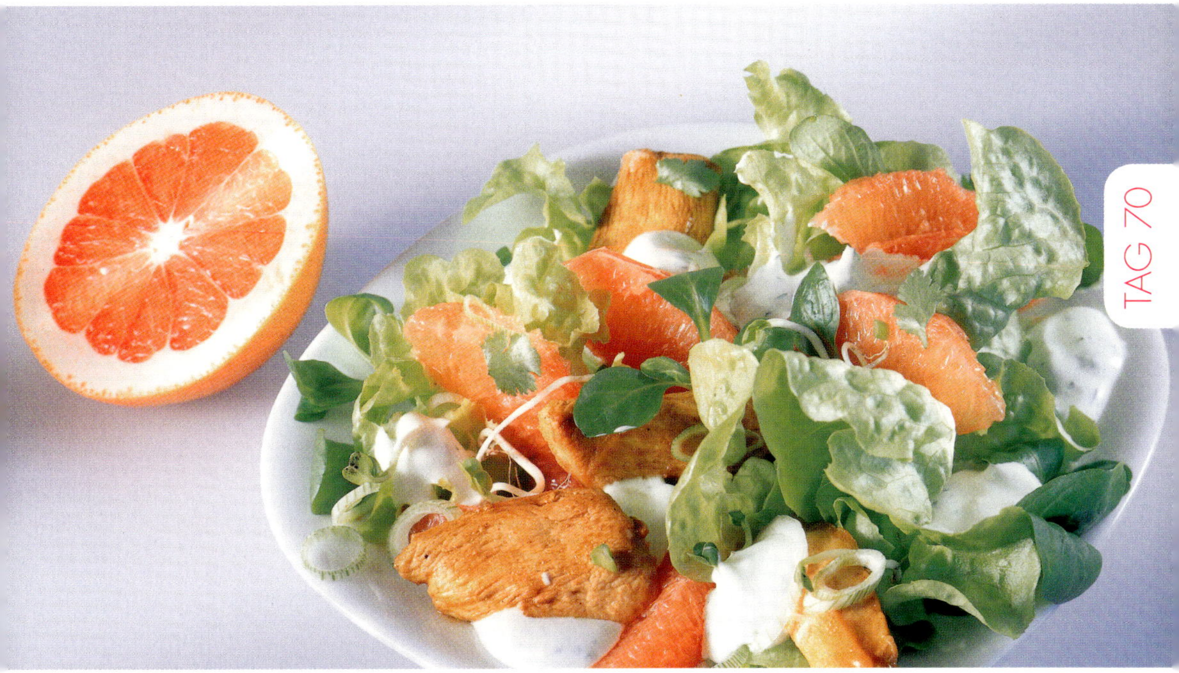

FRÜHSTÜCK APFELMÜSLI 212 kcal

Zutaten: 1/2 Apfel, 1/2 Banane, 150 ml Buttermilch, 1 TL Honig, 3 EL Vollkornhaferflocken.

Zubereitung: Obst klein schneiden, mit Buttermilch, Honig und Flocken mischen.

MITTAG HÜHNERSALAT 342 kcal

Zutaten: 100 g Hühnerbrust, 1 EL Sojasauce, 2 TL Öl, 2 Frühlingszwiebeln, 1/2 rosa Grapefruit, 2 EL Sojasprossen, 50 g Vogerlsalat, 20 g Eichblattsalat, 50 g Magerjoghurt, 1 EL Schnittlauchröllchen, 1 Zitrone (unbehandelt), Salz, 1 Prise Chili.

Zubereitung: Huhn in Streifen schneiden, in Sojasauce und 1 TL Öl marinieren. Im übrigen Öl unter Rühren 5 Min. braten. Zwiebeln in Scheiben schneiden. Grapefruit mit scharfem Messer filetieren, Saft dabei auffangen. Huhn, Zwiebeln und Grapefruit auf Sprossen und Salat anrichten. Mit Mix aus Joghurt, Schnittlauch, Grapefruitsaft, 1 EL Zitronensaft, abgeriebener Zitronenschale, Salz und Chili gut überziehen.

ABEND ZUCCHINI-OMELETT 309 kcal

Zutaten: 1 Zwiebel, 1 Knoblauchzehe, 150 g Zucchini, 1 TL Öl, 2 Tomaten, 2 Eier, Salz, 20 g Feta-Käse, Pfeffer, 2 EL geh. Basilikum.

Zubereitung: Zwiebel und Knoblauch hacken. Zucchini in Scheiben schneiden, in Öl 5 Min. braten. Tomaten in Scheiben, dann verquirlte Eier und Käsewürfel zugeben, stocken lassen. Mit Salz, Pfeffer und Basilikum würzen.

2 X SNACKS

- 1 Scheibe Pumpernickel mit 1 EL Magertopfen bestreichen, 1 EL Schnittlauchröllchen darüber streuen. 100 kcal
- 1 Apfel in dünne Spalten schneiden, mit 1/2 TL Zimt bestreuen. 81 kcal

WEEKEND-DIÄTEN

Dieses Kapitel wollen wir all jenen widmen, die wieder einmal schwach geworden sind und nun zum Einstieg in eine neue Diätperiode einen schnellen Erfolg als Motivation brauchen. Mit den beiden folgenden Blitzkuren können Sie an einem verlängerten Wochenende in drei Tagen bis zu zwei Kilo abnehmen.
Bei der Intervall-Diät tun Sie nicht nur etwas für die schlanke Linie, sondern in drei Etappen auch eine Menge für Ihre Schönheit: Der Reis-Tag befreit Sie von überschüssigen Wasserablagerungen. Der Obst-Tag regt durch Vitamin C die Fettverbrennung an und strafft das Gewebe. Der Molke-Tag regeneriert mit vielen Aminosäuren Haut, Nägel und Haare, sorgt für schönen Teint und fördert geistige und körperliche Power.

Intervall-Diät

Reis-Tag

Frühstück

Kiwi-Reis 265 kcal
Zutaten: 50 g Reis, 1 Kiwi, Saft von 1 Orange, 1 TL Honig, Zimt.
Reis garen, mit Kiwischeiben, Saft, Honig und Zimt mischen.

Mittag

Gemüsereis 387 kcal
Zutaten: 75 g Reis, 1/2 geh. Zwiebel, 1 TL Öl, 1 Fenchelknolle, 3 Karotten, 1 TL Kreuzkümmel, Pfeffer, 400 ml Gemüsesuppe, 1 TL Tomatenmark, 1 Bund Schnittlauch.
Reis kochen. Zwiebel in Öl anbraten, Fenchel und Karotten in Stifte geschnitten und Kreuzkümmel dazugeben, pfeffern. Tomatenmark, Suppe und Reis einrühren, 2 Min. köcheln. Schnittlauch darüberstreuen.

Abend

Puten-Reis-Salat 441 kcal
Zutaten: 75 g Reis, 80 g Putenschnitzel, Salz, Curry, 1 TL Öl, 100 g Pilze, 50 ml Gemüsesuppe, 1 EL Essig.
Reis kochen. Fleisch würzen, in Öl auf jeder Seite 3 Min. braten, in feine Streifen schneiden. Pilze in Bratfond andünsten, mit Suppe aufgießen, 5 Min. dünsten.
Mit Fleisch, Essig und Reis mischen.

Obst-Tag

Frühstück
Bananen-Flakes 235 kcal
Zutaten: 1 Banane, 1 Mandarine, 4 EL Cornflakes, Saft von 1 Orange.
Obst klein schneiden, mit Cornflakes und Saft mischen.

Mittag
Fruchtsalat 221 kcal
Zutaten: 1/2 Honigmelone, 50 g Zwetschken, 50 g Beeren, 100 g Weintrauben, je 1 TL Honig und Öl, 1 EL Sesam, 1 EL geh. Zitronenmelisse, 1 Zwieback.
Obst klein schneiden. Mit Honig, Öl und Sesam mischen, Melisse darüber streuen, dazu Zwieback.

Snack
Obstknäcke 239 kcal
2 Sesamknäcke mit 1 Kiwi und 1 Banane in Scheiben belegen.

Abend
Obst-Käse-Teller 360 kcal
Zutaten: 4 Salatblätter, 2 Feigen, 1 Birne, 1 EL Zitronensaft, je 1 TL Honig & Öl, 50 g Gorgonzola, Pfeffer.
Klein geschnittene Feigen und Birne auf Salat anrichten. Zitronensaft, Honig und Öl darüber träufeln. Käse daraufgeben, pfeffern.

Molke-Tag

Frühstück
Molke-Müsli 176 kcal
Zutaten: 1 kleine Banane, 1/8 l Molke, 3 EL ungesüßtes Müsli.
Banane und Molke im Mixer pürieren, Müsli unterrühren.

Mittag
Karibik-Mix 361 kcal
Zutaten: 1 Banane, 3 Scheiben Ananas, 4 Datteln, je 1/8 l Orangensaft & Molke, 1 TL Honig, 1 Zwieback.
Obst würfeln, mit Molke, Saft und Honig mischen. Dazu Zwieback.

Snack
Molke-Drink 199 kcal
1/2 l Molke mit 1 TL Honig und Saft von 1/2 Orange mixen.

Abend
Fenchel-Gratin 340 kcal
Zutaten: 1/2 Fenchel, 1 Knoblauchzehe, 1 Zwiebel, 1 TL Öl, 1/8 l Gemüsesuppe, 120 g Dosenbohnen, 200 ml Molke, 1 EL Parmesan.
Fenchel, geh. Knoblauch und Zwiebel in Öl anbraten, mit Suppe 20 Min. dünsten. Bohnen & Molke zugeben, mit Parmesan bestreuen. Im Rohr 10 Min. überbacken.

Veggie-Diät

Die Veggie-Diät schwemmt durch pflanzliche Wirkstoffe Umweltgifte aus dem Körper, die nach Meinung mancher Experten an Speckröllchen genauso schuld sind wie zu viel Zucker oder Fett. Mit viel Gemüse und drei verschiedenen Schlank-Suppen als Hauptmahlzeit wird der Lymphfluss angeregt und so auch hartnäckige Cellulite abgebaut.

TAG 1

Frühstück

Apfel-Salat 220 kcal
Zutaten: 1 Apfel, 80 g Ananas, 1/8 l Orangensaft, 1 Scheibe Knäckebrot.
Obst würfeln, mit Saft mischen. Knäcke zerbrechen, dazugeben.

Mittag

Fenchelgemüse 382 kcal
Zutaten: 2 Karotten, 150 ml Gemüsesuppe, 1 EL Sauerrahm, 1 Fenchel, 1 EL Kürbiskerne, 1 l Sauerkrautsaft.
Karotten raffeln, in Suppe 30 Min. köcheln, pürieren. Fenchel in Scheiben schneiden und in Salzwasser 20 Min. dünsten. Mit Soße überziehen. Sauerkrautsaft über den Nachmittag verteilt trinken.

Abend

Kürbissuppe 283 kcal
Zutaten: 200 g Kürbisfleisch, 1 Kartoffel, 1/4 l Gemüsesuppe, 3 EL Sauerrahm, 1 Prise Muskatnuss, je 1/2 TL Essig und Tabasco, Salz, 1 EL Kürbiskerne, 5 Blättchen Bohnenkraut.
Kürbis und Kartoffel würfeln, in Suppe 30 Min. kochen. Alles mit 2 EL Sauerrahm, Muskat, Essig, Tabasco & Salz pürieren. Mit Kürbiskernen, 1 EL Sauerrahm und gehacktem Bohnenkraut garnieren.

TAG 2

Frühstück

Hafer-Kefir 230 kcal
Zutaten: 180 g Kefir, 1/8 l Orangensaft, 1 TL Honig, 3 EL Haferflocken.
Alle Zutaten zu Müsli mischen.

Mittag

Brokkoli-Gemüse 400 kcal
Zutaten: Je 200 g Karfiol & Brokkoli, 1/2 l Gemüsesuppe, 1 EL Zitronensaft, 1 Knäckebrot, 1/2 l Selleriesaft.
Karfiol und Brokkoli in Röschen teilen, in Suppe 10 Min. dünsten, herausheben, mit Zitronensaft abschmecken. Klare Suppe als Vorspeise essen, dann Gemüse mit Knäcke. Selleriesaft über den Nachmittag verteilt trinken.

Abend

Zucchinisuppe 290 kcal
Zutaten: 1 Zucchini, 1 Bund Suppengrün, 2 Stangen Sellerie, 1/4 l Gemüsesuppe, Cayennepfeffer, 2 EL Zitronensaft, 1/2 Avocado.
Zucchini, Suppengrün und Sellerie klein schneiden, Sellerieblättchen aufheben. Gemüse in Suppe 10 Min. köcheln, mit Cayennepfeffer und Zitronensaft würzen. Avocado dazugeben, alles pürieren, mit geh. Sellerieblättern bestreuen.

TAG 3

Frühstück

Paprika-Knäcke 206 kcal
Zutaten: 2 Knäckebrote, 4 EL Magertopfen, 1 Paprika, 1 EL Schnittlauch.
Knäckebrot mit Topfen bestreichen, darauf Paprika und Schnittlauch.

Mittag

Gemüse-Chili 467 kcal
Zutaten: 1/2 Zwiebel, 1 Knoblauchzehe, 1/2 Chilischote, 1 TL Öl, 4 Tomaten, 100 g Bohnen, 100 g Mais, Salz, Pfeffer, 1/2 l Karottensaft.
Zwiebel, Knoblauch und Chili hacken, in Öl anbraten. Mit gewürfelten Tomaten, Bohnen und Mais 10 Min. dünsten, salzen, pfeffern. Karottensaft über den Nachmittag verteilt trinken.

Abend

Tomatensuppe 249 kcal
Zutaten: 1 Zwiebel, 1 Knoblauchzehe, 1 TL Öl, 500 g Tomaten, 2 Stangen Sellerie, je 100 ml Karottensaft und Gemüsesuppe, Paprikapulver, Salz, Pfeffer, 1 EL Sauerrahm.
Zwiebel und Knoblauch hacken, in Öl andünsten. Tomaten und Sellerie dazugeben. Mit Karottensaft & Suppe 20 Min. köcheln, pürieren. Gewürze und Rahm unterrühren.

THUNFISCHGURKE

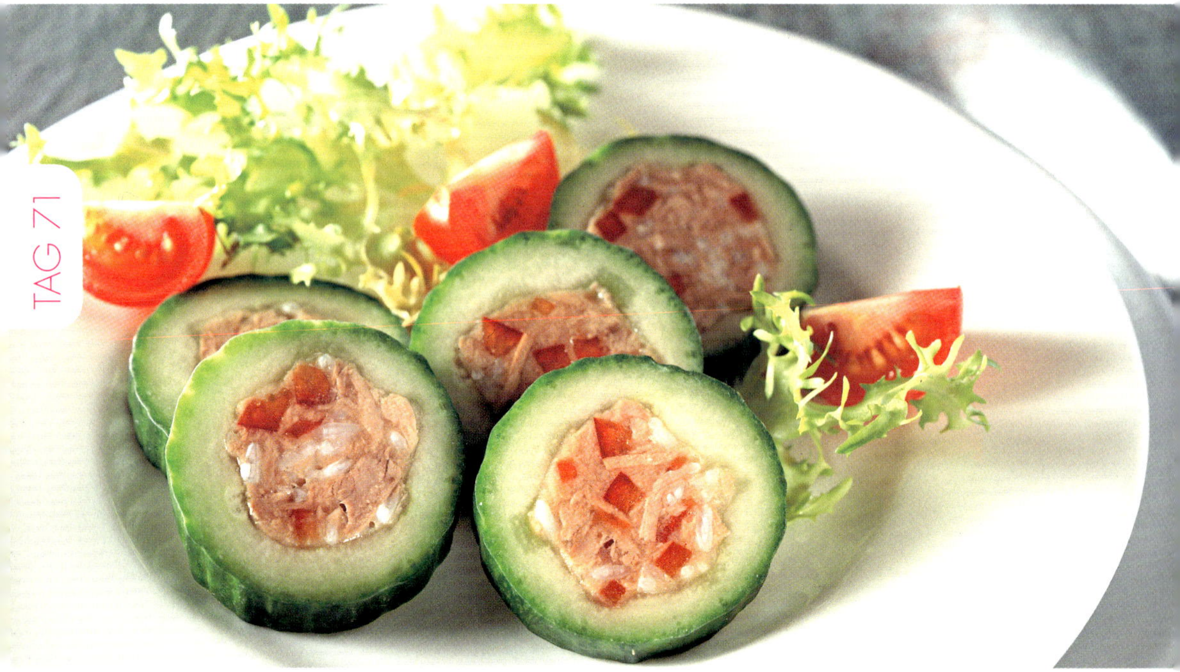

FRÜHSTÜCK FETA-BROT 204 kcal

Zutaten: 1 kleines Pizzabrot (60 g), 100 g Salatgurke, 40 g Feta-Käse, Pfeffer.

Zubereitung: Pizzabrot aufbacken, halbieren, mit Gurkenwürfeln und Käse füllen, pfeffern.

MITTAG THUNFISCHGURKE 303 kcal

Zutaten: 1 kleine Salatgurke, 100 g Thunfisch naturell (Dose), 1/4 roter Paprika, 50 g Mascarpone, Salz, Pfeffer, Zitronensaft, 2 Cocktailtomaten, 1 Hand voll Salatblätter.

Zubereitung: Gurke quer halbieren, mit einem Löffel innen aushöhlen, sodass ein ca. 1 cm breiter Rand bleibt. Thunfisch abtropfen lassen, zerdrücken. Paprika klein würfeln. Alles gut mit Mascarpone vermischen. Masse mit Salz, Pfeffer und Zitronensaft würzen, in die ausgehöhlten Gurkenhälften füllen. Zusammensetzen und in Frischhaltefolie gewickelt 30 Min. kühlen. In Scheiben schneiden, mit Tomatenspalten und Salat garnieren.

ABEND GEFLÜGELLEBER 330 kcal

Zutaten: 120 g Geflügelleber, Pfeffer, 1 TL Öl, 1 Apfel, 1 Zwiebel, 200 g Sauerkraut, 1 TL Majoran, 5 EL Suppe, Salz.

Zubereitung: Leber in mundgerechte Stücke zerteilen, pfeffern, im Öl 5 Min. von allen Seiten braten, herausnehmen. Im Bratfett geschälten und in dünne Spalten geschnittenen Apfel und in Ringe geschnittene Zwiebel anbraten. Sauerkraut, Majoran und Suppe zugeben, 5 Min. weiterbraten. Leber untermischen, salzen.

2 X SNACKS

- 2 Reiswaffeln mit 1 TL Honig bestreichen. 130 kcal
- 200 g Honigmelonenfruchtfleisch mit 30 g Rohschinken garnieren. 92 kcal

GRIECHISCHE KARTOFFEL

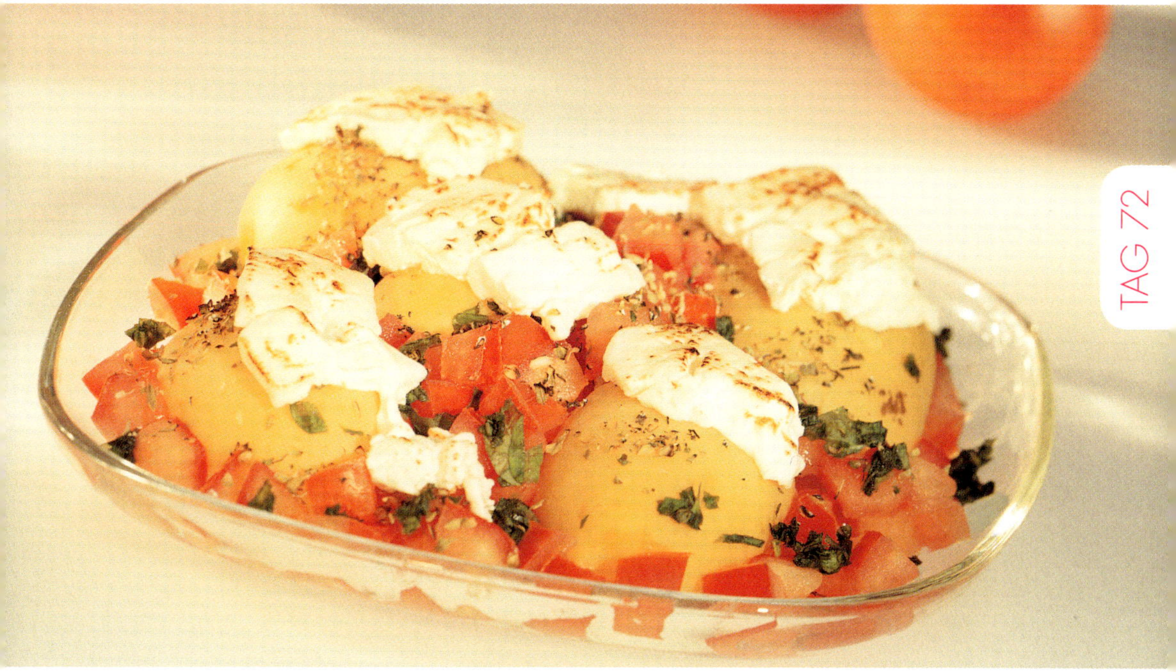

TAG 72

FRÜHSTÜCK KLEIE-MÜSLI 209 kcal

Zutaten: 2 Dörrzwetschken, 50 g Weintrauben, 1 Mandarine, 2 EL Weizenkleie, 200 g Magerjoghurt, 1 TL Honig.

Zubereitung: Obst klein schneiden, mit Kleie und Joghurt mischen, Honig darüber träufeln.

MITTAG AVOCADO-SALAT 274 kcal

Zutaten: 1/2 Avocado, 100 g Weintrauben, 50 g Vogerlsalat, 1/2 TL Honig, 1 EL Zitronensaft, 1 EL Sauerrahm, Salz, 2 EL Schnittlauchröllchen.

Zubereitung: Avocado schälen, in Spalten schneiden, Trauben halbieren, entkernen. Beides auf Vogerlsalat garnieren und mit Dressing aus Zitronensaft, Honig, Rahm und Salz übergießen, darüber Schnittlauch streuen.

ABEND GRIECHISCHE KARTOFFELN 320 kcal

Zutaten: 200 g kleine Kartoffeln, 2 Fleischtomaten, 1/2 Bund frischer Majoran, Salz, Pfeffer, 40 g Schafkäse.

Zubereitung: Kartoffeln in Schale kochen, schälen. Fleischtomaten hacken, dazugeben, Majoran klein schneiden und darunter heben, würzen. Kartoffel-Tomaten-Mix in feuerfeste Form geben, Schafskäse zerbröckeln und darauf verteilen, im vorgeheizten Rohr 10 Minuten überbacken.

2 X SNACKS

- 200 ml Sojamilch mit 1/2 Banane mixen. 106 kcal
- I 30 g Edamer mit 5 halbierten Kirschtomaten. 98 kcal

SCHAFKÄSE-SPARGEL-SALAT

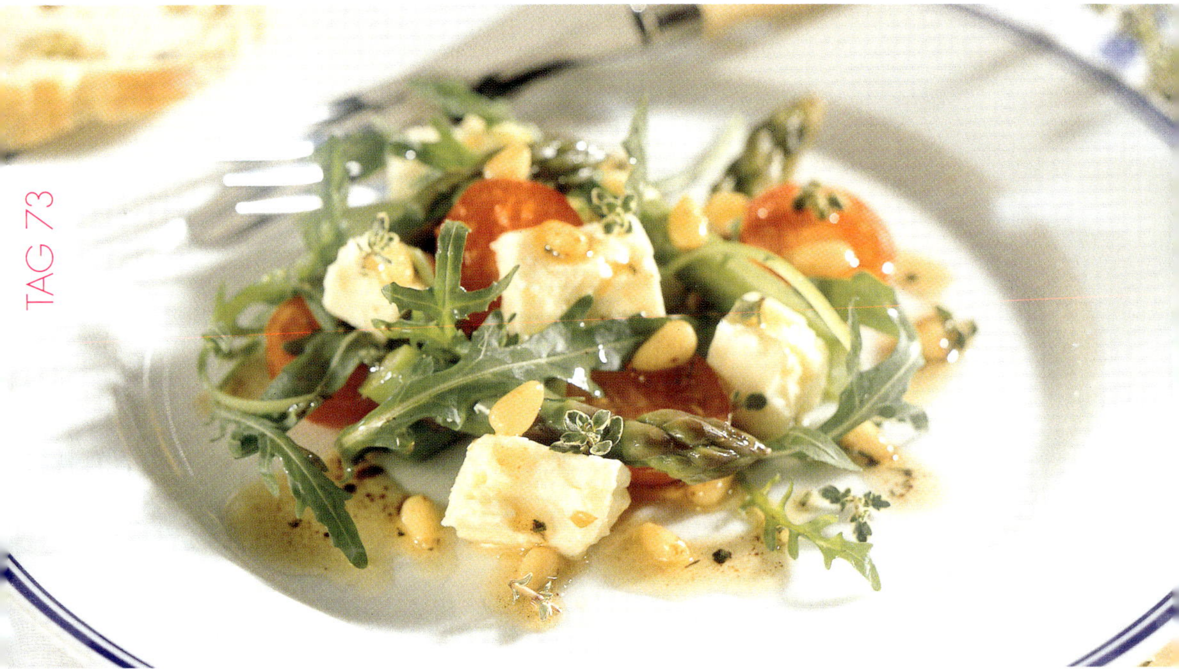

FRÜHSTÜCK BANANEN-MÜSLI 235 kcal

Zutaten: 1/2 Banane, 1 Kiwi, 2 EL Früchtemüsli, 150 g Soja-Joghurt.

Zubereitung: Obst würfeln, mit Müsli, Nüssen und Joghurt mischen.

MITTAG SCHAFKÄSE-SPARGEL-SALAT 327 kcal

Zutaten: 100 g Spargel, 100 g Cocktailtomaten, 50 g Schafkäse, 100 g Mais, 1 Hand voll Rucola, 1 TL Öl, 1 EL Essig, Salz, 2 El frischer Majoran.

Zubereitung: Spargel garen, Cocktailtomaten halbieren, Schafkäse würfeln. Alles mit Mais auf Rucola anrichten, mit Dressing aus Öl, Essig und Salz beträufeln, mit Majoran bestreuen.

ABEND MEERESFRÜCHTE-SUPPE 295 kcal

Zutaten: 100 g Spargel (frisch oder Glas), 100 g Fischfilet, 1 Frühlingszwiebel, 1 Knoblauchzehe, 1 TL Butter, 1 EL Weißwein, 200 ml Suppe, 1 Lorbeerblatt, 10 Safranfäden, 100 g Meeresfrüchte (TK), 1 EL Schlagobers, Salz, Pfeffer, 1 EL Zitronensaft.

Zubereitung: Spargel 10 Min. in Salzwasser kochen (oder aus Glas nehmen, abtropfen lassen) und in Stücke schneiden. Fisch etwas zerteilen. Zwiebel und Knoblauch hacken, in Butter anschwitzen, mit Wein und Suppe aufgießen. Lorbeerblatt, Safran, Spargel, Fisch und aufgetaute Meeresfrüchte zugeben, 10 Min. köcheln lassen. Mit Obers aufkochen, mit Salz, Pfeffer und Zitronensaft abschmecken.

2 X SNACKS

- 1 grüner Paprika und 1 Karotte in Stifte schneiden, dazu Dip aus 100 g Magerjoghurt, Salz und 1 EL Schnittlauchröllchen. 107 kcal
- 1/2 Mango würfeln, mit 100 ml Joghurt mischen. 97 kcal

GEBRATENES MILCHKALB

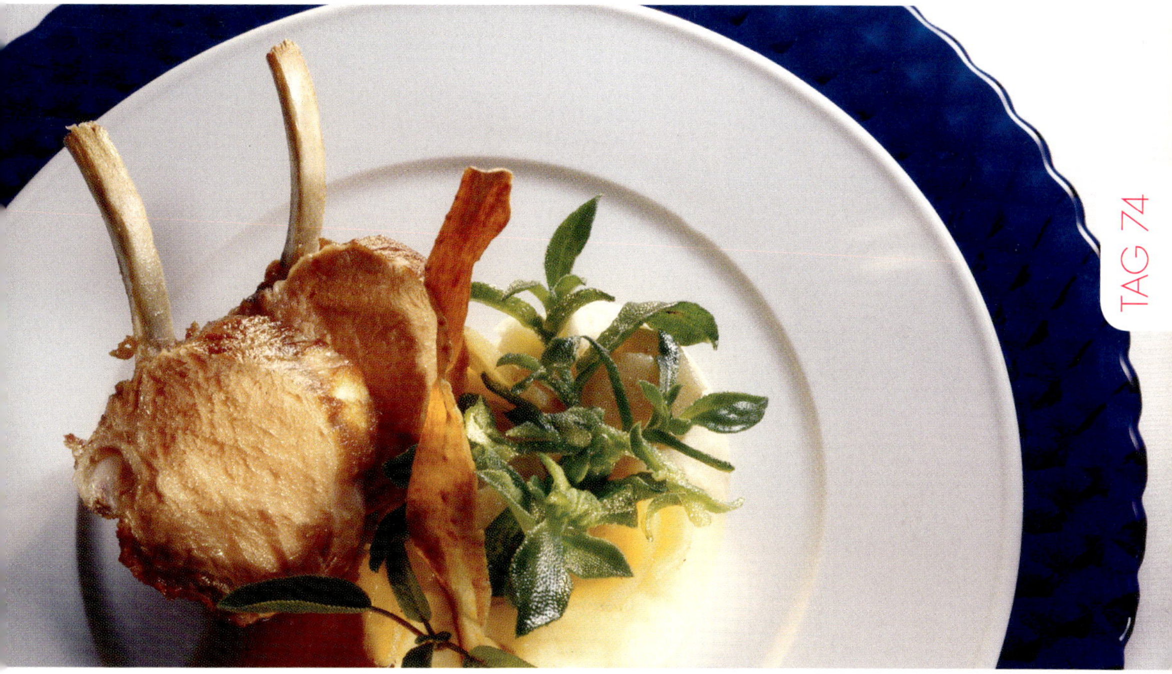

FRÜHSTÜCK PUTENSCHINKEN-BROT 231 kcal

Zutaten: 30 g Magertopfen, 1 TL Senf, 2 Knäckebrote, 50 g geräucherte Putenbrust, 1 Pfirsich.

Zubereitung: Magertopfen mit Senf verrühren, Knäckebrote damit bestreichen, mit Putenbrust belegen. Dazu den Pfirsich essen.

MITTAG NUDELSALAT 309 kcal

Zutaten: 30 g Dinkelnudeln, Salz, 40 g Edamer, 1 Stange Sellerie, 1/4 Gurke, 1/2 Birne, 1 EL Zitronensaft, Pfeffer, Curry, 1 EL Sauerrahm

Zubereitung: Nudeln in Salzwasser kochen. Edamer, Sellerie und Birne klein würfeln, mit Nudeln mischen. Mit Dressing aus Zitronensaft, Salz, Pfeffer, Curry und Rahm übergießen.

ABEND GEBRATENES MILCHKALB 345 kcal

Zutaten: 200 g Kalbfleich vom Rücken, Salz, Pfeffer, 1 TL Butter, 200 g Karfiol, 1 TL Butter, Muskat, 2 Stiele Basilikum.

Zubereitung: Fleisch salzen und pfeffern, in Butter auf allen Seiten anbraten. Im vorgeheizten Rohr bei 180° 5 Min. braten lassen, Temperatur auf 90 °C zurückdrehen, weitere 10 Min. ziehen lassen, in Alufolie wickeln, bei 70 °C warm halten. Karfiol kochen, zerstampfen, Butter einrühren, mit Salz und Muskat würzen. Zu Fleisch servieren, mit Basilikum garnieren.

2 X SNACKS

- 150 g Magerjoghurt mit 1 TL Honig und 1 TL Weizenkleie verrühren. 84 kcal
- 1/2 Birne würfeln, mit 50 g Hüttenkäse mischen. 97 kcal

ANANAS-FISCH

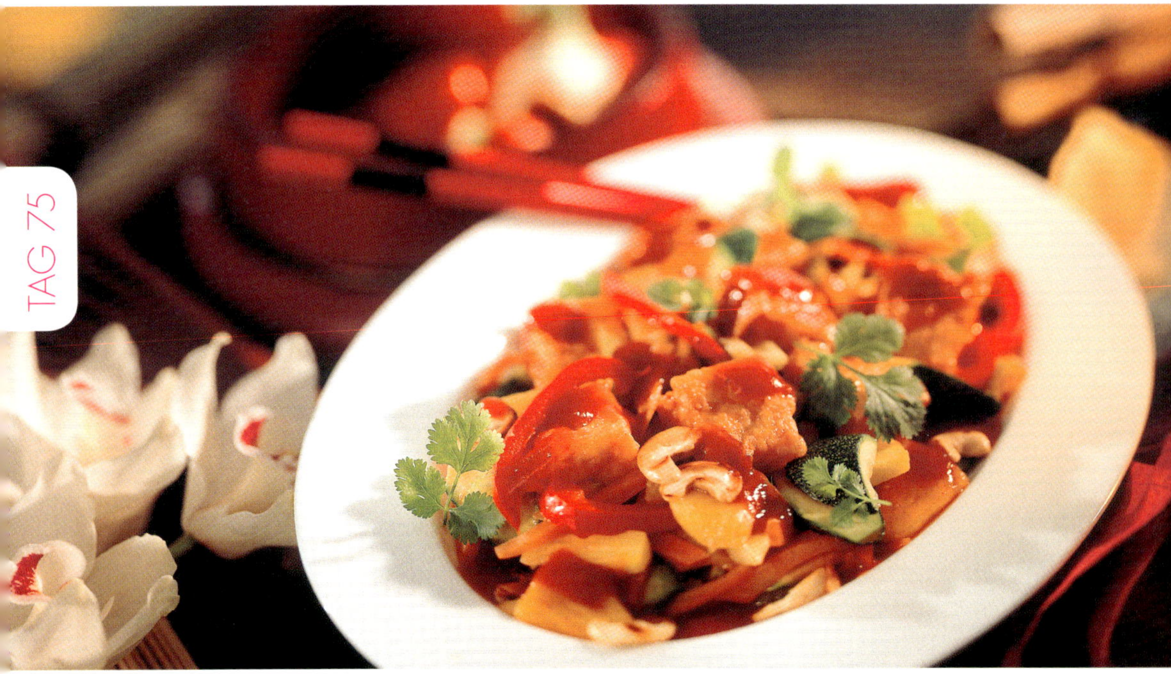

TAG 75

FRÜHSTÜCK TOAST MÉDITERRANÉE 212 kcal

Zutaten: 1 Scheibe Toastbrot, 30 g Feta-Käse, 1 Tomate, 1/2 TL Öl, 1 EL geh. Basilikum, Salz.

Zubereitung: Brot toasten, mit Käse und Tomatenscheiben belegen, mit Öl beträufeln, mit gehacktem Basilikum und Salz bestreuen.

MITTAG SALAT MIT RÜHREI 300 kcal

Zutaten: 1/2 Eisbergsalat, 50 g Rucola, 1 Tomate, Salz, 1 EL Essig, 3 TL Öl, 5 Oliven, 2 EL geh. Basilikum, 2 Eier, 2 EL Schnittlauchröllchen.

Zubereitung: Salat zerpflücken, mit Tomatenscheiben, Salz, Essig und 2 TL Öl mischen. Oliven und Basilikum dazugeben. Eier mit Salz und Schnittlauch verquirlen, in 1 TL Öl stocken lassen. Auf Salat anrichten.

ABEND ANANAS-FISCH 318 kcal

Zutaten: 100 g Kabeljaufilet, Salz, 1/2 TL Speisestärke, 2 TL Öl, 1 Frühlingszwiebel, 1 Knoblauchzehe, 1 EL Cashewnüsse, 1 cm Ingwer, 1/2 roter Paprika, 1 Karotte, 1 Stange Sellerie, 50 g Zucchini, 50 g Ananas, 1 EL Sherry, 50 ml Wasser, 1 TL Honig, 1 TL Tomatenmark, 1 EL Sojasauce, Chili.

Zubereitung: Fisch würfeln, salzen, in Stärke wenden, in 1 TL Öl 5 Min. braten, herausnehmen. Gehackte Zwiebel, Knoblauch, Cashewnüsse und Ingwer in derselben Pfanne im übrigen Öl anbraten. Gewürfelten Paprika, Karotte, Sellerie, Zucchini und Ananas zugeben, 2 Min. weiterbraten, salzen. Sherry, Wasser, Honig, Tomatenmark, Sojasauce und Chili zugeben, zugedeckt 4 Minuten dünsten. Fischstücke unterheben, wärmen.

2 X SNACKS

- Auf 1/2 Grapefruit 1 TL Honig träufeln. 87 kcal
- 2 Scheiben Ananas mit 100 g Soja-Joghurt mixen. 105 kcal

AVOCADO-SALAT

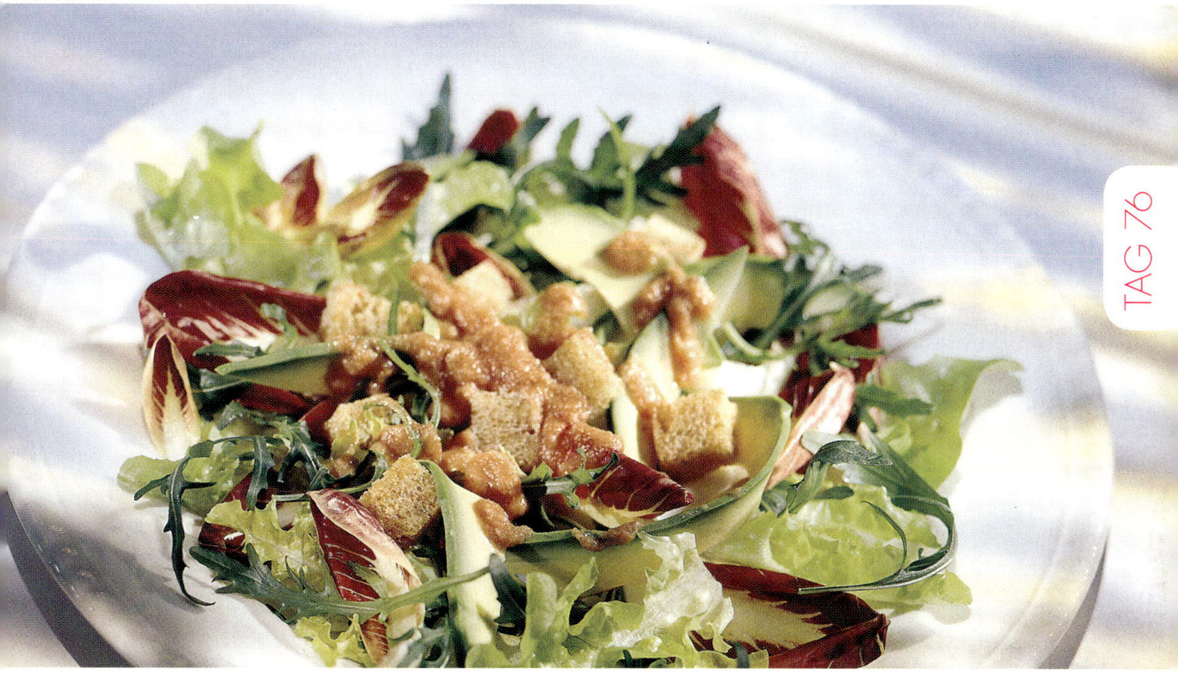

FRÜHSTÜCK PUTEN-KNÄCKE 187 kcal

Zutaten: 2 Scheiben Knäckebrot, 1 TL Butter, 50 g Putenschinken, 1/2 grüner Paprika.

Zubereitung: Knäcke mit Butter bestreichen, mit Schinken und Paprikastreifen belegen.

MITTAG AVOCADO-SALAT 265 kcal

Zutaten: 200 g Salat-Mix, 1 reife Avocado, 1 EL Zitronensaft, 1 Knoblauchzehe, 1 Tomate, 2 EL geh. Basilikum, 1 TL Öl, 1 EL Essig, 1 Scheibe Toastbrot, Salz, Pfeffer, 1 EL Schnittlauchröllchen.

Zubereitung: Salate zerpflücken, Avocado in dünne Scheiben schneiden und darauf anrichten, mit Zitronensaft beträufeln. Für das Dressing Knoblauch hacken, Tomaten würfeln, mit Basilikum, Öl, Essig und 1/2 geriebenem Toastbrot fein pürieren, salzen, pfeffern. Über Salat träufeln. Die zweite Brothälfte toasten, würfeln, mit Schnittlauch über den Salat streuen.

ABEND HÜHNERBRUST HAWAII 315 kcal

Zutaten: 200 g Hühnerbrust, 1 TL Öl, Salz, Pfeffer, 100 g Ananas, 1 EL Ananassaft, 1 EL Sauerrahm, 4 Blätter Salat, 1 EL Schnittlauchröllchen.

Zubereitung: Hühnerbrust in Öl braten, salzen, pfeffern. Ananas in kleine Würfel schneiden, Saft auffangen. Im Bratsatz 1 Min. unter Rühren dünsten, mit Saft und Rahm aufgießen, verrühren. Salat mit in dicke Streifen geschnittener Hühnerbrust und Ananas belegen, mit Rahmsauce überziehen. Schnittlauch darüber streuen.

2 X SNACKS

- Saft von 2 Orangen mit 1 TL Weizenkleie verrühren. 105 kcal
- 1/2 Banane in Scheiben auf 1 Knäckebrot verteilen, mit 1 TL Honig beträufeln. 118 kcal

KÜRBISSALAT

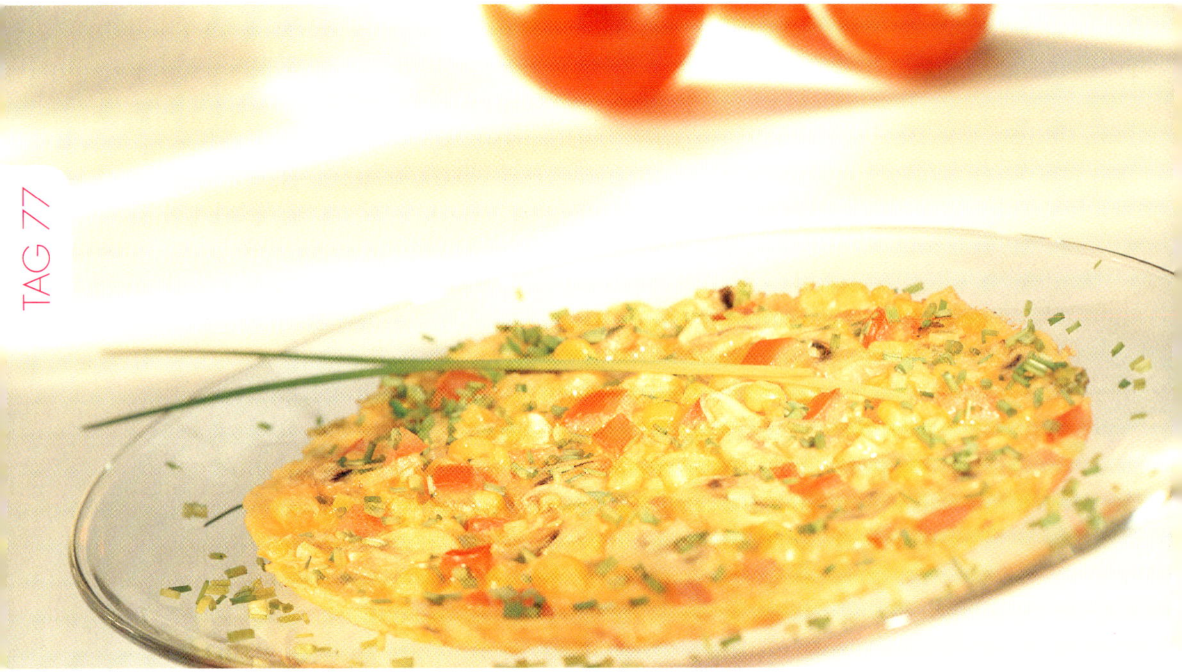

FRÜHSTÜCK BANANENBROT 220 kcal

Zutaten: 1 Scheibe Vollkornbrot, 3 EL Hüttenkäse, 1 Banane, etwas Zimt.

Zubereitung: Brot mit Hüttenkäse bestreichen, mit Bananenscheiben belegen, Zimt darüberstreuen.

MITTAG KÜRBISSALAT 298 kcal

Zutaten: 150 g Kürbis, 50 g Zuckerschoten, Salz, 2 Frühlingszwiebeln, 3 Cocktailtomaten, 1/4 Chilischote, 1 Knoblauchzehe, 2 TL Öl, 50 ml Suppe, je 1 EL Essig, Zitronensaft und Orangensaft, 1/2 TL Senf, Pfeffer, 20 g Feta-Käse, 2 schwarze Oliven.

Zubereitung: Kürbisfleisch würfeln, mit Zuckerschoten in Salzwasser 5 Min. kochen, abgießen, eiskalt abschrecken. Mit fein geschnittenen Zwiebeln und halbierten Cocktailtomaten mischen. Fein gehackte Chili und Knoblauch in Öl 1 Min. braten, mit Suppe aufgießen, vom Herd nehmen. Mit Essig, Zitronen- und Orangensaft, Senf, Salz und Pfeffer zu einer Marinade verrühren. Über den Salat gießen und mit Käse und Oliven garnieren.

ABEND CHAMPIGNON-OMELETTE 305 kcal

Zutaten: 1 Frühlingszwiebel, 100 g Champignons, Salz, Pfeffer, 2 Tomaten, 100 g Dosenmais, 2 Eier, 2 EL Schnittlauchröllchen.

Zubereitung: Zwiebel und Champignons in dünne Scheiben schneiden, in beschichteter Pfanne anrösten, salzen, pfeffern.Tomatenwürfel und Dosenmais dazugeben, 2 Min. unter Rühren etwas anrösten. 2 gut verquirlte Eier darübergießen, bei kleiner Flamme stocken lassen. Mit Schnittlauch bestreuen.

2 X SNACKS

- 100 g Ananas mit 150 g Soja-Joghurt pürieren. 121 kcal
- 1 Paprika mit 100 g Hüttenkäse. 84 kcal

HÜHNERSPIESS

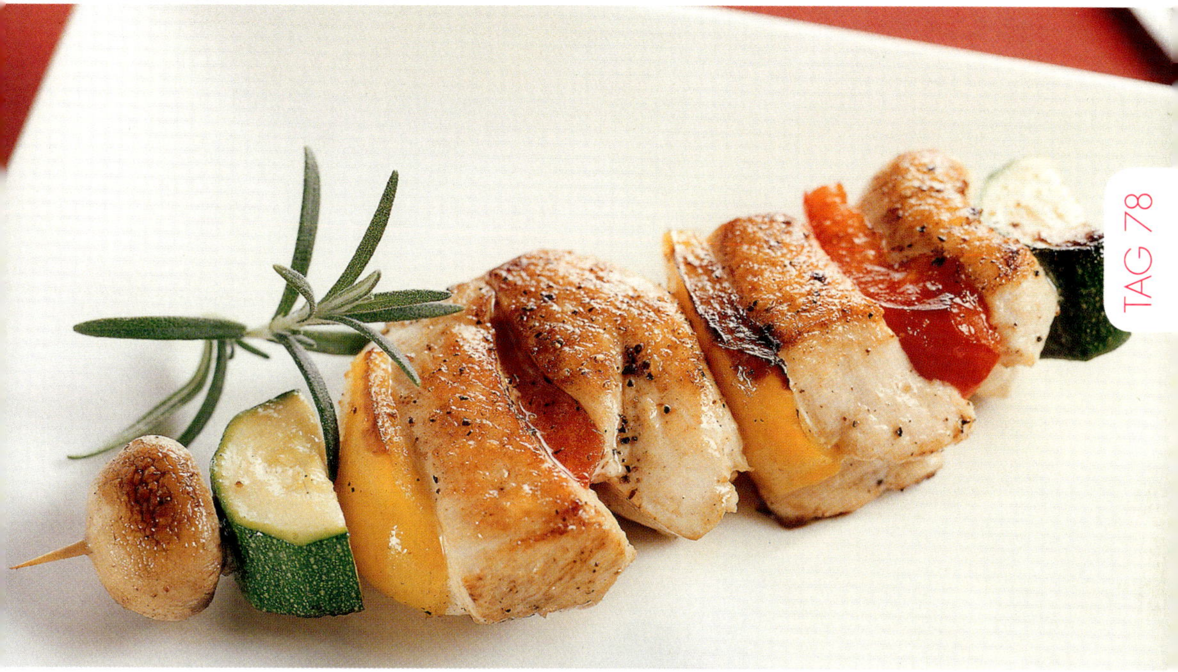

FRÜHSTÜCK MANGO-MÜSLI 235 kcal

Zutaten: 1 Orange, 1/2 Mango, 2 EL Roggenflocken, 100 ml Buttermilch.

Zubereitung: Orange auspressen, mit gewürfelter Mango, Flocken und Buttermilch vermischen.

MITTAG BROKKOLI-OMELETT 292 kcal

Zutaten: 250 g Brokkoli, Salz, 1 TL Öl, 2 Eier, Pfeffer, Schnittlauch.

Zubereitung: Brokkoli in Salzwasser 10 Min. dünsten. In Öl kurz anbraten, mit verquirlten Eiern übergießen, stocken lassen. Salzen, pfeffern, mit Schnittlauch bestreuen.

ABEND HÜHNERSPIESS 313 kcal

Zutaten: 200 g Hühnerbrust, 3 kleine Zwiebeln, 1 Zucchini, 1 Paprikaschote, 3 Kirschtomaten, 2 TL Olivenöl, 2 TL Zitronensaft, 1 Knoblauchzehe, Salz, Pfeffer, 1 Zweig Rosmarin.

Zubereitung: Huhn, Zwiebel, Zucchini und Paprika klein schneiden. Alle Zutaten abwechselnd auf zwei Spieße stecken. Öl, Zitronensaft, zerdrückten Knoblauch, Salz und Pfeffer mischen, auf Spießen verteilen. Beidseitig 8 Minuten grillen oder braten. Mit Rosmarin bestreuen.

2 X SNACKS

- 1 Apfel entkernen, in Spalten schneiden, mit Zimt bestreuen, mit 1 TL Honig beträufeln. 105 kcal
- 1 Orange auspressen, mit 1 TL Weizenkleie und 100 ml Joghurt verrühren. 100 kcal

FISCH IM GEMÜSEBEET

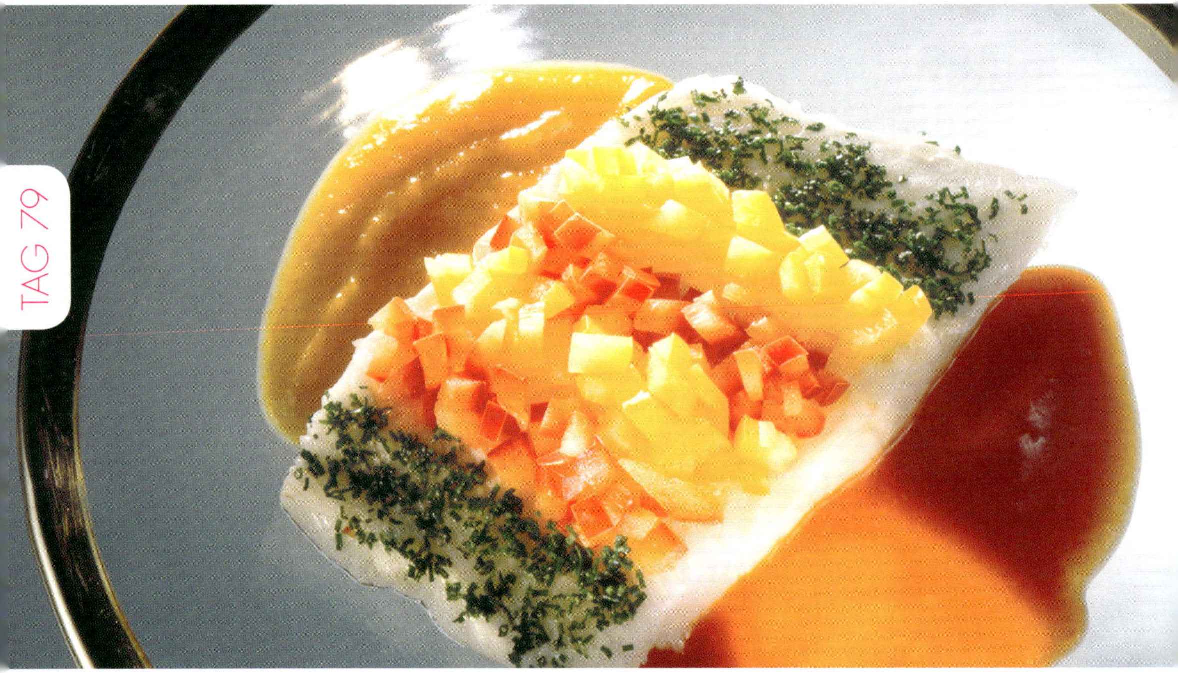

FRÜHSTÜCK	LACHS-TOAST	235 kcal

Zutaten: 1 EL Magerjoghurt, 1 EL Dille, 2 Vollkorntoasts, 30 g Räucherlachs.
Zubereitung: Dill hacken, mit Joghurt mixen, Toasts bestreichen, mit Lachs belegen.

MITTAG	EIERSALAT	282 kcal

Zutaten: 2 harte Eier, 200 g Tomaten, 100 g Zwiebeln, 50 g Sojasprossen.
Dressing: 1 EL gehackte Kräuter, 3 EL Magerjoghurt, 1 TL Ketchup, Salz, Pfeffer.
Zubereitung: Eier, Tomaten und Zwiebeln fein würfeln, mit Sprossen mixen. Zutaten für Dressing verrühren, unter Salat ziehen.

ABEND	FISCH IM GEMÜSEBEET	315 kcal

Zutaten: 2 rote, 1 gelber Paprika, 2 abgezogene Tomaten, 30 g Zwiebeln, 4 EL Suppe, Salz, Pfeffer, 1/2 TL Honig, 180 g Fischfilet, 1 EL Schnittlauch.
Zubereitung: Paprika, Tomaten, Zwiebeln würfeln, in Suppe 15 Min. dünsten, mit Salz, Pfeffer, Honig würzen. Fisch dazugeben, 6 Min. ziehen lassen.
Die Hälfte des Gemüses pürieren. Fisch mit Soße, Gemüse und Schnittlauchröllchen garnieren.

2 X SNACKS

- 150 g Ananas würfeln, Saft auffangen, mit 100 g entkernten Weintrauben mixen. 120 kcal
- 3 EL Magertopfen mit 1 TL Rosinen verrühren. 117 kcal

GEMÜSE-TORTILLAS

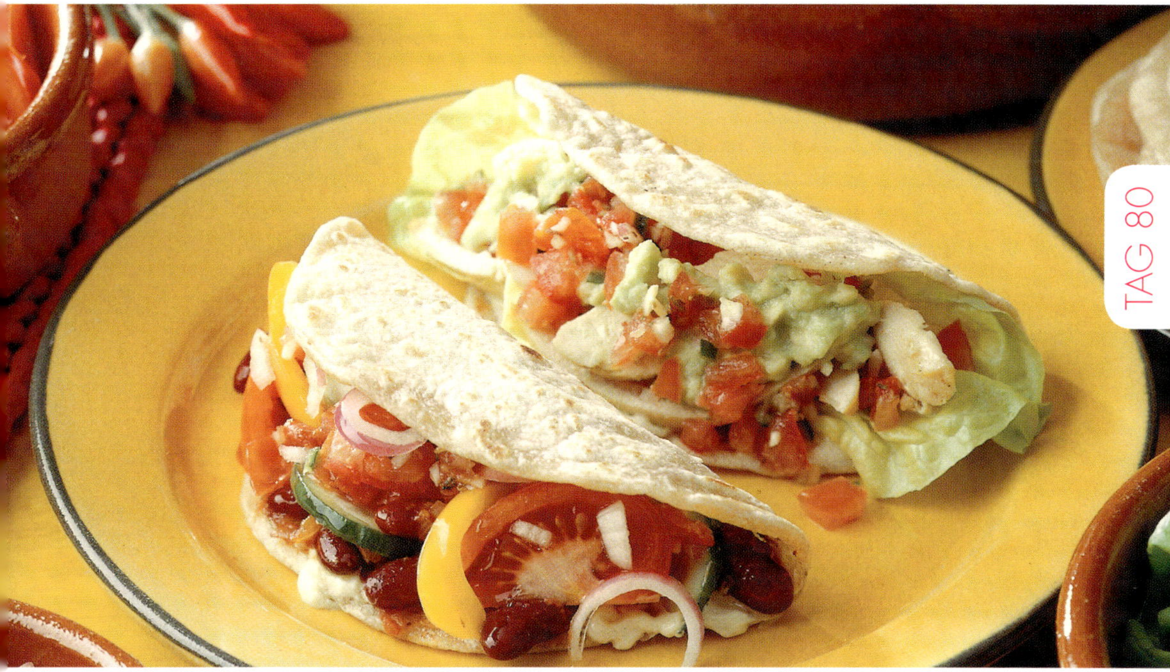

FRÜHSTÜCK AVOCADO-CIABATTA 216 kcal

Zutaten: 1/2 Avocado, Salz, 1 EL Zitronensaft, 80 g Ciabatta, 1 EL Schnittlauchröllchen.

Zubereitung: Avocado mit Salz und Zitronensaft mixen, auf getoastete Brote streichen, mit Schnittlauchröllchen bestreuen.

MITTAG GEMÜSE-TORTILLAS 317 kcal

Zutaten: 50 g Champignons, 1/2 TL Butter, Salz, 1 Hand voll Salatmix, 2 Frühlingszwiebeln, 20 g Sojasprossen, 50 g Salatgurke, 1 Tomate, 1/4 gelber Paprika, 50 g Chilibohnen (Dose), 2 Tortillas, 1/2 Avocado, 1 TL Zitronensaft.

Zubereitung: Fülle 1: Champignons würfeln, in Butter braten, salzen. Mit Salat, 1 gewürfelten Zwiebel und Sprossen mischen.
Fülle 2: Gurke, Tomate, Paprika und zweite Zwiebel klein schneiden, mit Bohnen mischen, salzen.
Tortillas aufbacken, mit Fülle belegen, zusammenklappen. Avocado mit Zitronensaft und Salz mixen, dazugeben.

ABEND PUTEN-MEDAILLONS 336 kcal

Zutaten: 200 g Putenfilet, 1 TL Öl, 1 Apfel, 2 EL geh. Thymian, Salz, Pfeffer, einige Zweige Rosmarin.

Zubereitung: Putenfilet in Medaillons schneiden, in Öl von beiden Seiten anbraten, Apfel schälen, in Scheiben schneiden, dazugeben. 5 Min. fertig braten, mit Salz, Pfeffer und Thymian abschmecken.

2 X SNACKS

- 75 g Weintrauben entkernen, mit 100 ml Magerjoghurt und 1 TL Honig mischen. 123 kcal
- 1 Knäckebrot mit 30 g Mozzarella und 1 Tomate in Scheiben belegen, salzen. 98 kcal

DIE MAGISCHE KOHLSUPPPE

Bis zu fünf Kilo schmelzen mit der „magischen Kohlsuppe“, die eigentlich eine Krautsuppe ist, innerhalb von nur einer Woche wie Schnee in der Frühlingssonne. Und das ohne zu hungern – und vor allem ohne sich gesundheitliche Defizite einzuhandeln. Denn in der Suppe stecken viele Vitamine und Ballaststoffe, Eiweiß wird mit zwei Fitnessdrinks pro Tag zugeführt.

Kochen Sie alle zwei Tage einen großen Topf Kohlsuppe.

Zutaten: 1 Kopf Weißkohl (= Krautkopf), 2 grüne Paprika, 1 kg Karotten, 6 Frühlingszwiebeln, 1 Bund Stangensellerie, 2 Dosen Tomaten.

Gemüse in Stücke schneiden, mit Wasser bedeckt aufkochen, mit 2 TL Gemüsesuppenextrakt würzen, 20 Min. garen.

Davon dürfen Sie essen, so viel Sie wollen. Sie können die Suppe auch in der Thermoskanne ins Büro mitnehmen. Zum Frühstück und am Nachmittag trinken Sie einen Eiweiß-Shake: 2 EL Eiweißpulver (Apotheke) in einem Glas Buttermilch verrühren. Den Shake mit Banane, Obst- oder Gemüsesaft (je nach Tagesmotto, siehe nächster Punkt) aufwerten.

Zusätzlich zur Suppe dürfen Sie jeden Tag Folgendes essen:

Tag 1: Obst, so viel Sie wollen – alle Sorten außer Bananen.
Tag 2: Alle Gemüse bis auf Mais und Erbsen, roh oder gedünstet. Abends: eine Folienkartoffel mit 3 EL Kräutermagertopfen.
Tag 3: Obst und Gemüse, aber keine Bananen, Mais, Erbsen oder Kartoffeln.
Tag 4: 3 Bananen und bis zu 0,5 l Magermilchprodukte.
Tag 5: 300 g gegrillter oder gedünsteter Fisch, 6 Tomaten.
Tag 6: 300 g Hühner- oder Putenbrust gegrillt, dazu alle Gemüse, besonders grüner Salat.
Tag 7: 80 g Naturreis und Gemüse, so viel Sie wollen.
Trinken Sie täglich mindestens drei Liter stilles Mineralwasser oder Leitungswasser. Meiden Sie während der Diät jeglichen Alkohol.

Um in das Blitz-Abspeckprogramm ein wenig Abwechslung zu bringen, serviert WOMAN allen Kohlsuppen-Fans zwei neue Rezept-Varianten für die magische Suppe: eine für Italien-, eine für Asien-Fans.

Mittelmeer-Kohlsuppe

Zutaten: 1 roter und 1 gelber Paprika, 250 g Karotten, 3 Stangen Sellerie, 250 g Fisolen, 500 g Weißkraut, 2 Zwiebeln, 2 Knoblauchzehen, 4 EL Olivenöl, Salz, 2 Chilischoten, 1 l Gemüsesuppe, je 2 Zweige Thymian und Basilikum, 1 Zweig Salbei, 2 Sardellenfilets, 4 Tomaten, 75 g entkernte Oliven. 2 EL weißer Balsamico-Essig.
Für die Olivenpaste: 200 g schwarze, entkernte Oliven, 3 Sardellenfilets, 2 Thymianzweige, Schale einer Biozitrone, 50 g Kapern, 200 ml Olivenöl, Salz, Pfeffer.

Paprika im Backrohr bei 175 °C garen, in Gefrierbeutel verschließen, nach 30 Min. Haut abziehen. Geachtelte Zwiebeln und Knoblauchzehen in Öl anschwitzen. Karotten, Sellerie, Bohnen und Kohl klein schneiden, je 1 Min. anbraten. Mit Salz, geh. Chilischoten u. Suppe aufkochen. Kräuter zusammenbinden, 5 Min. mitziehen lassen. Sardellen abspülen, hacken. Tomaten überbrühen, häuten, mit Paprika würfeln. Alles mit Oliven und Essig zur Suppe geben, salzen, noch 5 Min. ziehen lassen.
Für Paste Oliven, Sardellen, Thymian, Zitronenschale, Öl und Kapern pürieren. In jede Portion Suppe 1 TL davon geben.

Chinakohlsuppe

Zutaten: 15 g getrocknete Mu-Err-Pilze, 2 Knoblauchzehen, 1 kirschengroßes Stück Ingwer, 1 Bund Frühlingszwiebeln, 250 g Stangensellerie, 400 g Chinakohl, 200 g Karotten, 1 roter Paprika, 1,5 l Gemüsesuppe, 2 Halme Zitronengras (Asia-Shop), 1 Bund Basilikum, 3 Spritzer Tabasco, 2 EL Sojasoße, 1 Messerspitze Cayennepfeffer.

Mu-Err-Pilze in ein wenig lauwarmem Wasser 60 Min. zugedeckt einweichen.
Knoblauch und Ingwer schälen und hacken, Frühlingszwiebeln, Sellerie und Chinakohl in breite Streifen schneiden. Karotten putzen, würfeln, Paprika in grobe Quadrate schneiden. Gemüse in einem trockenen Topf anrösten, bis es zu duften beginnt, dann mit Gemüsesuppe aufgießen und das Zitronengras dazugeben.Die Pilze aus dem Einweichwasser nehmen, die Strünke entfernen, den Rest in Streifen schneiden. Mit dem Einweichwasser zur Suppe geben und alles zusammen 30 Minuten fertig garen.
Basilikum hacken, in die Suppe einrühren. Abschließend mit Tabasco, Sojasoße und Cayennepfeffer abschmecken.

LACHSSTEAK

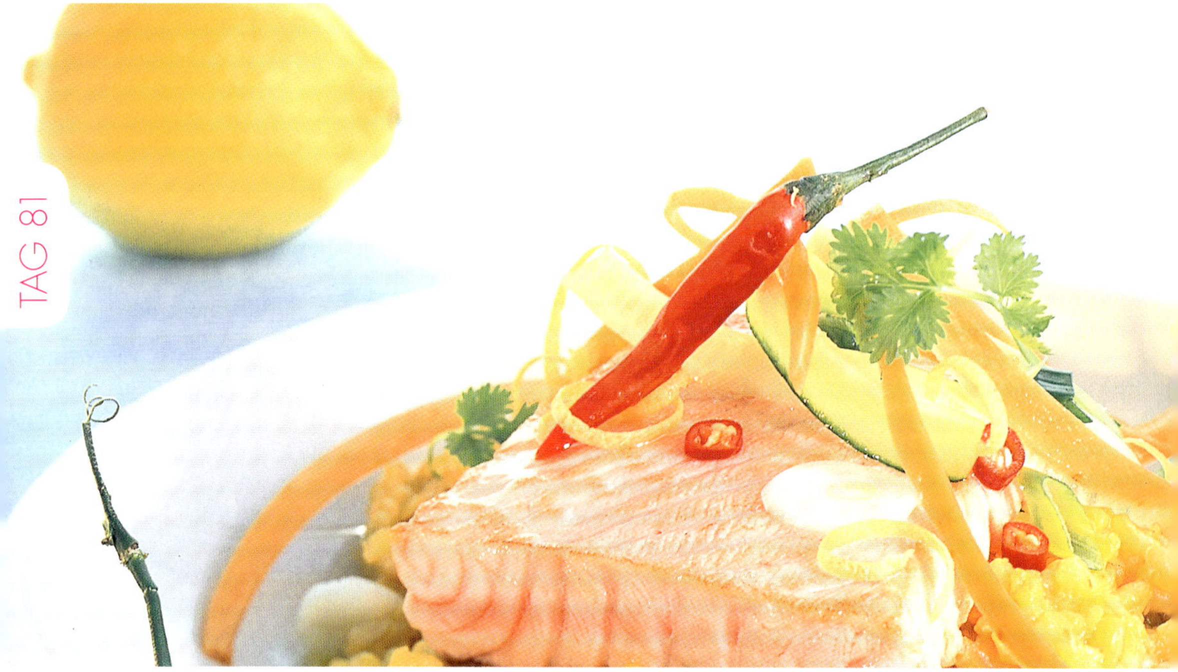

FRÜHSTÜCK KÄSEBROT 155 kcal

Zutaten: 50 g Schichtkäse (10 % F. i. T.), 1 Scheibe Weizenvollkornbrot, 1 Frühlingszwiebel, 1/4 l Tomatensaft

Zubereitung: Brot mit Käse und gehackter Zwiebel anrichten. Dazu Saft trinken.

MITTAG GEMÜSE-PIZZABROT 292 kcal

Zutaten: 1 kleines Pizzabrot (60 g), 1/4 Stange Lauch, 2 Knoblauchzehen, 5 schwarze Oliven, 1 TL Öl, 100 g Cocktailtomaten, Salz, Pfeffer, Kräuter der Provence, 1 Salatblatt, 30 g Emmentaler, 1 EL geh. Basilikum.

Zubereitung: Pizzabrot im Ofen aufbacken, Lauch, Knoblauch und Oliven hacken, in Öl 3 Min. braten. Halbierte Tomaten zugeben, 3 Min. weiterbraten, mit Salz, Pfeffer und Kräuter der Provence abschmecken. Pizzabrot zur Hälfte aufschneiden, Salatblatt einlegen, mit Gemüsemasse, grob geraspeltem Käse und Basilikum füllen.

ABEND LACHSSTEAK 309 kcal

Zutaten: 50 g Salatgurke, 1 Karotte, 50 g Honigmelone, 1 EL Korianderblättchen, 2 EL Zitronensaft, 1 TL Essig, 2 TL Öl, 1 TL Mango-Chutney, 1 Chilischote, Salz, Pfeffer, 120 g Lachssteak.

Zubereitung: Gurke, Karotten und Melone in kleine Würfel schneiden, Koriander fein hacken. Alles mit 1 EL Zitronensaft, Essig, 1 TL Öl, Mango-Chutney und 1 Chilischote verrühren, salzen und pfeffern. Lachs mit 1 EL Zitronensaft und Salz einreiben. Von jeder Seite 6 Min. in Öl braten.

2 X SNACKS

- 1 Papaya, dazu 2 Dinkelkekse. 140 kcal
- 1 Knäckebrot mit 1 EL Magertopfen bestreichen, mit 1 grünen, in Streifen geschnittenen Paprika belegen, salzen. 93 kcal

GEFÜLLTE ZUCCHINI

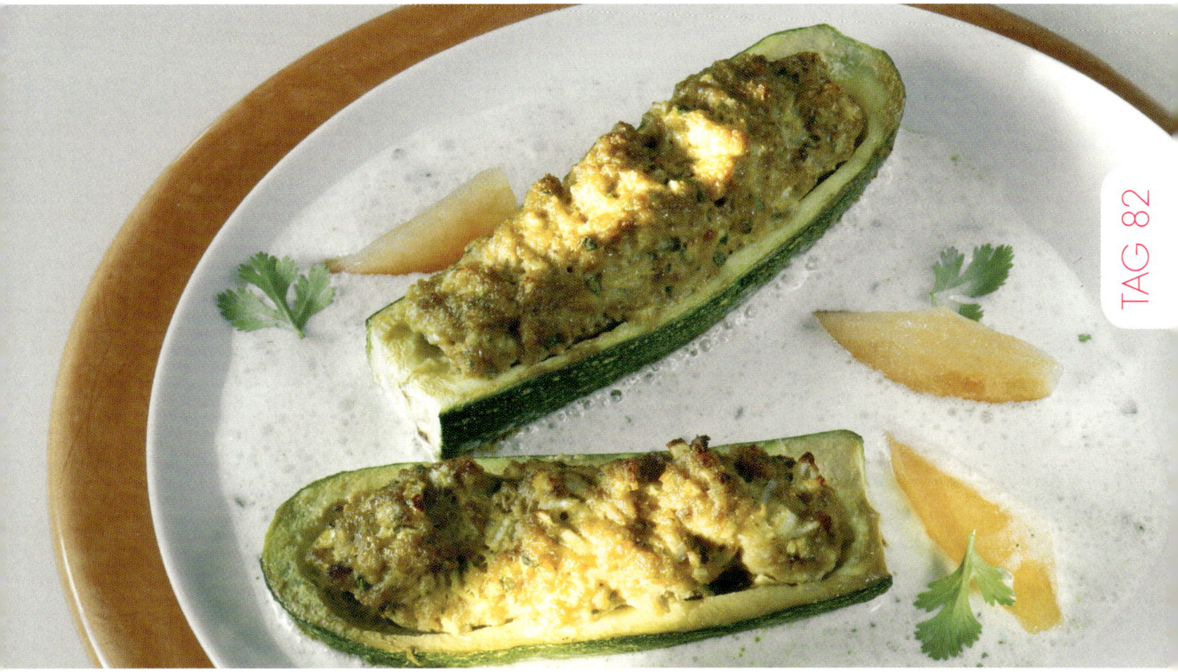

TAG 82

FRÜHSTÜCK APFEL-KEFIR 205 kcal

Zutaten: 1/2 Apfel, 250 g Kefir, 1 TL Honig, 2 EL Roggenflocken.
Zubereitung: Apfel klein schneiden, mit den übrigen Zutaten mixen.

MITTAG BOHNEN-PILZ-SALAT 329 kcal

Zutaten: 200 g Prinzessbohnen, 50 g Zwiebeln, 1 Knoblauchzehe, 1 TL Butter, 150 g Pilze, 1 EL gehackte Petersilie, Salz, Pfeffer, 1 TL Öl, 1 TL Essig, 1 TL Senf.
Zubereitung: Bohnen putzen, 5 Min. dünsten, abschrecken. Zwiebeln und Knoblauch hacken, in Butter andünsten, Pilze in dicke Scheiben schneiden, dazugeben, goldig braten, Petersilie unterziehen, salzen und pfeffern. Pilze auf Bohnen anrichten. Aus Öl, Essig und Senf Dressing mixen, darüber gießen.

ABEND GEFÜLLTE ZUCCHINI 324 kcal

Zutaten: 20 g Vollreis, 1 Zucchini (200 g), 100 g Champignons, 30 g Zwiebeln, 1 TL Butter, 20 g Schafkäse, 3 EL gehackte Petersilie, Salz, Pfeffer, 2 TL Parmesan, 100 ml Suppe, 1 TL Sauerrahm, 1 EL Parmesan.
Zubereitung: Reis garen. Zucchini längs halbieren, aushöhlen. Zucchinifleisch, Champignons und Zwiebeln hacken und in Butter anrösten, mit Schafkäse und. 2 EL Petersilie mischen, würzen. In Zucchinihälften füllen, mit Parmesan bestreuen. Mit Mix aus Suppe, Rahm und 1 EL Petersilie umgießen, mit Parmesan bestreuen, im Backrohr 10 Min. gratinieren.

2 X SNACKS

- 1/2 Apfel mit 1 Karotte raspeln, mit 1 TL Honig verrühren. 130 kcal
- 1 Paprika mit 50 g Hüttenkäse und 1 EL Schnittlauchröllchen füllen. 75 kcal

CHINA-PFANNE

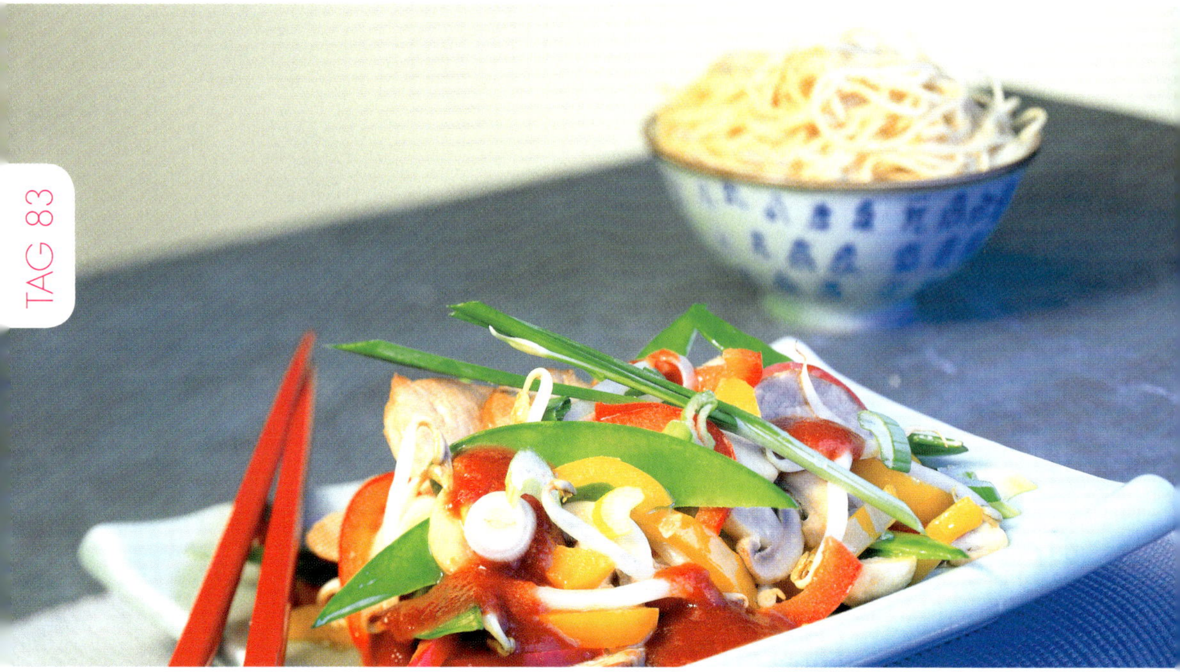

FRÜHSTÜCK BANANENTOAST 246 kcal

Zutaten: 2 Scheiben Vollkorntoast, 2 EL Hüttenkäse, 1/2 Banane.

Zubereitung: Brot toasten. Hüttenkäse und Bananenscheiben darauf verteilen.

MITTAG RADIESCHEN-SALAT 290 kcal

Zutaten: 1 Zucchini, 1 Bund Radieschen, 1 TL Senf, 2 TL Öl, 1 EL Dill, 3 EL Orangensaft, 50 g Räucherlachs, 1 Scheibe Vollkorntoast, Salz.

Zubereitung: Zucchini und Radieschen fein raspeln. Vinaigrette aus Senf, Öl, gehackten Dill und Orangensaft anrühren, mit dem Salat mischen. Räucherlachs und gerösteten Toast zum Salat servieren.

ABEND CHINA-PFANNE 312 kcal

Zutaten: 80 g Schweinefilet, 1 Knoblauchzehe, 1 Paprika, 100 g Champignons, 50 g Zuckererbsen, 1 Frühlingszwiebel, 1 EL Sojasauce, 1 EL Sherry, 2 EL Tomatenmark, 1/2 TL ger. Ingwer, 1/2 TL Speisestärke, 1 Prise Chili, 1 TL Öl, 30 g Sprossen.

Zubereitung: Filet in dünne Scheiben schneiden. Knoblauch hacken. Paprika, Pilze, Erbsen und Zwiebel in dünne Streifen schneiden. Sojasauce, Sherry, Tomatenmark, Ingwer, Stärke, Chili und 2 EL Wasser zu einer Sauce verrühren. Filet in 1/2 TL Öl anbraten, salzen, herausnehmen. Gemüse im restlichen Öl 5 Min. braten, Sprossen zugeben, 2 Min. weiterbraten. Mit Fleisch und Sauce mischen.

2 X SNACKS

- 1 Banane. 120 kcal
- 100 g Ananas mit 1 TL Kokosflocken, 1 EL Zitronensaft und 100 ml Buttermilch mixen. 107 kcal

SCHINKEN-SPARGEL

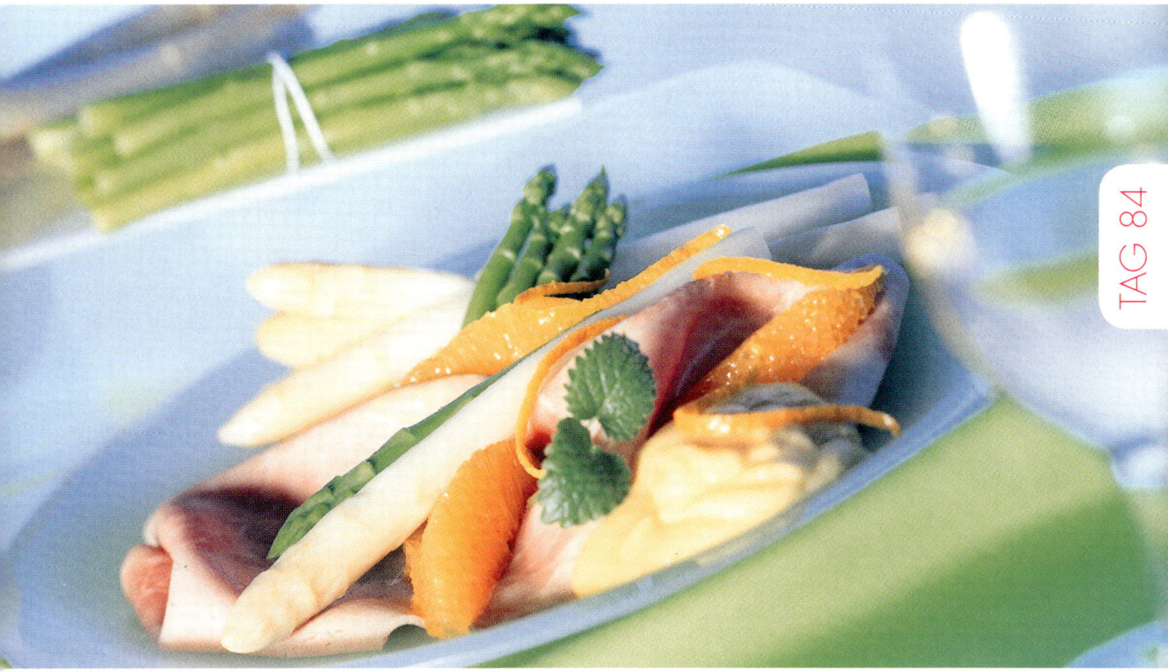

TAG 84

FRÜHSTÜCK LACHSBROT 220 kcal

Zutaten: 1 Scheibe Vollkornbrot, 1 TL Senf, 50 g Räucherlachs, 1 TL Zitronensaft, gehackter Dill.

Zubereitung: Brot mit Senf bestreichen, mit Lachs belegen, mit Zitronensaft und Dill würzen.

MITTAG EIER-AVOCADO-SALAT 320 kcal

Zutaten: 1 hart gekochtes Ei, 1 Avocado, 1 Paprika, 1/4 Kopfsalat, 1 Tomate, 1 TL Senf, 3 EL Sauerrahm, 1 EL Zitronensaft, Schnittlauchröllchen, Salz, Cayennepfeffer.

Zubereitung: Ei in Spalten schneiden. Avocado, Paprika, Salat und Tomate in dünne Streifen bzw. Scheiben schneiden und mit Ei auf einem Teller anrichten. Senf, Sauerrahm, Zitronensaft und Schnittlauch verrühren. Würzen. Dressing über den Salat träufeln.

ABEND SCHINKEN-SPARGEL 308 kcal

Zutaten: 12 Stangen Spargel, 1 EL Zitronensaft, Salz, 1 TL Zucker, 1 Bio-Orange, 4 EL Sauerrahm, Pfeffer, 1 TL Butter, 100 g Beinschinken.

Zubereitung: Spargel putzen, in 1/2 l Wasser mit Zitronensaft, Salz und Zucker 10 Min. kochen, abschrecken. Mit einigen Orangenfilets anrichten. Übrige Orange auspressen und Saft einkochen, abkühlen lassen. 1 TL Orangenschale abraspeln. Saft und Schale mit Rahm mischen, würzen. Zerlassene Butter, Orangensauce und Schinken zum Spargel geben.

2 X SNACKS

- 1 Scheibe Knäckebrot mit 2 EL Magertopfen bestreichen, mit Schnittlauch bestreuen. 88 kcal
- 100 g Erdbeeren klein schneiden, mit 2 EL Sauerrahm mischen. 96 kcal

EXOTIK-FISCH

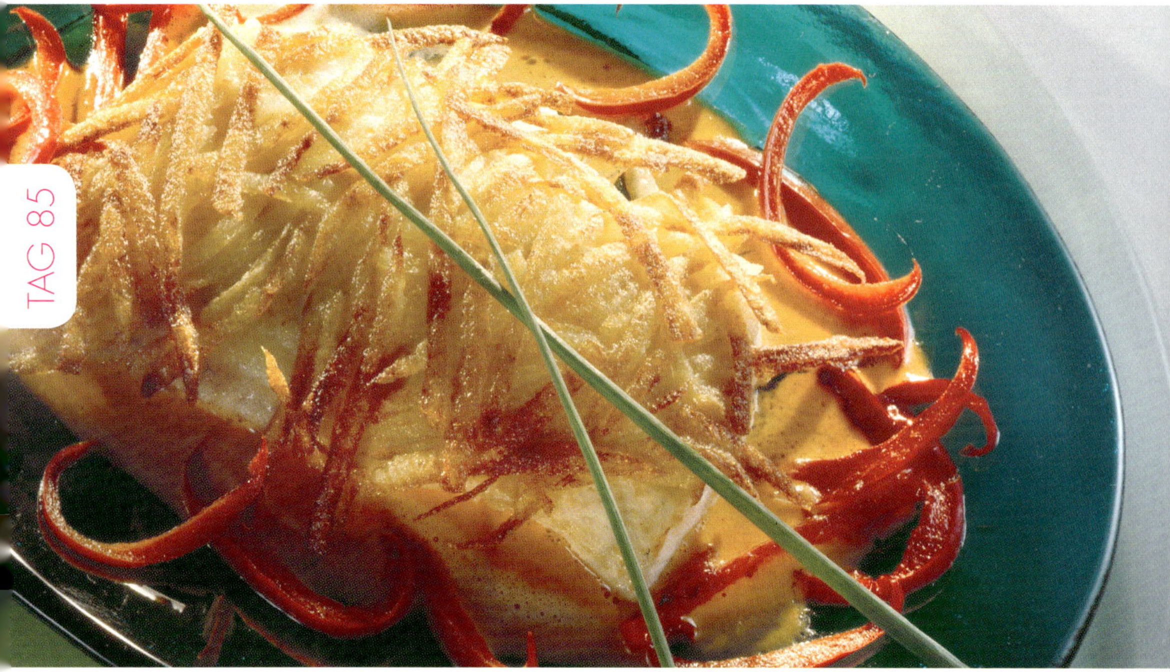

TAG 85

FRÜHSTÜCK PUTENKNÄCKE 205 kcal

Zutaten: Knäckebrote, 1 TL Butter, 40 g Putenschinken, 2 Essiggurkerln.

Zubereitung: Brote mit Butter bestreichen, mit Schinken und Gurkerlscheiben belegen.

MITTAG GRIECHISCHER PAPRIKA 274 kcal

Zutaten: 1 grüner Paprika, 50 g Schafkäse, 2 EL Sauerrahm, Salz, Oregano, 2 Oliven, je 1 EL gehackte Petersilie und Basilikum.

Zubereitung: Paprika in zwei Hälften schneiden, putzen. Schafkäse mit Gabel zerdrücken, mit Rahm, Gewürzen, gehackten Oliven und Kräutern gut vermengen, in Paprikahälften füllen.

ABEND EXOTIK-FISCH 230 kcal

Zutaten: 150 g Fischfilet, 1 EL Zitronensaft, Salz, Pfeffer, 1 TL Butter, 1 roter Paprika, 2 Frühlingszwiebeln, 2 Scheiben Ananas, 100 ml Suppe, 1 EL Sauerrahm, 1 TL Curry, 1 EL Kokosraspel

Zubereitung: Fisch mit Zitrone beträufeln, würzen, in Butter von jeder Seite 2 Min. braten, herausnehmen. Paprika, Zwiebeln und Ananas in dünne Streifen schneiden, im Bratfett anrösten, mit Suppe aufgießen, 3 Min. dünsten, Rahm und Curry einrühren. Fisch in Bratform geben, mit Currygemüse übergießen, mit Kokosraspel bestreuen, im Rohr 10 Min. überbacken.

2 X SNACKS

- 2 Vollkorncracker mit 30 g Hüttenkäse und 1/2 Paprika. 102 kcal
- 1 Kiwi mit 2 EL Nuss-Mix essen. 103 kcal

SPAGHETTI AL POMODORE

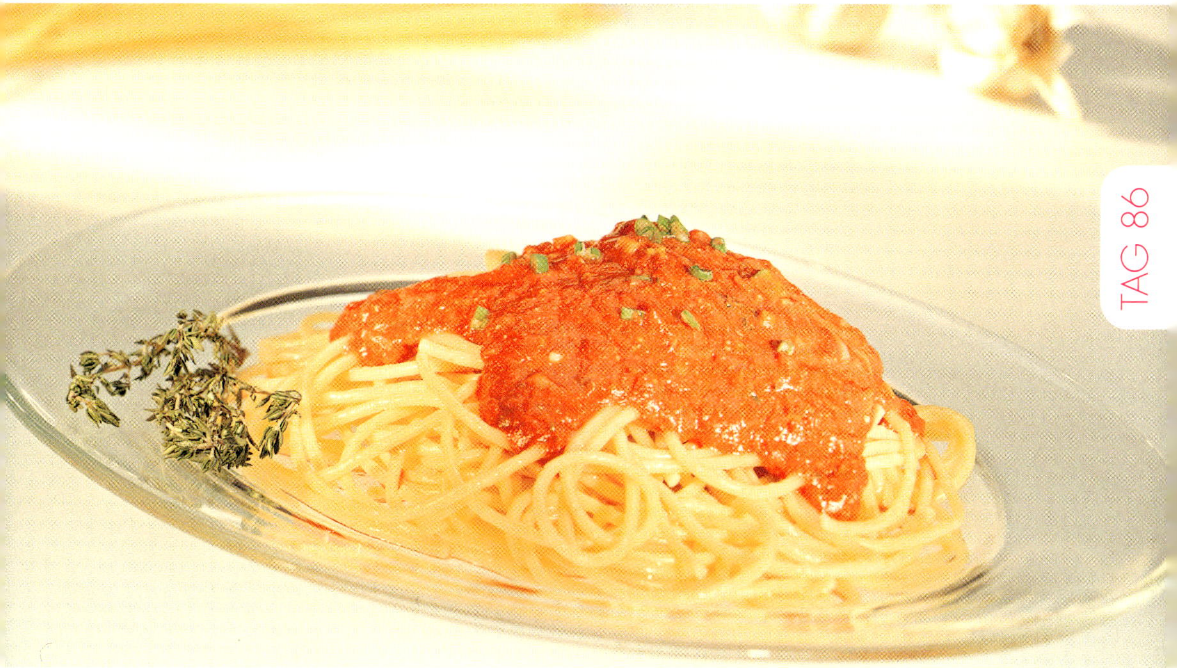

FRÜHSTÜCK KÄSE-KNÄCKE 244 kcal

Zutaten: 30 g Gorgonzola, 1 EL Magertopfen, 2 Vollkornknäcke, 1/2 Apfel, 1/2 Beet Kresse.

Zubereitung: Gorgonzola mit Topfen mixen, auf Knäckebrote streichen, mit dünnen Apfelscheiben belegen, Kresse darüber streuen.

MITTAG MOZZARELLA-SANDWICH 278 kcal

Zutaten: 1 TL Senf, 60 g Mozzarella, 50 g Vollkorn-Baguette, 4 grüne Salatblätter, 50 g Salatgurke, 2 Tomaten, 1 EL Joghurt, Salz, Pfeffer, 5 Basilikumblätter,

Zubereitung: Senf mit Joghurt mixen, Baguette damit bestreichen. Mit Salatblättern, in Scheiben geschnittenem Mozzarella, Tomaten und Gurke belegen, würzen, mit gehacktem Basilikum bestreuen.

ABEND SPAGHETTI AL POMODORO 318 kcal

Zutaten: 70 g Spaghetti, 2 Frühlingszwiebeln, 1 Knoblauchzehe, 1/4 l passierte Tomaten, 1/2 Suppenwürfel, je 1 TL Thymian und Oregano, 2 EL Sauerrahm.

Zubereitung: Spaghetti kochen. Zwiebeln und Knoblauch klein hacken und trocken anrösten, mit Tomatenpüree aufgießen, mit Suppenwürfel und Kräutern 5 Min. köcheln. Rahm einrühren. Tomatensauce über die Nudeln gießen.

2 X SNACKS

- 2 Knusper-Reisscheiben mit 1 TL Honig und 1 Kiwi. 117 kcal
- 2 Scheiben Ananas. 70 kcal

TOFU-SUPPENTOPF

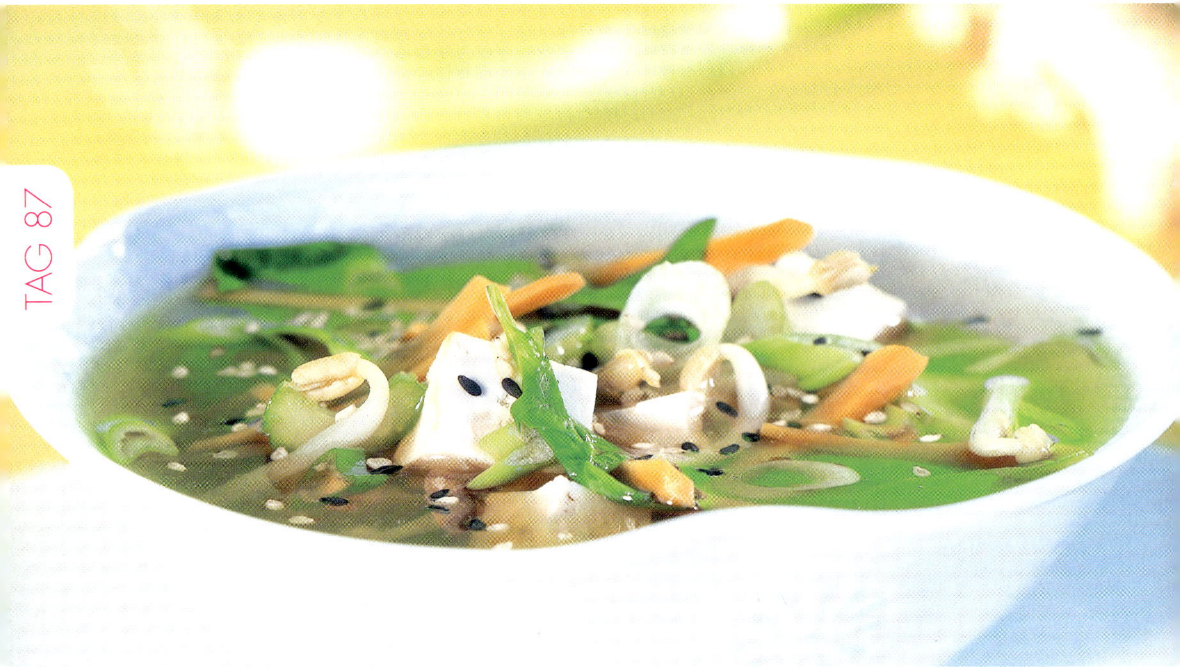

FRÜHSTÜCK	PORRIDGE	216 kcal

Zutaten: 25 g Haferflocken, 100 ml Milch, 125 ml frisch gepresster Orangensaft.

Zubereitung: Flocken mit Milch zu Brei verkochen, dazu Saft trinken.

MITTAG	AVOCADOCREME	315 kcal

Zutaten: 1/2 Avocado, 1 EL Zitronensaft, Salz, 1/2 Chilischote, 2 Frühlingszwiebeln, 1 Knoblauchzehe, 1 Tomate, 5 Blätter Basilikum, 8 Nacho-Chips

Zubereitung: Avocado mit Salz und Zitronensaft zerdrücken. Chili, Zwiebel, Knoblauch, Tomate und Basilikum fein hacken, mit Avocadocreme mixen. Dazu Chips essen.

ABEND	TOFU-SUPPENTOPF	290 kcal

Zutaten: 1 Zwiebel, 2 TL Olivenöl, 400 ml Gemüsesuppe, 1 Karotte, 1 Prise Estragon, Salz, Pfeffer, 1 TL Zitronensaft, 40 g Brokkoli, 50 g Pilze, 100 g Kürbis, 100 g Tomaten, 100 g Tofu, 1 EL Schnittlauch.

Zubereitung: Zwiebel vierteln, in Öl anbräunen. Suppe, dünn geschnittene Karotte, Gewürze und Zitronensaft zufügen, 10 Min. köcheln lassen. Brokkoli, Pilze und Kürbis klein schneiden, weitere 5 Min köcheln lassen. Abgezogene, gewürfelte Tomaten und gewürfelten Tofu zugeben, erwärmen. Suppe mit Schnittlauch bestreuen.

2 X SNACKS

- 40 g getrocknete Marillen. 120 kcal
- 1/2 Avocado mit 1 TL Zitronensaft beträufeln, salzen. 66 kcal

GEBACKENE KARTOFFELN

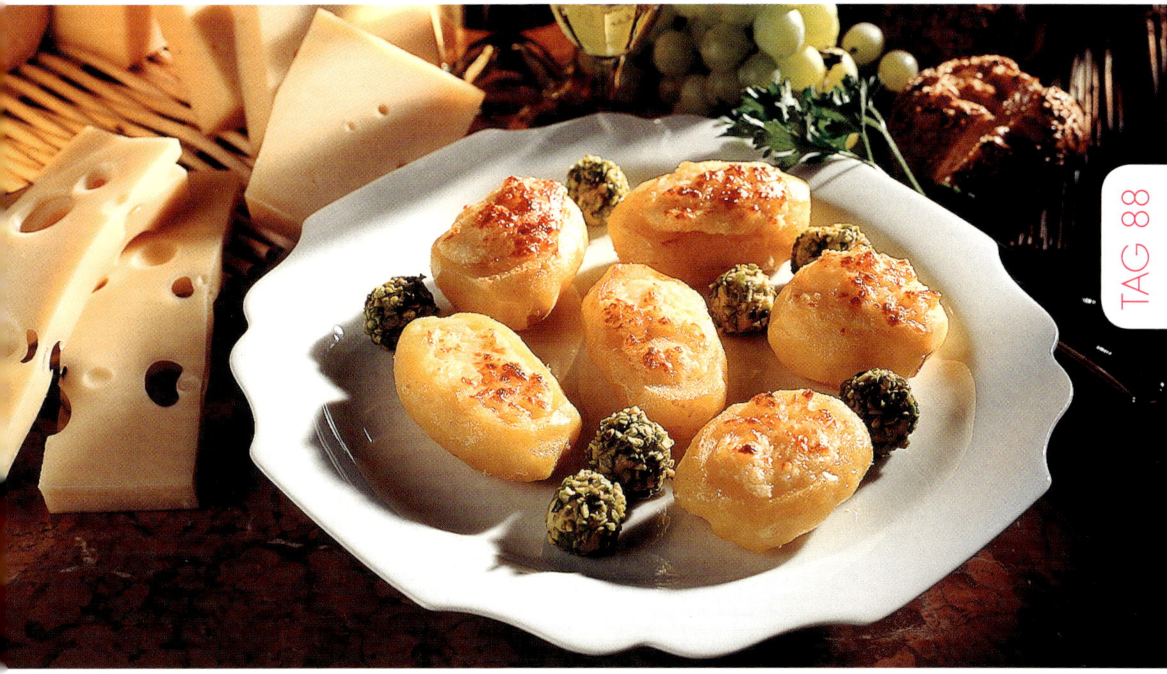

FRÜHSTÜCK BUTTERTOAST 224 kcal

Zutaten: 2 Scheiben Vollkorntoast, 1 TL Butter, 1 EL Schnittlauchröllchen, 125 ml frisch gepresster Orangensaft.

Zubereitung: Toast mit Butter bestreichen, mit Schnittlauch bestreuen, dazu Saft trinken.

MITTAG CHAMPIGNON-CARPACCIO 313 kcal

Zutaten: 60 g Parmesan, 250 g Champignons, Salz, Pfeffer, 1 EL Zitronensaft, 1 TL Öl, 1 EL Kresse.

Zubereitung: Käse und Champignons in dünne Scheibchen hobeln, mit Salz, Pfeffer, Zitronensaft und Öl marinieren. Mit Kresse bestreuen.

ABEND GEBACKENE KARTOFFELN 319 kcal

Zutaten: 120 g Kartoffeln, 20 g Emmentaler, Salz, 100 g Hüttenkäse, 1 EL geh. Basilikum, 4 Cocktailtomaten, 1 EL Zitronensaft.

Zubereitung: Kartoffeln halbieren, mit geriebenem Emmentaler und Salz bestreuen, im Rohr 15 Min. bei 200 °C backen. Hüttenkäse mit Basilikum vermengen, zu Kartoffeln geben. Als Beilage Tomaten halbieren, salzen, mit Zitronensaft beträufeln.

2 X SNACKS

- 1 kleine Banane mit 100 ml Mineralwasser und etwas Zimt mixen. 120 kcal
- 1 Apfel reiben, mit Zimt abschmecken. 75 kcal

FRUCHTSCHALE

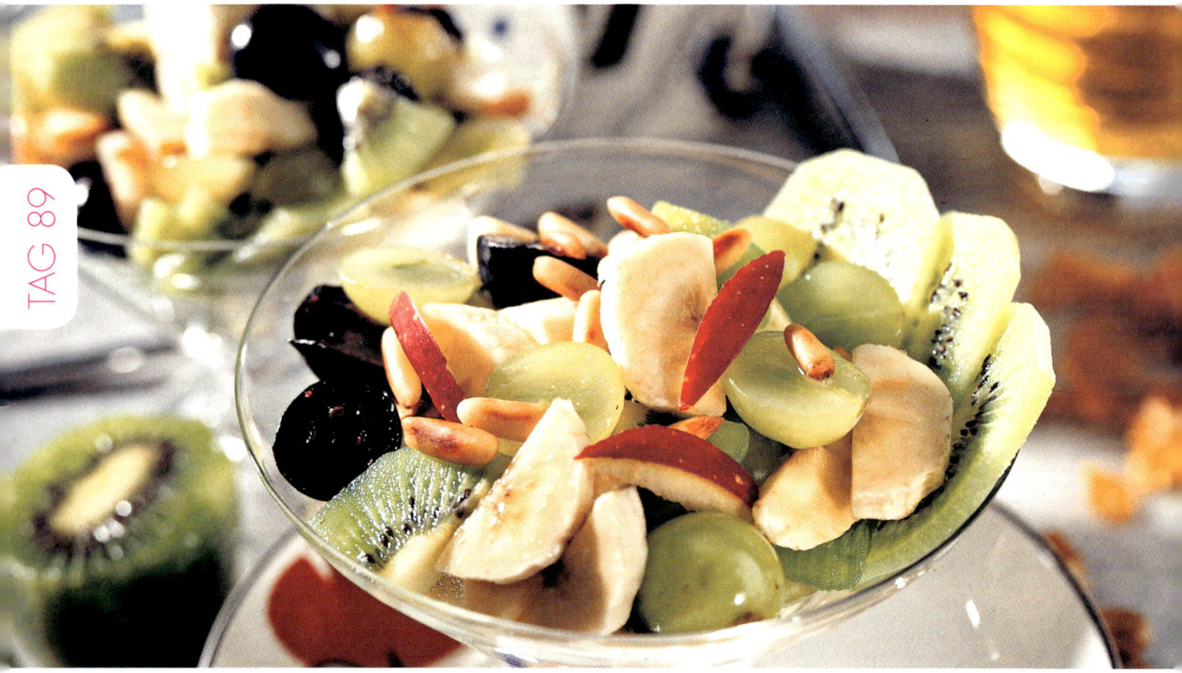

FRÜHSTÜCK FRUCHTSCHALE 224 kcal

Zutaten: 1 TL Pinienkerne, 1 Kiwi, 1/2 Banane, 50 g Weintrauben, 1/2 Apfel, 1 TL Honig.

Zubereitung: Pinienkerne ohne Fett anrösten. Mit gewürfeltem Obst und Honig mixen.

MITTAG PUTENBRUSTFILET 330 kcal

Zutaten: 50 g Feldsalat, 100 g Champignons, 100 g Putenbrustfilet, 2 TL Olivenöl, 1/2 TL Ingwer und Peperoni, Salz, Pfeffer, 1/2 Papaya, 2 EL Orangensaft, Zitronensaft.

Zubereitung: Salat auf einen Teller geben. Pilze in Scheiben schneiden. Fleisch und Pilze in 1 TL Öl braten. Würzen. Alles auf den Salat geben. Für das Dressing Papaya pürieren und mit übrigem Öl und den Säften verrühren.

ABEND LACHS-TAGLIATELLE 309 kcal

Zutaten: 40 g Tagliatelle, Salz, 1 Frühlingszwiebel, 100 g Zuckerschoten, 1 EL Öl, 100 ml Suppe, 1/2 Bund Kerbel, 1 EL Sauerrahm, 30 g Räucherlachs.

Zubereitung: Nudeln in Salzwasser kochen. Gewürfelte Zwiebel und Schoten in Öl andünsten, mit Suppe aufgießen, 6 Min. dünsten. Geh. Kerbel, Nudeln und Rahm untermischen, in Streifen geschnittenen Lachs darauf geben.

2 X SNACKS

- 2 Knusperreisscheiben mit 1 TL Honig und 1 Kiwi. 117 kcal
- 1/2 Paprika und 30 g Edamer. 114 kcal

MANGO-MÜSLI

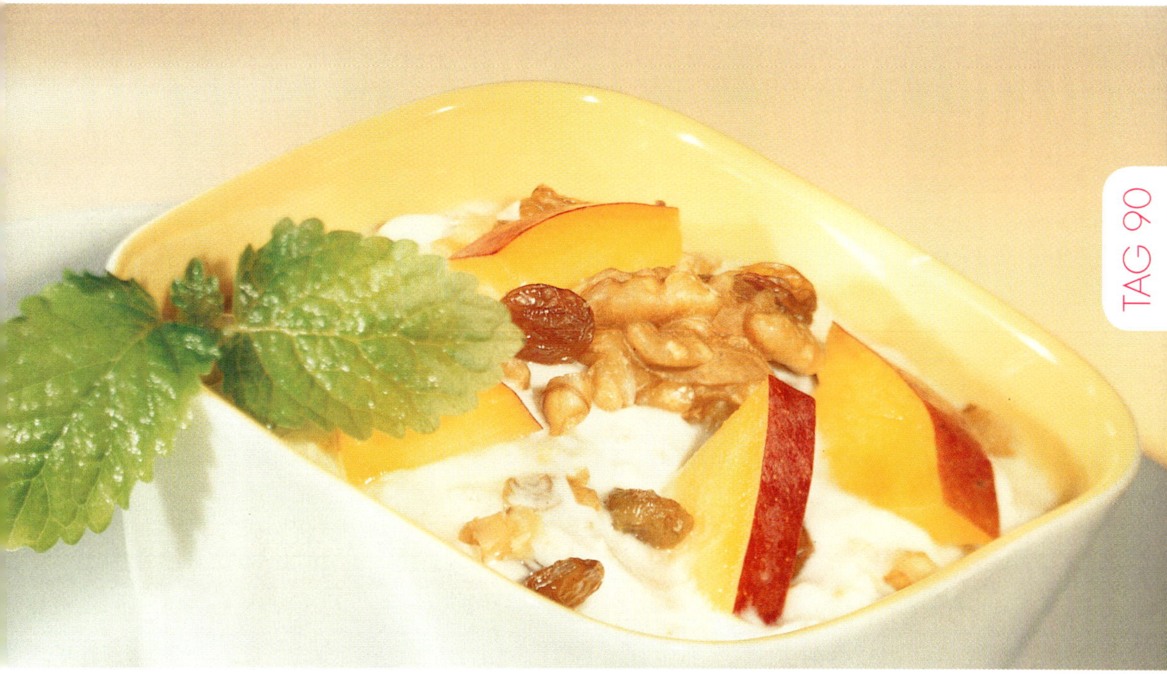

FRÜHSTÜCK MANGO-MÜSLI 209 kcal

Zutaten: 1/2 Mango, 1 EL Müsli, 2 Walnusskerne, 1 TL Rosinen, 150 g Magerjoghurt.

Zubereitung: Mango klein schneiden, mit Müsli, Nüssen und Rosinen unter Joghurt ziehen.

MITTAG COUSCOUS-SALAT 324 kcal

Zutaten: 70 g Couscous, 75 ml heiße Gemüsebrühe, 1 Bund Rucola, 1 Frühlingszwiebel, 3 getrocknete, in Öl eingelegte Tomaten, Paprika-pulver, Kurkuma, Cayennepfeffer, etwas Limettensaft.

Zubereitung: Couscous in der Brühe 5 Minuten quellen lassen. Rucola zupfen, Frühlingszwiebel und Tomaten klein schneiden. Zusammen mit 1 TL Tomatenöl unter den Couscous heben und mit je 1 Msp. Paprika, Kurkuma, Pfeffer und etwas Limettensaft abschmecken.

ABEND KRÄUTERFISCH 305 kcal

Zutaten: 1 Knoblauchzehe, 2 Frühlingszwiebeln, 1 Bund Dille, 1/2 Bund Thymian, 2 TL Parmesan, 220 g Goldbarsch, 1 EL Zitronensaft, Salz, Pfeffer, 200 g Blattspinat, 1/8 l Suppe.

Zubereitung: Gehackte Zwiebeln, Knoblauch und Kräuter mit Parmesan mixen. Fisch mit Zitronensaft beträufeln, in beschichteter Pfanne 4 Min. braten, würzen. Mit Kräutermasse belegen, zugedeckt 3 Min. gratinieren. Beilage: Spinat in Suppe 2 Min. dünsten.

2 X SNACKS

- 100 ml Buttermilch mit einer halben Banane. 95 kcal
- 1 Paprika mit 20 g Gouda. 90 kcal

EIN-TAGES-DIÄTEN

Eine sinnvolle Kur für alle, die vor einem wichtigen gesellschaftlichen Ereignis im neuen Kleid „gute Figur" machen wollen. Mit diesen Abnehmprogrammen ist der flache Bauch garantiert!

Der Bananentag …

… erhöht die Sauerstoffversorgung des Blutes und hilft so bei der Fettverbrennung. 1 Kilo Gewichtsverlust!

Zutaten: 450 g Haferflocken, 1 große Banane (150 g), 750 ml ungesüßter Apfelsaft, Honig, 2 Äpfel.
Diätplan: Zu den drei Hauptmahlzeiten Müsli aus 3 gehäuften EL Haferflocken, 50 g Banane, 1/4 l Apfelsaft & 1 TL Honig essen. Vormittags und nachmittags einen Apfel als Snack zwischendurch.

Der Apfel-Karotten-Tag …

… baut Cholesterin ab und kurbelt durch Vitamin C den Stoffwechsel an. Bis zu 1,5 Kilo Gewichtsverlust!

Zutaten: 300 g Karotten, 1 kg Äpfel, Öl, Instant-Gemüsesuppe, je 1 Bund Schnittlauch & Petersilie.
Diätplan: Äpfel roh, als Kompott oder als Bratäpfel über den Tag verteilt essen. Mittags und abends je 150 g Karotten in Scheiben schneiden, in 1 TL Öl anbraten und in etwas Gemüsesuppe 10 Min. dünsten.

Der Kartoffel-Tag ...

... entwässert aufgestautes Gewebe und entschlackt durch verbesserte Nierenfunktion. 1 Kilo Gewichtsverlust!

Zutaten: 1 kg Kartoffeln, 500 g Topfen, 1/2 l Buttermilch, frische Kräuter.
Diätplan: Zu den drei Hauptmahlzeiten je 1/3 der Kartoffeln gekocht oder im Rohr gebacken mit 1/3 der Topfenmenge und Kräutern essen. Als Snack 2-mal je 1/4 l Buttermilch.

Der Trauben-Tag ...

... kurbelt alle Organe an, entgiftet und transportiert Schlacken aus dem Körper. 1 Kilo Gewichtsverlust!

Zutaten: 1,6 kg Weintrauben.
Diätplan: Weintrauben in 8 Portionen zu je 200 g aufteilen. Ca. alle 1,5 Stunden eine Portion essen oder zu Saft pressen u. trinken. Achtung: Die Tagesmenge an Wasser (mindestens 1,5 l) nie gemeinsam mit Trauben trinken.

Der Schoko-Tag ...

... ist als Dauerkost höchst ungesund, aber als Notbremse für Naschkatzen 1 Tag erlaubt. 0,5 Kilo Gewichtsverlust!

Zutaten: 100 g Schokolade, 2 Bananen, 3 Kiwis, 400 g Magertopfen, 3 Milchbrötchen.
Diätplan: 3 Hauptmahlzeiten: Je 1 Brötchen mit 80 g Topfen bestreichen, mit 1/3 Banane, 1 Kiwi und 20 g Schokolade belegen. 2 x Snack: 80 g Topfen mit 1/3 Banane & 20 g geraspelter Schokolade mixen.

GARNELENPFANNE

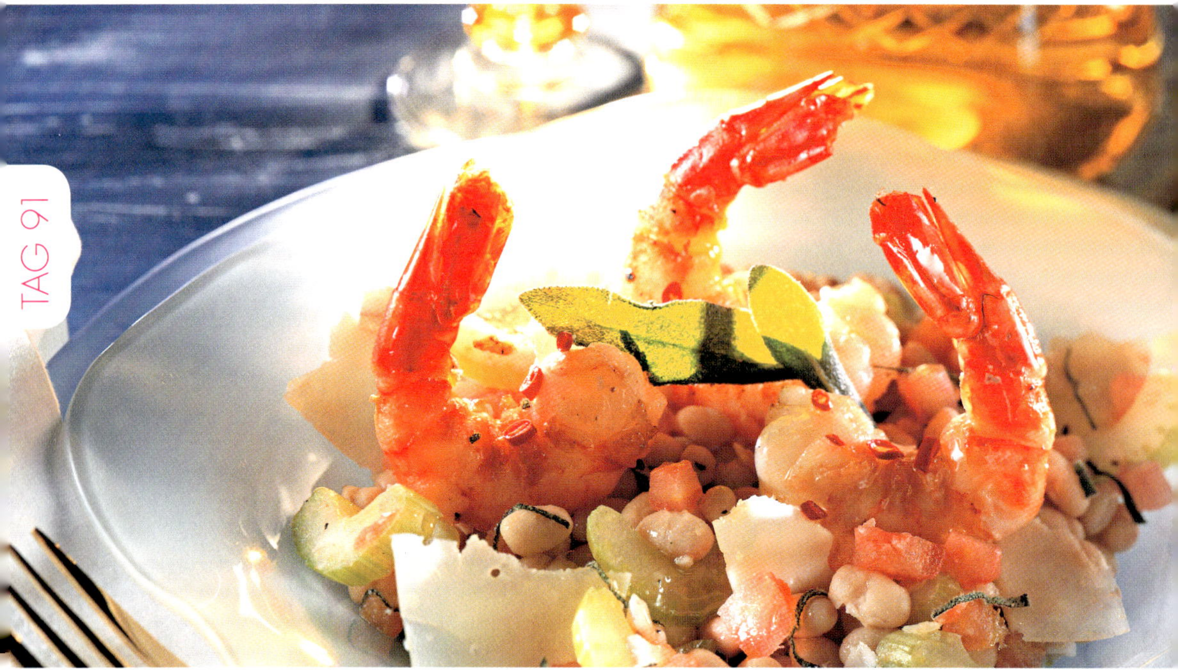

FRÜHSTÜCK AVOCADO-WECKERL 229 kcal

Zutaten: 1/2 Avocado, 1 TL Zitronensaft, Salz, Pfeffer, 1 Kürbiskernweckerl, 1 TL Kürbiskerne.

Zubereitung: Avocado zerdrücken, mit Zitronensaft, Salz und Pfeffer würzen. Weckerl damit bestreichen. Mit Kürbiskernen bestreuen.

MITTAG CAPRESE 301 kcal

Zutaten: 1/2 Kopfsalat, 2 Tomaten, 70 g Mozzarella.
Vinaigrette: 1 EL Öl, 1 Msp. Senf, 1 EL Balsamico-Essig, Salz, Pfeffer, Basilikumblätter.

Zubereitung: Salat, Tomaten und Käse klein schneiden. Mit der Vinaigrette überziehen. Basilikum darüber streuen.

ABEND GARNELENPFANNE 315 kcal

Zutaten: 3 Garnelen, Pfeffer, Zitronensaft, 50 g Stangensellerie, 1 Tomate, 1/2 Chilischote, 4 Salbeiblätter, 1 TL Öl, 50 g weiße Bohnen (Dose), 1 EL Butter, Salz, 1 EL Parmesan.

Zubereitung: Garnelen mit Pfeffer und Zitronensaft würzen. Sellerie, klein schneiden, bissfest kochen. Tomate häuten und würfeln. Chili und Salbei klein schneiden. Garnelen salzen. Öl erhitzen, Garnelen darin beidseitig braten. Salbei, Chili, Bohnen, Sellerie- und Tomatenwürfel in Butter schwenken und mit Salz und Pfeffer würzen. Garnelen mit den Salbeibohnen und Parmesan anrichten.

2 X SNACKS

- 2 Knusperreisscheiben mit 1 TL Honig und 1 Kiwi. 117 kcal
- 1/2 Paprika mit 50 g Hüttenkäse. 67 kcal

BAKED BEANS

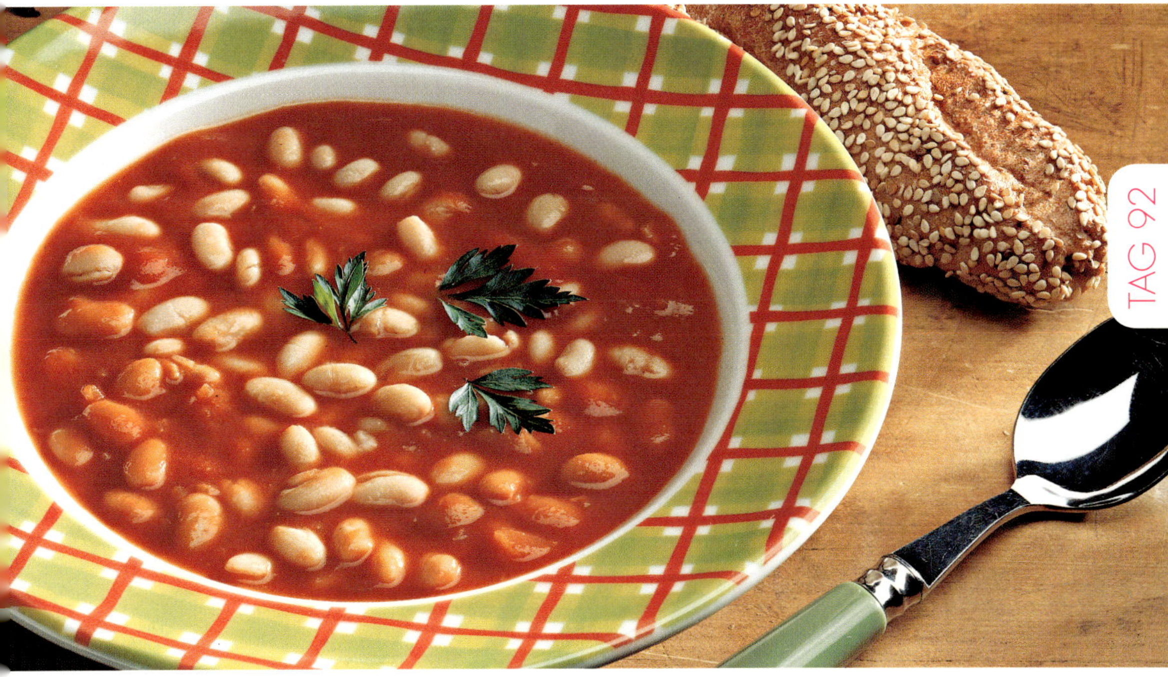

FRÜHSTÜCK TOMATEN-TOAST 198 kcal

Zutaten: 2 Scheiben Toast, 1 TL Butter, 1 Tomate, Salz, 1 TL Kresse.

Zubereitung: Toasts mit Butter bestreichen, mit Tomatenscheiben belegen, salzen, mit Kresse bestreuen.

MITTAG SALAT MIT KARTOFFEL-DRESSING 288 kcal

Zutaten: 1 gekochte Kartoffel, 100 g Magerjoghurt, 2 EL gehackte Kräuter, 2 EL Essig, 1 TL Senf, Salz, Pfeffer, 1 roter Paprika, 1 Tomate, 100 g Gurke, 100 g Fenchel, 1 Jungzwiebel, 1 Vollkornsemmel.

Zubereitung: Mit Handmixer geraspelte Kartoffel, Joghurt, Kräuter, Essig, Senf, Salz und Pfeffer verrühren. Klein geschnittenes Gemüse mit Sauce mischen. Dazu Semmel essen.

ABEND BAKED BEANS 350 kcal

Zutaten: 1/2 Zwiebel, 3 Nelken, 250 g gekochte Bohnen (Dose), 1 Suppenwürfel, 1 TL Senf, 100 ml passierte Tomaten, 1 EL Essig, Salz, Pfeffer, 1 TL Bohnenkraut, 1 EL Rüben- oder Ahornsirup.

Zubereitung: Zwiebel mit Nelken spicken, in Auflaufform setzen. Bohnen und Bohnenflüssigkeit zufügen. Übrige Zutaten verrühren, über die Bohnen gießen. Gut vermischen. Form schließen, im Rohr bei 200 °C 50 Min. backen.

2 X SNACKS

- 100 g Zuckermelone aufschneiden, 10 g Pistazien hacken, über Melone streuen. 100 kcal
- 100 g Erdbeeren mit 100 g Magerjoghurt und 1 TL Honig mischen. 104 kcal

SPARGELSALAT

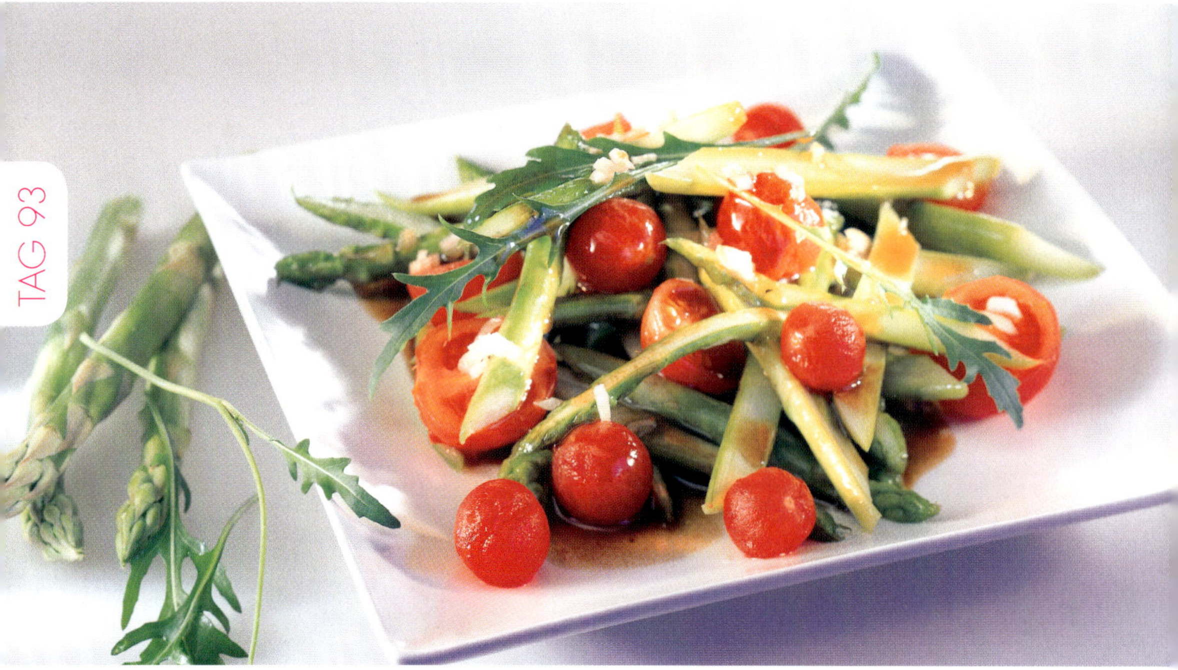

FRÜHSTÜCK KRÄUTERBROT 190 kcal

Zutaten: 80 g Hüttenkäse, 1 EL geh. Kräuter, 1 Scheibe Vollkornbrot.

Zubereitung: Hüttenkäse mit Kräutern vermischen. Brot damit bestreichen.

MITTAG SPARGELSALAT 292 kcal

Zutaten: 250 g grüner Spargel, 100 g Cocktailtomaten, 1 Jungzwiebel, 1 EL Öl, 75 ml Gemüsesuppe, 1/4 TL Zitronenschale, 1/2 EL Essig, 1/2 EL Zitronensaft, Salz, Pfeffer, 30 g Rucola, 1 Scheibe Vollkornbrot.

Zubereitung: Spargel längs halbieren. Kleine Tomaten ganz lassen, größere halbieren. Jungzwiebel fein schneiden. Spargel in Öl 1 Min. anbraten. Mit Suppe aufgießen, Zitronenschale dazugeben. Spargel bissfest dünsten.
Mit Essig, Zitronensaft, Salz und Pfeffer abschmecken. Tomaten, Zwiebel und Rucola mit dem Spargel vermischen. Dazu Brot essen.

ABEND BROKKOLI-NUDELN 325 kcal

Zutaten: 60 g Nudeln, 1 Frühlingszwiebel, 2 EL gehackte Petersilie, 150 g gekochte Brokkoliröschen. Vinaigrette: 1 Msp. Senf, 1/2 TL Öl, 1/2 TL Peperoniringe, 1 EL weißen Balsamico, 2 EL Orangensaft, Salz, Pfeffer.

Zubereitung: Nudeln bissfest kochen. Zwiebelstreifen, Petersilie, Nudeln und Brokkoli mischen. Zutaten für Vinaigrette verrühren und unter die Nudeln mischen.

2 X SNACKS

- 1 Avocado mit 1 TL Zitronensaft, Salz. 128 kcal
- 1 Apfel. 75 kcal

GEBRATENER REIS

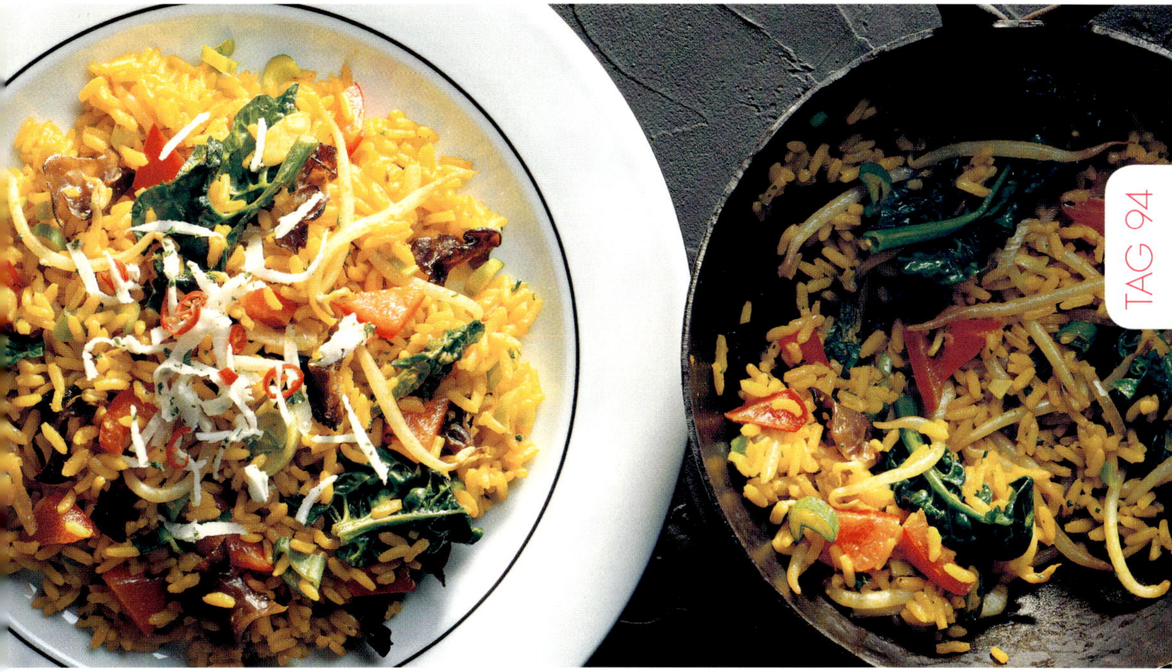

FRÜHSTÜCK PUTENWECKERL 225 kcal

Zutaten: 1 Sonnenblumenweckerl, 1 EL Magertopfen, 50 g Putenschinken, 1/4 Salatgurke, Kresse, Salz.

Zubereitung: Weckerl mit allen Zutaten bestreichen bzw. belegen. Salzen.

MITTAG RINDERFILET 305 kcal

Zutaten: 1 Bund Rucola, 3 TL Olivenöl, weißer Balsamicoessig, Salz, Pfeffer, 100 g Rinderfilet, 1 Knoblauchzehe, Rosmarin, 1 TL Peperoniringe.

Zubereitung: Rucola mit Vinaigrette aus 2 TL Öl, Essig, Salz und Pfeffer vermischen. Rinderfilet in 1 TL Öl beidseitig anbraten. Gehackten Knoblauch, Rosmarin und Peperoni kurz mitbraten. Fleisch auf dem Salat anrichten.

ABEND GEBRATENER REIS 317 kcal

Zutaten: 2 Lauchstangen, 1 Knoblauchzehe, 2 TL Öl, 1/2 TL Curry, 60 g Naturreis, 150 ml Suppe, 1/2 rote Paprika, 50 g Spinat, 1 TL geh. Ingwer, 30 g Sprossen, Salz, 1 TL Sojasauce.

Zubereitung: 1 Lauchstange und Knoblauch fein hacken, in 1 TL Öl anbraten. Curry und Reis zugeben, kurz weiterbraten, Suppe zugießen, fertig dünsten. Paprika, zweite Stange Lauch und Spinat in Streifen schneiden. Paprika mit Ingwer in 1 TL Öl unter Rühren 2 Min. braten. Sprossen, Spinat und Reis untermischen. 3 Min. weiterbraten. Mit Sojasauce und Salz abschmecken, mit Lauch bestreuen.

2 X SNACKS

- 200 ml Tomatensaft mit Tabasco mixen, dazu 2 Vollkornknäcke. 115 kcal
- 1 Kiwi mit 2 EL Nuss-Mix essen. 103 kcal

FISCHFILET SICILIANA

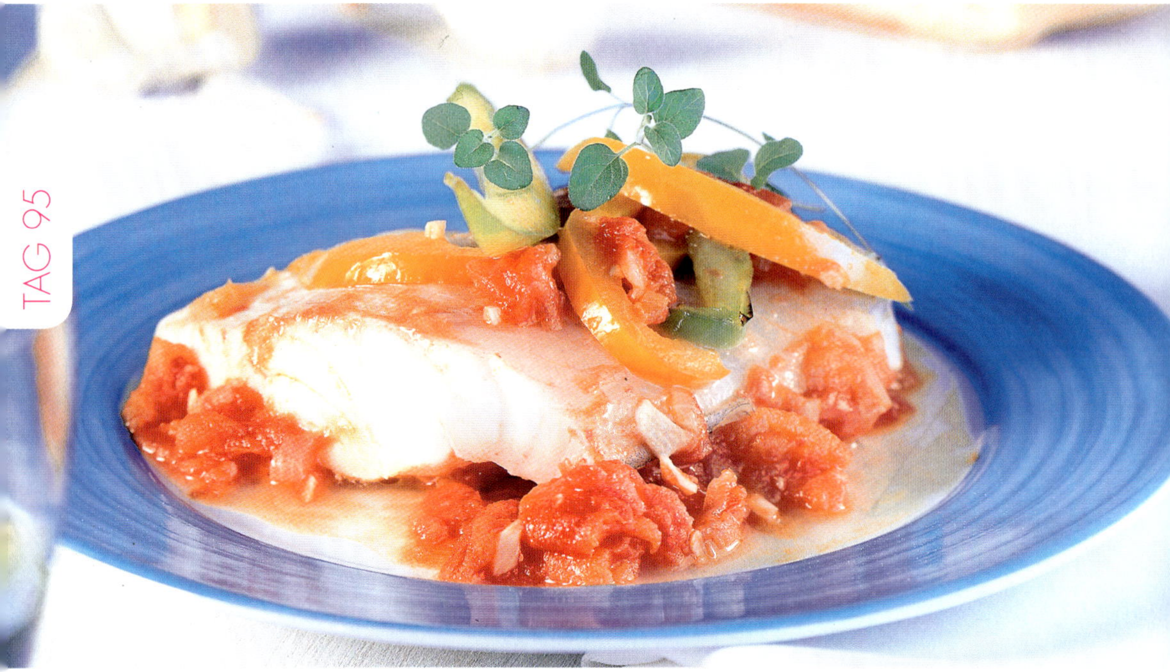

TAG 95

FRÜHSTÜCK PAPRIKABROT 193 kcal

Zutaten: 1 Scheibe Vollkornbrot, 3 EL Hüttenkäse, 1/2 Paprika, Salz, 2 EL Kresse.

Zubereitung: Brot mit Hüttenkäse bestreichen, mit Paprikastreifen belegen, salzen. Kresse darüber streuen.

MITTAG TOMATEN-MAIS-SALAT 290 kcal

Zutaten: 10 Kirschtomaten, 100 g Mozzarella, 1/4 Kopfsalat, 50 g Mais (Dose), 2 EL gehacktes Basilikum, 1 TL Olivenöl, 1 EL Balsamico-Essig, 1 EL Orangensaft, Salz, Pfeffer.

Zubereitung: Tomaten halbieren, Mozzarella in Würfel und Salat klein schneiden. Alles mit Mais und Basilikum vermischen. Öl, Balsamico und Saft zu einem Dressing verrühren, salzen, pfeffern und unter den Salat mischen.

ABEND FISCHFILET SICILIANA 233 kcal

Zutaten: 1 Knoblauchzehe, 200 g Tomaten, je 1/2 gelber, grüner und roter Paprika, 150 g Kabeljaufilet, 1 TL Öl, Oregano, Salz, Pfeffer.

Zubereitung: Knoblauch hacken. Tomaten häuten, würfeln, Paprika in Streifen schneiden. Fisch salzen und pfeffern. Knoblauch in Öl anbraten. Paprika, Tomaten und Oregano dazugeben, salzen und pfeffern, 7 Min. einkochen. Fischfilet auf das Gemüse legen, etwas von der Sauce darauf verteilen und in 7 Min. fertig dünsten.

2 X SNACKS

- 1 Knäckebrot mit 1 TL Honig und 1 TL geh. Walnüssen garnieren. 85 kcal
- 400 g Ananas. 128 kcal

MINESTRONE

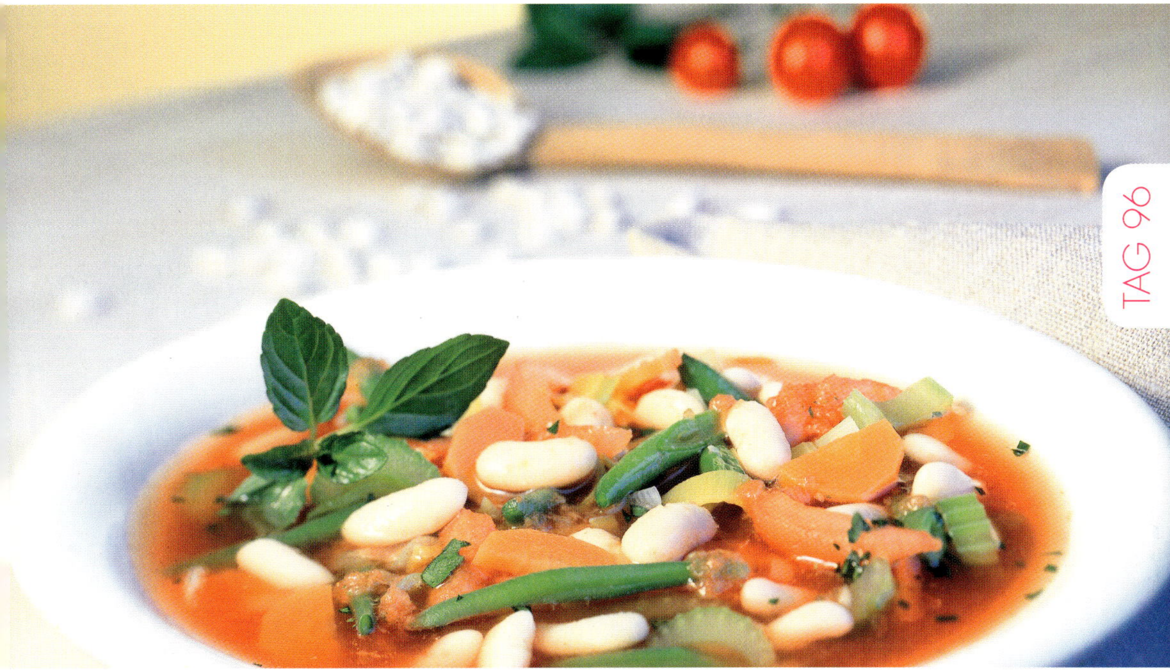

FRÜHSTÜCK SCHINKEN-TOAST 293 kcal

Zutaten: 2 Scheiben Vollkorntoast, 1 EL Frischkäse, 50 g Lachsschinken.

Zubereitung: Toast rösten. Mit Frischkäse bestreichen und mit Schinken belegen.

MITTAG AVOCADOSALAT 300 kcal

Zutaten: 1 Avocado, 1/2 Kopfsalat, 60 g Räucherlachs, 1 TL Senf, 1 TL Öl, 2 EL Zitronensaft, Salz, Pfeffer, gehackte Dillspitzen.

Zubereitung: Avocado längs in Scheiben und Salat klein schneiden. Avocado und Lachs darauf verteilen. Senf, Öl und Zitronensaft verrühren, salzen und pfeffern. Salat mit Dressing und Dill anrichten.

ABEND MINESTRONE 325 kcal

Zutaten: 1/2 Zwiebel, 1 EL Öl, 150 g weiße Bohnen (Dose), 50 g Fisolen, 1 Karotte, 1 Stange Sellerie, 50 g Lauch, Petersilie, Basilikum, 150 g Tomaten, je 1/2 TL Oregano, Thymian, 2 Suppenwürfel, Salz, Pfeffer.

Zubereitung: Zwiebel hacken, in 1/2 EL Öl anbraten. Mit 1 l Wasser ablöschen. Mit den Bohnen 10 Min. kochen. Fisolen, Karotte, Sellerie und Lauch dünn schneiden, Kräuter und gehäutete Tomaten hacken. Tomaten mit Oregano und Thymian im restlichen Öl einkochen. Alles Gemüse in die Suppe geben, 5 Min. köcheln. Mit Salz, Pfeffer und Kräutern abschmecken.

2 X SNACKS

- 200 g Ananas mit 100 g Sojajoghurt mixen. 102 kcal
- 1 Birne in Spalten mit 1 gehackten Walnusskern bestreuen. 98 kcal

NUDEL-GEMÜSE-SALAT

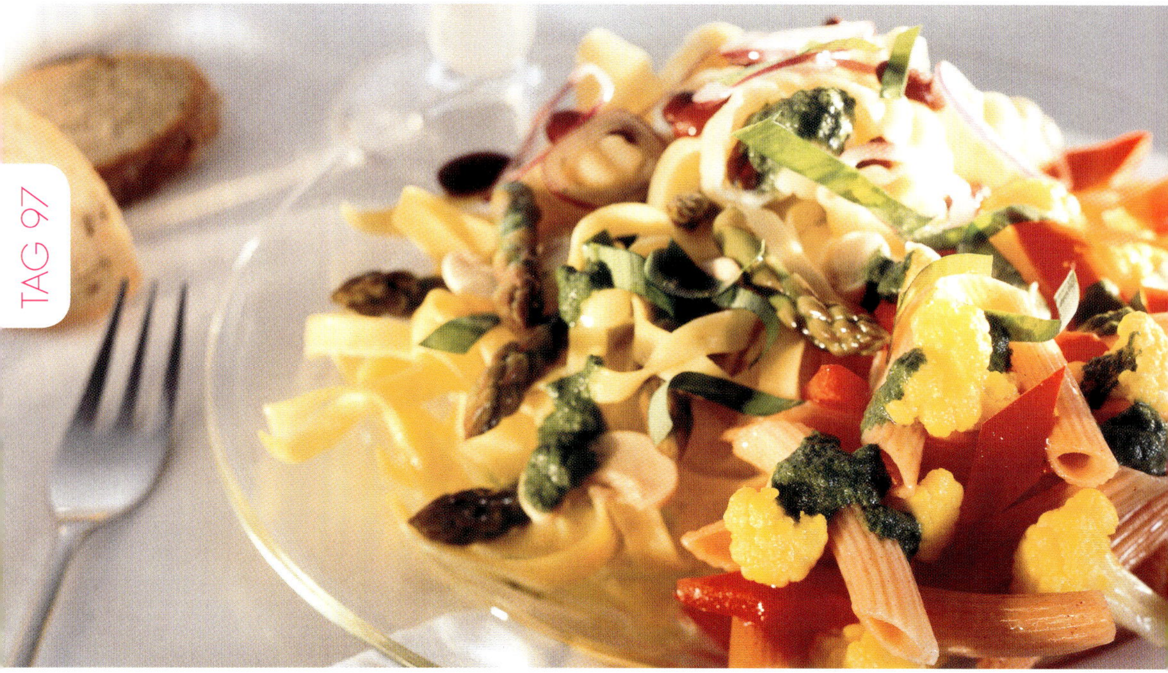

TAG 97

FRÜHSTÜCK TOMATENBROT 200 kcal

Zutaten: 1 Scheibe Vollkornbrot, 50 g Frischkäse, 1 Tomate, Pfeffer.

Zubereitung: Brot mit Frischkäse bestreichen. Tomatenscheiben darauf legen, pfeffern.

MITTAG NUDEL-GEMÜSE-SALAT 311 kcal

Zutaten: 30 g Nudeln, 1/2 rote Zwiebel, 1/2 roter Paprika, 50 g Karfiol, 50 g grüner Spargel, 30 g Bärlauch (oder Spinat) , 1/2 Knoblauchzehe, 1 EL Parmesan, 2 EL Olivenöl, Salz, Pfeffer.

Zubereitung: Nudeln kochen. Zwiebel und Paprika klein schneiden. Karfiol in kleine Röschen teilen. Spargel und Karfiol bissfest kochen. Bärlauchblätter kurz überbrühen, in kaltem Wasser abschrecken, gut ausdrücken und fein hacken. Knoblauch schälen und grob hacken. Bärlauch mit Knoblauch, Parmesan und Olivenöl fein pürieren, mit Salz, Pfeffer abschmecken. Nudeln mit Gemüse und Pesto vermischen.

ABEND PILZ-RISOTTO 305 kcal

Zutaten: 10 g getrocknete Steinpilze, 1/2 Zwiebel, 2 TL Öl, 100 g Champignons, 50 g Reis, 125 ml Suppe, 1 TL Thymian, Salz, Pfeffer, 2 EL Wein, 1 EL Petersilie, 1 TL Parmesan.

Zubereitung: Steinpilze in 300 ml Wasser 20 Min. einweichen. Zwiebel hacken, in 1 TL Öl dünsten, Reis zugeben, in Pilzwasser, Suppe und Thymian 10 Min. köcheln. 1 TL Öl in anderer Pfanne erhitzen, klein geschnittene Champignons anbraten, salzen, pfeffern, mit Wein aufgießen. Reis zugeben, fertig garen. Vom Herd nehmen, gehackte Petersilie und Parmesan untermischen.

2 X SNACKS

- 40 g Mozzarella mit gehacktem Basilikum bestreuen. 98 kcal
- 1 Orange. 75 kcal

GEMÜSETOPF

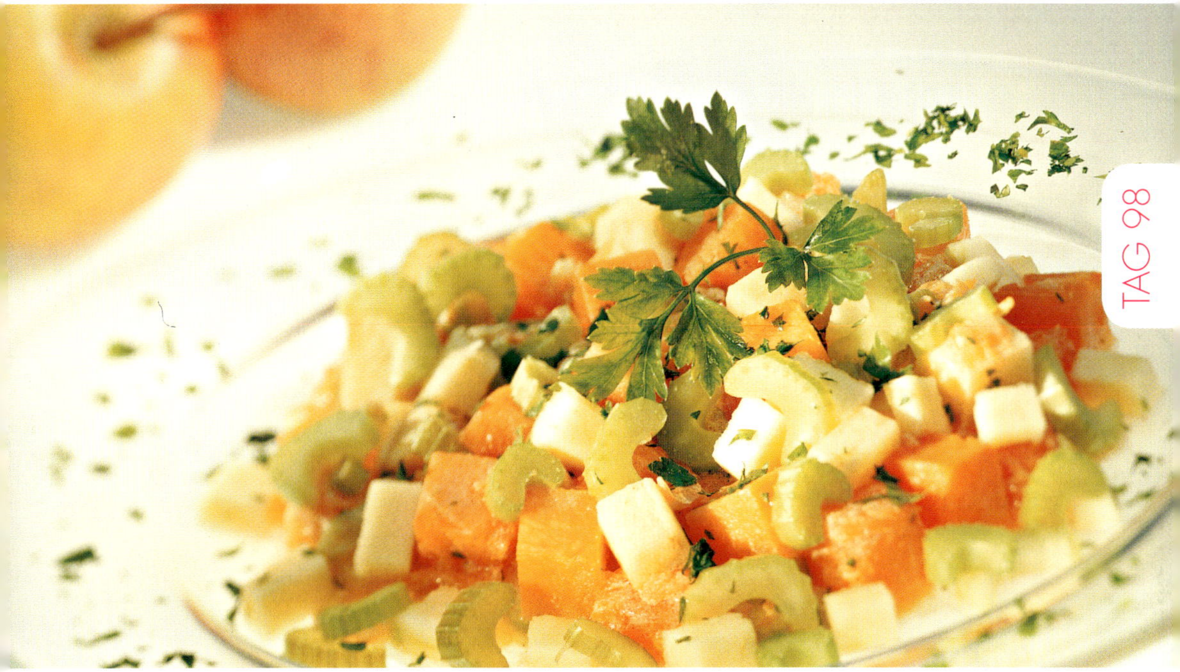

FRÜHSTÜCK ANANAS-MÜSLI 218 kcal

Zutaten: 1 Scheibe Ananas, 3 EL Vollkorn-Haferflocken, 100 g Magerjoghurt, 1 TL Honig.

Zubereitung: Ananas klein schneiden, mit Flocken, Joghurt und Honig mixen.

MITTAG GRAVED LACHS 280 kcal

Zutaten: 1/2 Gurke, 100 g Chinakohl, 30 g Sprossen, 100 g Graved Lachs.
Dressing: 1 TL Meerrettich, 1/2 TL Olivenöl, 1 TL weißer Balsamico, 1 EL Dill, 3 EL Joghurt, Salz, Pfeffer.

Zubereitung: Gurke und Chinakohl klein schneiden, mit den Sprossen mischen, Lachs in Streifen schneiden, auf Salat anrichten. Zutaten für Dressing verrühren, abschmecken, über Salat träufeln.

ABEND GEMÜSETOPF 328 kcal

Zutaten: 2 Frühlingszwiebeln, 200 g Kürbis, 3 Stangen Sellerie, 1 Kohlrabi, 200 g Kartoffeln, 1 TL Öl, 200 ml Gemüsesuppe, Salz, Pfeffer, 1 EL geh. Petersilie.

Zubereitung: Gemüse in kleine Würfel schneiden, in Öl anrösten, mit Suppe aufgießen, 20 Min. dünsten, salzen, pfeffern. Mit Petersilie bestreuen.

2 X SNACKS

- 1 Grapefruit halbieren, mit 2 TL Honig beträufeln. 116 kcal
- 2 Karotten in Stifte schneiden, dazu Dip aus 1 EL Sauerrahm, 1 EL Topfen und 1 EL Schnittlauchröllchen. 137 kcal

SPAGHETTI MIT TOMATEN

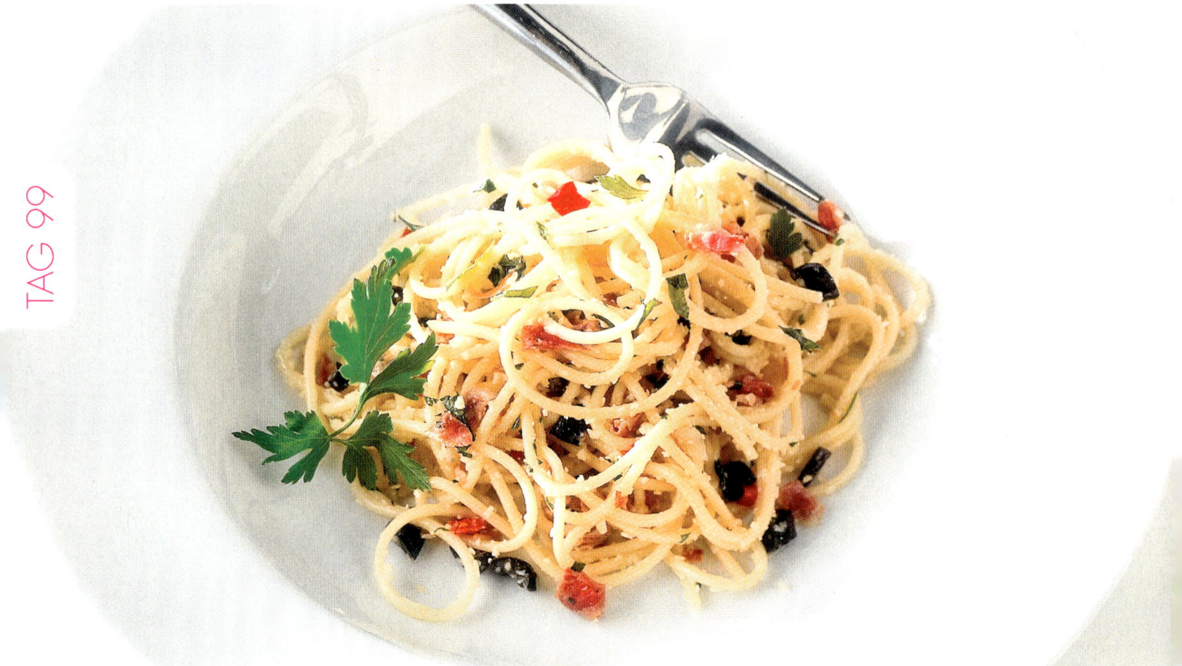

FRÜHSTÜCK ERDBEER-JOGHURT 139 kcal

Zutaten: 100 g Erdbeeren, 250 g Magerjoghurt, 1 El Weizenkleie.
Zubereitung: Erdbeeren, Joghurt und Kleie mischen.

MITTAG KARTOFFELAUFLAUF 346 kcal

Zutaten: 200 g Blattspinat, 1 Knoblauchzehe, Salz, Pfeffer, 1 EL Zitronensaft, 1/2 TL Olivenöl, 120 g Kartoffeln, 55 g Parmesan.
Zubereitung: Spinat andünsten, mit geh. Knoblauch, Salz, Pfeffer und Zitronensaft würzen. In gefetteter Form mit in dünne Scheiben geschnittenen Kartoffeln schichten, mit Parmesan bestreuen. Im vorgeheizten Rohr bei 200 °C 10 Min backen.

ABEND SPAGHETTI MIT TOMATEN 297 kcal

Zutaten: 50 g Hartweizenspaghetti, 1 rote Zwiebel, 300 g Tomaten, 1 Knoblauchzehe, 12 TL Öl, 2 EL gehacktes Basilikum, Salz, Pfeffer.
Zubereitung: Spaghetti in Salzwasser kochen. Zwiebel und gehäutete Tomaten würfeln, Knoblauch zerdrücken, in Öl 2 Min. anbraten, mit Basilikum, Salz und Pfeffer unter die Spaghetti mischen.

2 X SNACKS

- 1 Pfirsich mit 10 g Nüssen. 121 kcal
- 1 Knäckebrot mit 1 EL Topfen und 1/2 Paprika. 78 kcal

SCAMPI MIT KASTANIEN

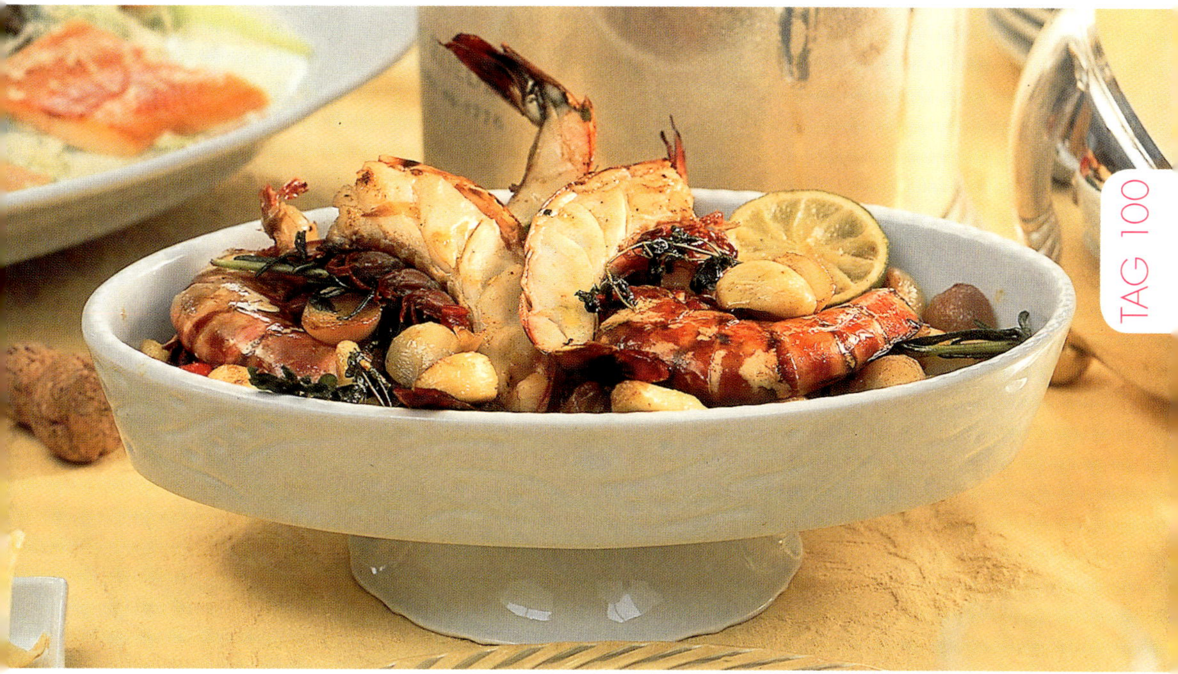

TAG 100

FRÜHSTÜCK PFIRSICH-MÜSLI 207 kcal

Zutaten: 1 Pfirsich, 25 g Haferflocken, 100 ml Milch.

Zubereitung: Pfirsich würfeln, mit Flocken und Milch vermischen.

MITTAG CHAMPIGNON-SALAT 291 kcal

Zutaten: 3 Tomaten, 1 EL Essig, 1 TL Öl, Salz, Pfeffer, 1/2 TL Honig, 1 EL Schnittlauchröllchen, 100 g Sojasprossen, 200 g Champignons, 100 g Salatmix, 1 Scheibe Dinkelbrot.

Zubereitung: Tomaten fein würfeln, mit Essig, Öl, Salz, Pfeffer, Honig u. Schnittlauch mischen. Mit Sprossen feinblättrig geschnittenen Champignons und Salat mischen, dazu Brot essen.

ABEND SCAMPI MIT KASTANIEN 315 kcal

Zutaten: 150 g Scampi, Salz, Pfeffer, 2 TL Olivenöl, 2 Frühlingszwiebeln, 1 Knoblauchzehe, 1 Messerspitze Ingwer, 1 Prise Chili, 50 g gekochte Maroni, 2 TL Sojasauce, 2 EL geh. Thymian.

Zubereitung: Scampi würzen, 2 Min. unter Rühren in Öl braten, auf angewärmten Teller legen. Geh. Zwiebeln und Knoblauch, Ingwer, Chili und Sprossen kurz braten, Maroni, Sojasauce und Thymian zufügen, wärmen, mit Scampi mischen.

2 X SNACKS

- 30 g getrocknete Marillen. 90 kcal
- 1/2 Gurke mit 100 g Hüttenkäse. 77 kcal

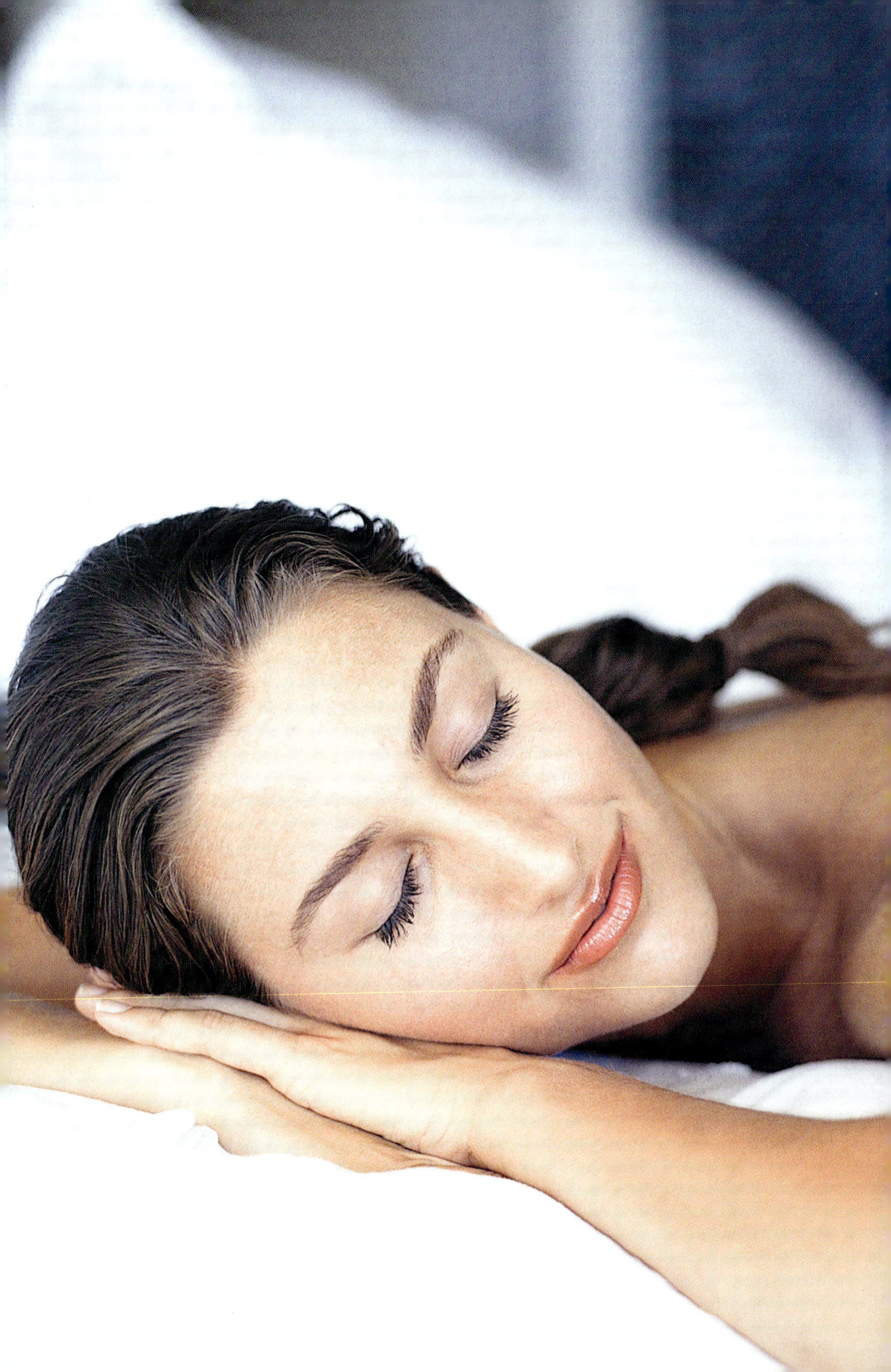

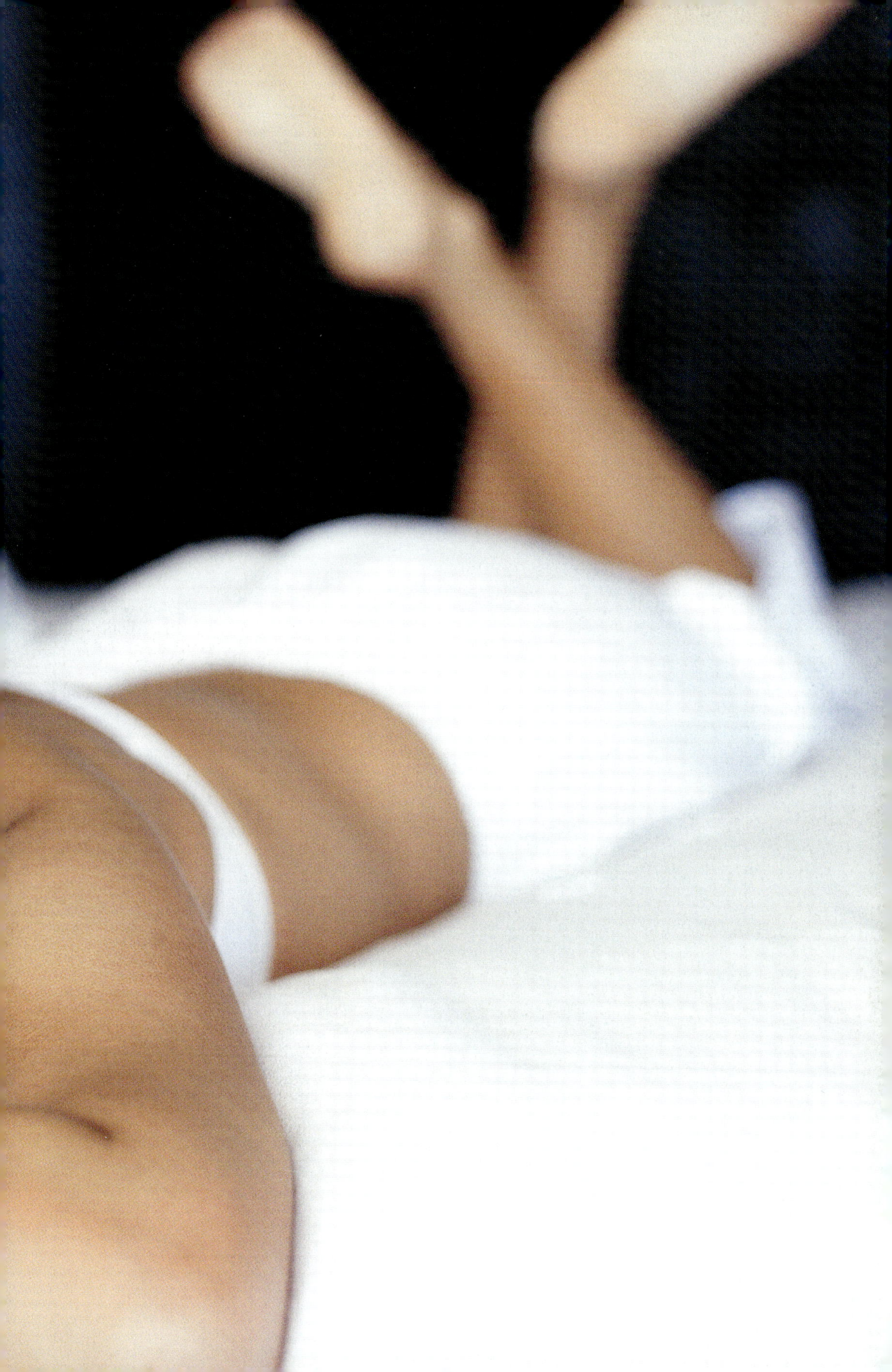

KALORIENTABELLE

OBST	100 g	1 Stück
Acerola	12	
Ananas	29	
Ananas, 1 Scheibe		35
Apfel	49	
Apfel, 1 Stück		75
Apfel, getrocknet	280	
Apfelmus	78	
Banane	70	
Banane, 1 Stück		120
Birne	57	
Birne, 1 Srück		90
Brombeeren	41	
Clementine	37	
Datteln, getrocknet	275	
Erdbeeren	33	
Feigen, getrocknet	267	
Granatapfel	37	
Grapefruit	33	
Grapefruit, 1 Stück		56
Heidelbeeren	57	
Himbeeren	37	
Holunderbeeren	41	
Honigmelone	25	
Kaki	74	
Kirschen	57	
Kiwi	53	
Kiwi, 1 Stück		35
Mandarine	37	
Mango	49	
Mango, 1 Stück		118
Marille	49	
Marille, getrocknet	308	
Mirabellen	66	
Nektarine	70	
Oliven, mariniert	134	8

KALORIENTABELLE

OBST	100 g	1 Stück
Orange	41	
Orange, 1 Stück		75
Papaya	33	
Passionsfrucht	57	
Pfirsich	45	
Pflaumen, Zwetschgen	62	
Pflaumen, Zwetschgen, getrocknet	250	
Preiselbeeren	37	
Ribiseln, rot	41	
Ribiseln, schwarz	53	
Rosinen	271	
Rosinen, 1 EL		42
Stachelbeeren	41	
Wassermelone	12	
Weintrauben	70	
Zitrone	25	

GEMÜSE	100 g	1 Stück
Artischocken	25	
Avocados	164	
Avocado, 1 Stück		128
Bambussprossen	33	
Bohnen, weiß (Dose)	21	
Brokkoli	29	
Champignons	25	
Chicorée	12	
Chinakohl	12	
Eierschwammerln	12	
Endivie	12	
Erbsen	37	
Essiggurkerln	16	
Fenchel	24	
Fisolen	29	

KALORIENTABELLE

GEMÜSE	100 g	1 Stück
Gurken	10	
Gurke, 1 Stück		50
Karfiol	16	
Karotten	29	
Karotte 1 Stück		40
Knoblauch	139	
Kohlrabi	21	
Kohlrüben	29	
Kohlsprossen	50	
Kopfsalat	8	
Kürbis	21	
Lauch	25	
Maiskörner	74	
Mangold	8	
Meerrettich	41	
Melanzani	21	
Paprikaschoten	21	
Putenschinken	115	
Radieschen	12	
Radieschen, Bund		20
Rettich	16	
Rhabarber	16	
Rote Rüben	29	
Rotkraut	21	
Sauerkraut	25	
Schwarzwurzeln	41	
Sellerieknollen	25	
Spargel	12	
Spinat	12	
Stangensellerie	8	
Steinpilze	25	
Steinpilze, getrocknet	290	
Tomaten	16	
Tomatenketchup	107	
Ketchup, 1 EL		23

KALORIENTABELLE

GEMÜSE	100 g	1 Stück
Tomatenmark	45	
Tomatenmark, 1 EL		28
Vogerlsalat	16	
Weißkraut	16	
Wirsingkohl	21	
Zucchini	16	
Zucchini, 1 Stück		62
Zuckerschoten	33	
Zwiebel	41	
Zwiebel, getrocknet	231	

NÜSSE	100 g	1 Stück
Cashew-Nüsse	587	
Erdnüsse, geröstet	636	
Haselnüsse	687	
Kokosnüsse	402	
Kürbiskerne	555	
Mandeln	642	
Maronen	194	
Paranüsse	709	
Pistazien	619	
Sesamkerne	551	
Sonnenblumenkerne	599	
Walnüsse	705	

KALORIENTABELLE

FLEISCH	100 g	1 Stück
Hammelfleisch, mager	128	
Hammelfleisch	194	
Hase	105	
Hirsch	94	
Kalbfleisch	94	
Kalbsleber	115	
Kaninchen	121	
Lamm	178	
Rehrücken	94	
Rindslungenbraten	115	
Rinderfaschiertes	212	
Rinderherz	91	
Rindszunge	161	
Rindfleisch, fett	281	
Rindfleisch, mager	164	
Rumpsteak	162	
Schweinslungenbraten	171	
Schweinefleisch, Stelze	189	
Schweinefleisch, fett	311	
Schweinefleisch, mager	143	
Schweinskotelett	149	
Schweinsleber	129	
Schweineschnitzel	105	

GEFLÜGEL	100 g	1 Stück
Hühnerkeule	80	
Hühnerbrust	75	
Ente	192	
Gans	227	
Pute	122	

KALORIENTABELLE

WURST UND FLEISCHWAREN	100 g	1 Stück
Bergsteigerwurst	180	
Blutwurst	467	
Bratwurst	375	
Braunschweiger	320	
Corned Beef	146	
Extrawurst	257	
Frankfurter Würstel	249	
Geflügelwurst	112	
Jagdwurst	356	
Kantwurst	501	
Krakauer	172	
Lachsschinken	140	
Leberkäse	267	
Leberwurst	425	
Mettwurst	524	
Mortadella	347	
Presswurst	308	
Salami	507	
Schinken, geräuchert, roh	335	
Schinken, gekocht	264	
Speck, fett	752	
Speck, durchwachsen	591	
Wiener	301	

KALORIENTABELLE

FISCHE UND MEERESFRÜCHTE	100 g	1 Stück
Aal	204	
Barschfilet	111	
Forelle	50	
Hecht	50	
Heilbutt	84	
Hering	146	
Kabeljaufilet	70	
Krabben (Dosen)	87	
Dorschfilet	70	
Karpfen	69	
Lachs	137	
Makrele	124	
Matjeshering	280	
Ölsardinen	233	
Schellfisch	41	
Schillerlocke	309	
Scholle	41	
Seelachsfilet	83	
Seezunge	59	
Steinbutt	42	
Thunfisch	239	
Tintenfisch	59	

GETREIDEERZEUGNISSE	100 g	1 Stück
Amaranth	383	
Buchweizen	351	
Cornflakes	382	
Nudeln	376	
Vollkornnudeln	352	
Gerste	302	
Grünkern	331	
Hafer	369	
Haferflocken	393	

KALORIENTABELLE

GETREIDEERZEUGNISSE	100 g	1 Stück
Haferflocken, 1 EL		40
Hirse	328	
Leinsamen	439	
Mais	341	
Müsli	405	
Reis, Vollkorn	355	
Reis, poliert	362	
Roggen	277	
Roggenmehl	300	
Hirse	311	
Weizen	314	
Weizenmehl	358	
Weizengrieß	358	
Weizenkeime	383	
Weizenkleie	194	

BROT	100 g	1 Stück
Baguette	278	
Knäckebrot	317	
Knäckebrot, 1 Scheibe		38
Mischbrot (Roggen-, Weizen-)	251	
Mischbrot, 1 Scheibe		100
Pumpernickel	235	
Roggenbrot	243	
Roggenvollkornbrot	227	
Semmel	276	
Semmel, 1 Stück		140
Weizen-Toastbrot	326	
Weizenmischbrot	210	
Weizenvollkornbrot	235	

KALORIENTABELLE

BACKWAREN	100 g	1 Stück
Biskuit	420	
Blätterteiggebäck	435	
Butterkeks	433	
Cremetorte	376	
Hefegebäck	262	
Obstkuchen	229	
Rührkuchen	430	
Schnitten	485	
Zwieback	390	
Zwieback, 1 Stück		40

KARTOFFELN & CO.	100 g	1 Stück
Kartoffeln mit Schalen	80	
Kartoffel, 1 Stück		65
Bratkartoffeln	115	
Kartoffel-Chips	598	
Kartoffelklnödel	141	
Kartoffelpüree	106	
Kartoffelpuffer	260	
Kartoffelsalat mit Öl	98	
Pommes frites	267	
Semmelknödel	150	

HÜLSENFRÜCHTE	100 g	1 Stück
Bohnen, weiße (getrocknet)	338	
Erbsen (getrocknet)	341	
Kichererbsen (getrocknet)	311	
Limabohnen (getrocknet)	272	
Linsen (getrocknet)	337	
Sojasprossen	54	
Tofu	78	

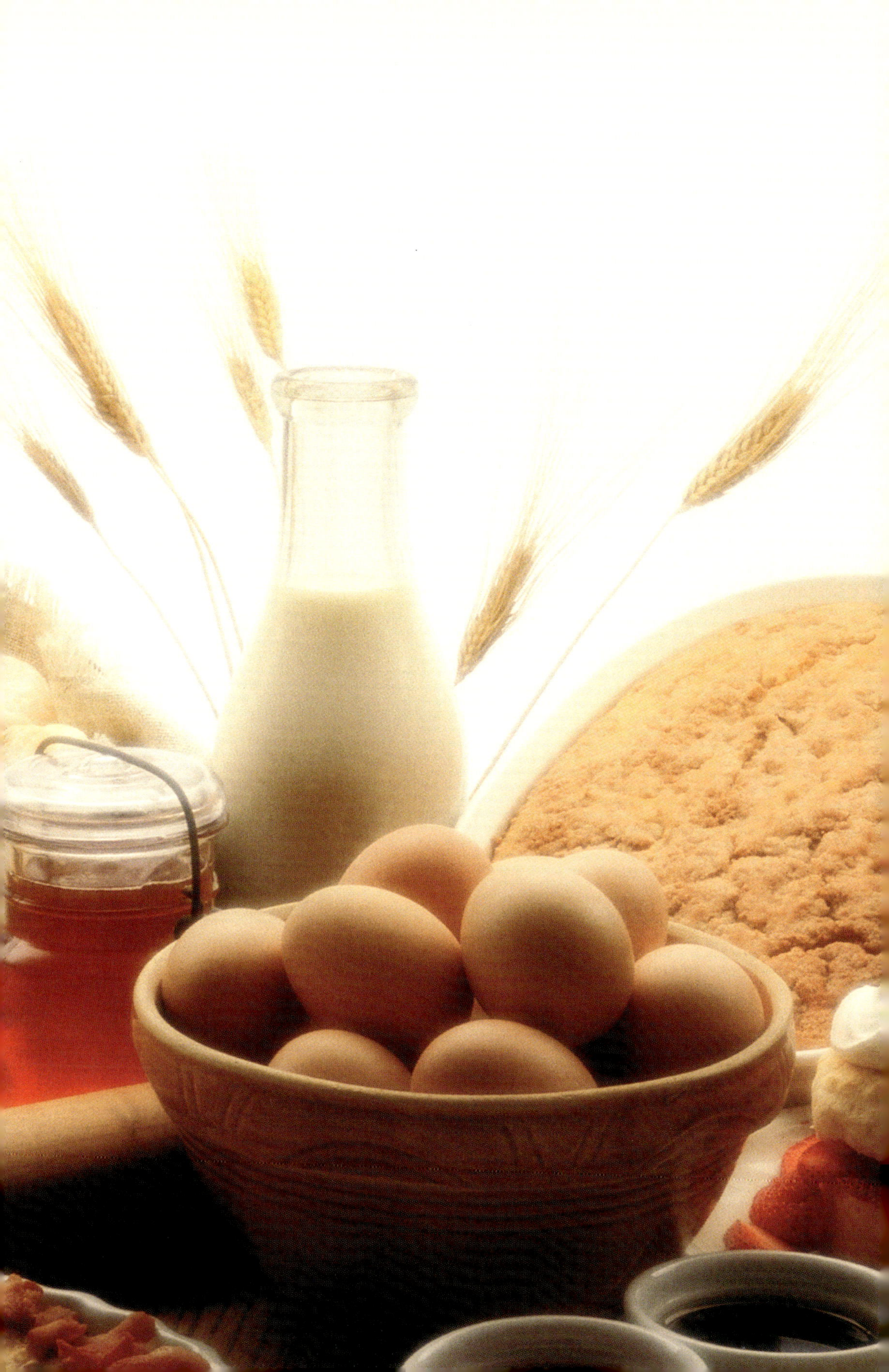

KALORIENTABELLE

EIER	100 g	1 Stück
Hühnerei	160	89
Hühnereidotter	363	
Hühnereiklar	49	

MILCH + MILCHERZEUGNISSE	100 g	1 Stück
Vollmilch	69	
Milch, Magermilch	40	
Buttermilch	42	
Joghurt, 3,6 %	74	
Joghurt, 1 EL		20
Vollmilchjoghurt mit Früchten	106	
Joghurt, mager	38	
Joghurt, mager, 1 EL		12
Sauerrahm	196	
Sauerrahm, 1 EL		32
Schlagobers	300	
Crème fraîche	393	

KÄSE	100 g	1 Stück
Chester, 50 % Fett i.Tr.	404	
Camembert, 45 % Fett i.Tr.	299	
Camembert, 30 % Fett i.Tr.	219	
Doppelrahmfrischkäse, 60 % i.Tr.	395	
Emmentaler 45 % Fett i.Tr.	402	
Gouda, 45 % Fett i.Tr.	358	
Hüttenkäse	104	
Mozzarella	200	
Parmesan	430	
Schafkäse	368	
Schmelzkäse, 45 % Fett i.Tr.	305	
Topfen, 20 % Fett i.Tr.	112	
Topfen, mager	74	
Tilsiter, 45 % Fett i.Tr.	371	

KALORIENTABELLE

SPEISEFETTE UND ÖLE	100 g	1 Stück
Butter	776	
Butter, 1 TL		39
Margarine	748	
Halbfettmargarine	397	
Kokosfett	925	
Mayonnaise (80 % Fett)	765	
Öl	930	
Öl, 1TL		45
Schweineschmalz	930	
Salatmayonnaise	508	

SÜSSWAREN UND ZUCKER	100 g	1 Stück
Bonbon, ungefüllt	410	
Eiscreme	214	
Fruchtbonbons	410	
Gummibärchen	332	
Honig	332	
Honig, 1 TL		39
Halbbitterschokolade	521	
Karamellbonbons	403	
Kokosflocken	459	
Marmelade	271	
Marzipan	499	
Nougat	514	
Nuss-Nougat-Creme	551	
Pralinen	456	
Vollmilchschokolade	569	
Zucker	410	
Zucker, 1 TL		45

BILDNACHWEIS

GUSTO / Stefan Liewehr
29, 30, 31, 37, 42, 73, 75, 76, 84, 89, 90, 97, 100, 102, 112, 114, 129, 130, 142

GUSTO / Ulrike Köb
16, 17, 24, 36, 46, 51, 59, 62, 64, 65, 70, 74, 82, 98, 104, 105, 110, 112, 122, 124, 125, 128, 134, 136, 138, 139, 140

GUSTO / Eisenhut & Mayer
19, 23, 47, 48, 50, 56, 58, 60, 71, 83, 87, 91, 99, 115, 119, 137

GUSTO / Theresa Schrems
34, 35, 43, 45, 49, 63, 77

GUSTO / Trizeps
86, 135

GUSTO / Dieter Brasch
117, 143

NEWS / Ulrike Köb
18, 21, 22, 25, 28, 32, 33, 44, 57, 61, 68, 69, 72, 103, 113, 118, 123, 126

WOMAN / Andrea Rührenschopf
85, 88, 96, 101, 111, 116, 127, 131, 141

alle anderen Fotos, sowie U4: Photodisc

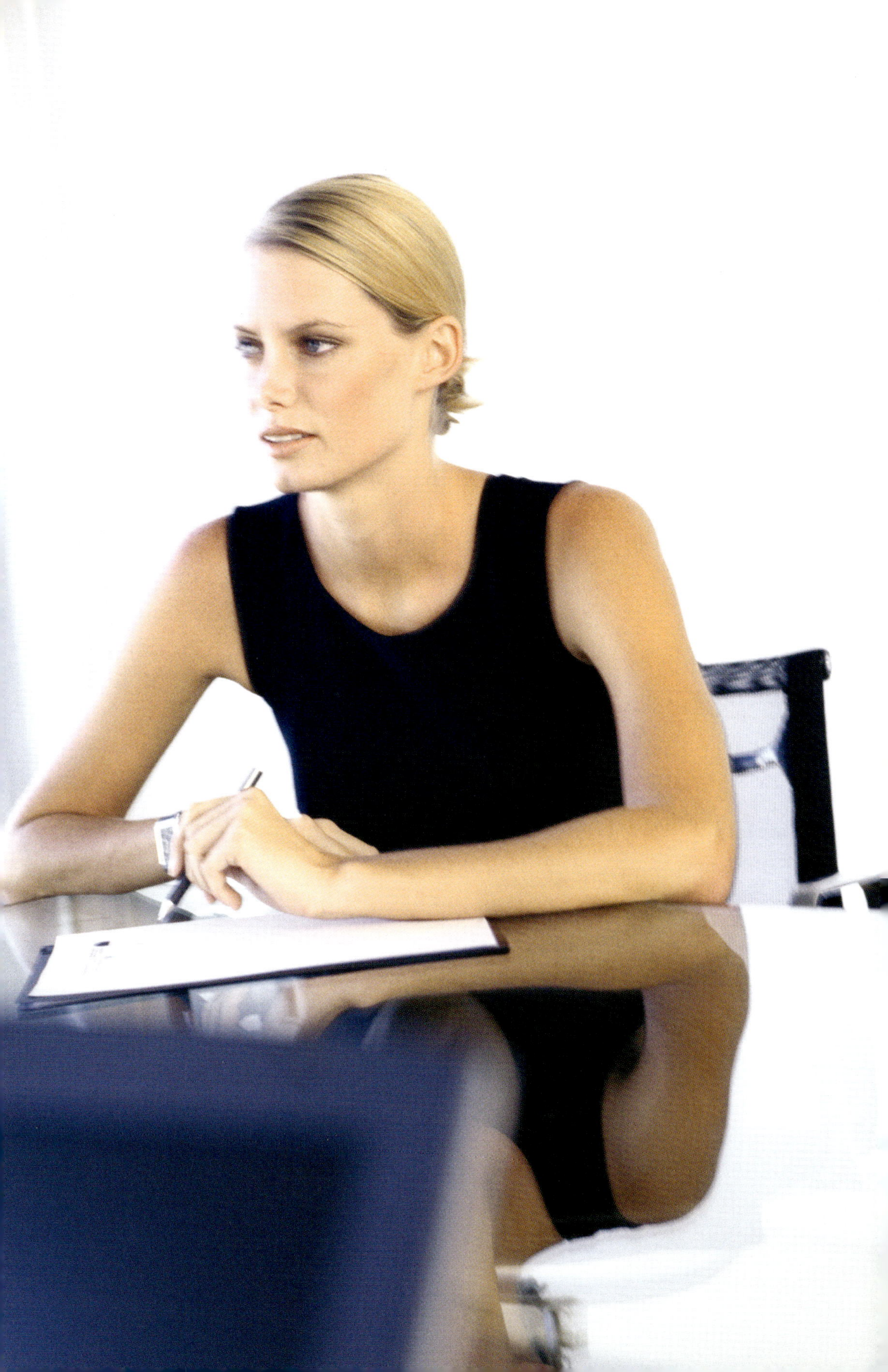